Dorothy Shepherd

DAS WUNDER DER UNSICHTBAREN KRAFT

Dorothy Shepherd

Das Wunder der unsichtbaren Kraft

Beeindruckende Fallgeschichten
einer bekannten homöopathischen Ärztin,
die die Überlegenheit
der Homöopathie beweisen.

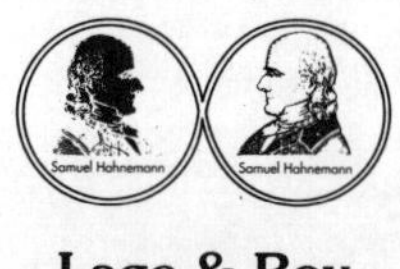

Lage & Roy

Aus dem Englischen übersetzt von Irene Eckwolf.
Titel der Originalausgabe:
“The Magic of the Minimum dose -
Impressive case histories by a world famous Homoeopath
demonstrating the superiority of homoeopathy“

Published by The C. W. Daniel Company Ltd.

Deutsche Ausgabe:

Hörnleweg 36, 82418 Murnau

Titelzeichnung von Doris Borgenheimer, nach einer Idee von Maria Virchow.

ISBN 3-929108-20-8

Inhalt

Vorwort

Es macht den Eindruck, als würde die Homöopathie nach wie vor nicht auf Verständnis stoßen. Sie war lange Zeit das Stiefkind der Medizin; es ist an der Zeit, daß sie ihre Aschenbrödelrolle ablegt, aus ihrem Schattendasein heraustritt und deutlich zeigt, wieviel Gutes sie bewirken kann.

Dieser Bericht aus dem aufreibenden Praxisalltag einer bescheidenen homöopathischen Schülerin soll das Wissen um die Homöopathie verbreiten helfen und nicht mich selbst anpreisen. Im Gegenteil, es gibt so viele gute Homöopathen, die das wunderbare Wissen um die homöopathischen Möglichkeiten bei allen krankhaften Zuständen wesentlich besser publik machen könnten.

Manche der folgenden Artikel erschienen in Heal Thyself (The Homoeopathic World) und wurden auf Bitten des Verlegers überarbeitet und erweitert. Ich wäre schon zufrieden, wenn einige meiner Leser nach der Lektüre beginnen würden, sich mit der Homöopathie zu beschäftigen oder ihren Arzt dazu bringen würden, sich für Homöopathie zu interessieren.

Dieser Text soll weder ein Lehrbuch der Homöopathie noch ein vollständiges Werk über klinische Homöopathie sein. Es handelt sich hierbei nur um zufällig herausgegriffene Erfahrungen, die die in der Homöopathie verborgene große Wahrheit veranschaulichen. Ferner geht es darum, die ans Wunderbare grenzenden Ergebnisse aufzuzeigen, die erreicht werden können, wenn die Richtlinien der Lehrmeister befolgt werden. Die geschilderten Krankengeschichten sind frei von Übertreibungen: sie demonstrieren einfach die ungeschminkte Wahrheit über Ereignisse, die tatsächlich geschehen sind.

Möge die Homöopathie zur vollen Blüte gelangen und ihre wahre Stärke zeigen!

DOROTHY SHEPHERD

Vorwort zur 2. Auflage

Mein Verleger teilt mir mit, daß eine zweite Auflage nötig geworden ist. Natürlich ist es sehr erfreulich zu erfahren, daß mein geistiges Produkt keine Totgeburt war, sondern anerkannt und geschätzt wurde. In dieser Neuauflage ergreife ich jetzt die Gelegenheit, den von mir gewählten Titel „Magic of the Minimum Dose“, den ich nicht nur wegen seines verlockenden Stabreimes, sondern auch wegen seiner versteckten Bedeutung ausgesucht hatte, näher zu erläutern.

Das Wort „Magie“ hat im Laufe der Jahre seine eigentliche Bedeutung verloren und ist letztlich dahin gekommen, daß es jetzt nur noch für Hexerei und Zauberei steht.

Etymologisch wird das Wort Magie über die Griechen aus dem Zend (in der Antike des Ostens eine der Ur-Stammsprachen) abgeleitet, wo das Wort Mag oder Magh für Weiser oder Priester stand. Unter den Chaldäern, einem anderen alten Kulturvolk, wandelte sich das Wort dann zu Maghdrin, was soviel heißt wie „geheime Wissenschaften oder hohe Weisheit“.

Diese damaligen Weisen (engl.= Magi) vereinten in sich die Funktionen des Priesters, Astronoms, Wissenschaftlers und Architekten. Sie waren es auch, die vor langer, langer Zeit riesige Tempel errichteten, deren mächtige Ruinen nach dem 1. Weltkrieg in Arabien als einzige Überreste einer vergessenen Zivilisation entdeckt wurden. Ein durch die Weltgeschichte reisender Amerikaner spürte sie auf und belegte seinen Fund mit wundervollen Photos dieser Tempel und Paläste aus Basalt und Marmor, deren Anblick uns vor Staunen verstummen läßt.

Diese Weisen wußten aber nicht nur alles über die physikalischen Gesetzmäßigkeiten im Bereich der Architektur, der Medizin und der Astronomie, sondern waren auch mit vielen anderen übernatürlichen, über die drei Dimensionen hinausgehenden Kräften vertraut, ein Wissen, das uns leider heute vollständig verloren gegangen ist. Welche Kräfte setzten sie ein, um die Pyramiden zu bauen? Was ist das Geheimnis der Sphinx? Trotz unseres sogenannten Fortschritts wissen wir es nicht.

Denken Sie auch einmal an die drei Weisen aus dem Neuen Testament. Obwohl sie den Himmel und das Firmament erforschten, wurden sie von ihrer inneren Stimme veranlaßt, dem „Stern“ in die kleine Stadt Bethlehem zu folgen, dort niederzuknien und Jesus Christus, den angekündigten Heiland und Retter der Welt, anzubeten.

Ich habe also das Wort „Magic“ im Buchtitel mit voller Absicht ausgewählt. „Magic“ steht für die alles überragende Weisheit der Kräfte und Energien, die in den winzig kleinen Mengen verborgen sind, und die das wahre Wesen homöopathischer Mittel und Substanzen sind. Ich habe versucht, es mit möglichst einfachen Worten zu beschreiben und zu erklären, so daß jeder ernsthaft Interessierte dies Buch lesen und verstehen kann.

DOROTHY SHEPHERD

Vorwort zur 3. Auflage

Ich habe mit Dr. Dorothy Shepherd viele Jahre zusammen gelebt und gearbeitet, so daß ich ihr enormes Wissen und Verständnis der Homöopathie kennen und schätzen lernte. Der Behandlung langwieriger Krankheiten galt dabei ihr besonderes Interesse.

Ihr ganzes persönliches Können und Wissen stellte sie den Kranken und Leidenden unbegrenzt zur Verfügung. Genauso freigiebig war sie, wenn es darum ging, ihr Wissen über Homöopathie mit denen zu teilen, die den festen Willen hatten, alles über 'ihre' Kunst und Wissenschaft zu lernen.

Medizinstudenten und Laien unterrichtete sie gleichermaßen ausführlich und geduldig. Dadurch gewann sie viele Sympathien, machte sich aber auch etliche ihrer Standesgenossen zum Feind. Sie erkannte, daß die Menschen – wie wir alle heutzutage – immer unzufriedener mit der heute üblichen Art der medikamentösen Behandlung wurden und machte es daher zu ihrem Hauptanliegen, diesen Menschen die Homöopathie nahezubringen. Ihre Gedanken über Medizin und Heilmethoden hielt sie in unendlich vielen Aufzeichnungen und Notizen fest. Wo sie stand und ging, in jeder freien Minute, kritzelte sie jeden Zettel, dessen sie habhaft wurde, mit Wissenswertem über Heilmittel sowie mit ihren Erfahrungsberichten über die Anwendung in der medizinischen Praxis voll.

Nach ihrem plötzlichen Tod im Jahre 1952 machte ich es mir zur Aufgabe diese Notizen zu sammeln und zu ordnen. Meine eigene große homöopathische Praxis ließ mir zwar wenig Zeit, um die mit Bleistift geschriebenen Notizen zu entziffern und in eine allgemeinverständliche Form zu bringen, aber nun ist es endlich geschafft. Parallel zu dieser dritten Auflage können daher weitere Bücher veröffentlicht werden, die aus Dr. Dorothy Shepherds großem Schatz an Wissen und Erfahrung entstanden sind.

Dieses Buch ist interessant für all jene, die auf der Suche nach der einzig wahren Heilmethode für den Menschen in seiner Gesamtheit von Körper, Geist und Seele sind und die alles über eine Behandlungsweise lernen wollen, deren feste Grundlage geprüfte homöopathische Arzneimittel bilden. Die Regeln und Gesetze nach denen die Arzneien verordnet werden, sind durch praktische Erfahrungen und Arzneimittelprüfungen an gesunden Männern und Frauen nachgewiesen – tierquälerische Experimente und Testmethoden wie Vivisektionen wurden nicht angewandt.

GWENETH E.ROBINSON
NORTHAM, N. DEVON

Vorwort zur deutschen Übersetzung

Bei dieser deutschen Übersetzung haben wir die Kernpunkte von Frau Dr. Shepherds großem homöopatischen Wissen anhand von Randbemerkungen hervorgehoben, um das umfangreiche Material für den Leser besser durchzustrukturieren und späteres Nachschlagen zu erleichtern. Ihren recht eigenwilligen Stil haben wir versucht beizubehalten, jedoch soweit wie möglich veraltete Wortwendungen an die moderne Ausdrucksweise angepaßt.

Ein Wort zu den Potenzangaben: die englische Nomenklatur unterscheidet sich erheblich von der deutschsprachigen. Die in Deutschland verbreiteten D-Potenzen (1 : 10) wurden nämlich gar nicht von Hahnemann, sondern von seinem Schüler Hering in einer Versuchsreihe von verschiedenen Verdünnungsstufen entwickelt. Merkwürdigerweise hielten sich die D-Potenzen in Deutschland, obwohl Hering selber später wieder auf Hahnemanns Centesimal-Potenzen zurückgriff (1 : 100). In der englischsprachigen Welt sind die D-Potenzen eine Ausnahme. Aus diesem Grunde werden die Potenzen nicht extra mit einem „C“ vor dem Potenzwert bezeichnet, da es selbstverständlich ist, daß es sich immer um eine Centesimalpotenz handelt. Wir haben bei der Übersetzung alle Potenzangaben bis zur 200 mit einem „C“ oder „D“ versehen. Ab der 1000. Centesimalpotenz werden im Englischen Buchstaben statt Zahlen verwendet. Diese Bezeichnung haben wir beibehalten, die 1000. Potenz wird z.B. mit „M“ bezeichnet, die 10.000. mit 10M und die 100.000. mit „CM“.

Dieses Buch ist am Anfang meines Werdeganges als Homöopath als wegweisendes Licht in mein Leben getreten. Es erleichterte mir in vieler Hinsicht, die Homöopathie in die Praxis umzusetzen und bleibt mir bis heute in liebevoller und dankbarer Erinnerung. Es lag mir seit langem am Herzen, dieses Buch nun auch dem deutschen Leser nahezubringen. Nach langjähriger Vorbereitungszeit ist uns dies nun gelungen. Wir hoffen, lieber Leser, daß es Ihnen genausoviel Hilfe, Mut und Freude vermitteln wird, wie es uns gegeben hat.

Mai 1995, Carola Lage-Roy und Ravi Roy

Überzeugungskraft der homöopathischen Hochpotenzen

EIGENE ERFAHRUNGEN

Schon in meiner Kindheit habe ich die Homöopathie schätzen und lieben gelernt. Tatsächlich hätte es mich nicht einmal gegeben, wenn die Homöopathie nicht gewesen wäre. Mein Leben verdanke ich nämlich dem homöopathischen Wissen meiner Mutter, mit dessen Hilfe – einige Globuli reichten aus – sie sich selbst heilte, als sie heftig an Pocken erkrankte. Der konservativ behandelnde Arzt hatte sie schon aufgegeben. Nur wenige Tage nach ihrer Genesung kam ich auf die Welt. Da ich das Glück hatte, in eine homöopathisch lebende Familie hineingeboren worden zu sein, entkam ich all den Schrecken der üblichen Kinderarzneien wie Lebertran und Gregory's Powder.

Während meiner Studienzeit traten die Ideale der Homöopathie für mich in den Hintergrund und verblaßten. Mit der anmaßenden Überheblichkeit neu erlangten Wissens verachtete ich die unscheinbaren, winzig kleinen Globuli, die in meinen Augen vielleicht gerade noch für Kinder und ihre kleinen Beschwerden reichen mochten. Eines Tages geschah jedoch etwas, das mir die Augen öffnete. Ich machte mich offensichtlich bei einer Biene unbeliebt, und sie rächte sich mit einem gemeinen Stich in meine Hand. Die Hand schwoll an, und die Entzündung breitete sich bis in meinen Arm aus. Meine Mutter riet mir, APIS zu nehmen.

Ein Bienenstich brachte die Wende

In meiner Verzweiflung über den kaum auszuhaltenden Schmerz nahm ich es. Ich konnte es kaum glauben, aber in wenigen Minuten verschwanden die Schmerzen und die Schwellungen vollständig. Ich mußte daran denken, wie ich einen Sommer zuvor in die Lippe gestochen wurde. Anschließend war eine Gesichtshälfte gewaltig angeschwollen. Ich litt unsägliche Qualen, fühlte mich gedemütigt und hatte schreckliche Angst, zumal der ortsansässige Arzt auch nach drei Tagen noch keinerlei Änderung mit seinen Medikamenten erreichen konnte. Soviel also dazu, was konventionelle Behandlungsmethoden auszurichten vermögen! Spontan wünschte ich: „Wenn ich bloß wüßte, wo ich mehr über Homöopathie lernen kann!“

Hochpotenzen

Nach Beendigung meines Studiums war ich einige Jahre lang voll eingespannt in meine anstrengende Tätigkeit als Chirurgin in verschiedenen Allgemeinen Krankenhäusern. Und dann hörte ich eines Tages von einer Schule für Homöopathie in Chicago. Sofort beantragte ich Fortbildungsurlaub und machte mich im Spätherbst auf den Weg in die Vereinigten Staaten. Die Reise war eine einzige Strapaze in Sturm, Regen und eisiger Kälte! Ich war in einer winzigen Kabine zusammen mit einer jungen Mutter untergebracht, deren Baby gerade zahnte und deshalb Tag und Nacht vor Schmerzen weinte.

Ich kam daher völlig übermüdet und ausgelaugt in New York an und mußte mich gleich mit einer fieberhaften Erkältung ins Bett legen. Dem kalten Nordwind war mein ausgepowerter Organismus nicht mehr gewachsen. So lag ich nun ganz allein in irgendeinem Hotel eines fremden Landes mit hohem Fieber ans Bett gefesselt. Was sollte ich bloß tun? Verschwommen erinnerte ich mich an ähnliche Situationen in meiner Kindheit. „Welches Mittel haben wir damals bloß bekommen? Oh, ja jetzt fällt's mir wieder ein!" Ich nahm abwechselnd ACONIT und BRYONIA D3, woraufhin mein Fieber schon in kürzester Zeit sank. Leider behielt ich eine sehr schmerzhafte Sinusitis (Stirnhöhlenentzündung) als lästige Folge zurück. Die Stirnhöhlen waren so entzündet, daß sie entsetzliche Schmerzen in meiner Stirn und an der Nasenwurzel hervorriefen, die in ihrer Heftigkeit alles andere überstrahlten.

Sinusitis

Ich kannte nur noch einen Gedanken: so schnell wie möglich nach Chicago, um dort behandelt zu werden. Ich kann mich kaum noch an irgend etwas auf dieser Reise von New York nach Chicago erinnern, obwohl ich sogar extra nachts in Niagara anhielt, um wenigstens die weltberühmten Wasserfälle zu sehen. Ich versuchte alle möglichen Arten von geistig-seelischer Beeinflußung, um meinen Kopf zu entlasten und die Schmerzen zu lindern, aber ich hatte keinen Erfolg damit. Es schien nur immer schlimmer zu werden. Kaum in Chicago angekommen, hatte ich daher nichts Eiligeres zu tun, als sofort einen der homöopathischen Ärzte aufzusuchen.

Dieser behandelte mich dann allerdings ziemlich schroff und kurz angebunden, besonders nachdem ich meiner Meinung Ausdruck verliehen hatte, daß die Hochpotenzen unmöglich positive Reaktionen hervorbringen könnten. Bei den D2 oder D3 Potenzen würde ich Wirkungsweise und Erfolg als selbstverständlich ansehen, aber alle höheren Potenzen seien letztendlich nur fauler Zauber.

Er verordnete mir aufgrund meines Syptomenbildes NUX VOMICA. Und diese Symptome waren folgende: eine durch trockenen, kalten Wind verursachte Erkältung, das Gefühl eisiger Kälte im ganzen Körper, selbst das Sitzen direkt an der Heizung brachte keine Wärme; die geringste Bewegung verursacht Schüttelfrost, heftiger, pochender (klopfender) Schmerz in Stirn und Nase, Verschlechterung im warmen Raum, Verschlechterung durch Bücken und Vorbeugen. Die Kopfschmerzen verschlimmerten sich durch den leisesten Druck, morgens war es allgemein schlimmer. Dazu kam eine äußerste Reizbarkeit, schnippisches Verhalten und schlechte Laune. Nun bekam ich folgende Anweisungen: „Nehmen Sie heute Nacht NUX VOMICA. Aber denken Sie daran, daß Sie sich eventuell schlechter fühlen könnten, am Anfang sogar sehr viel schlechter. Ich gebe Ihnen erstmal eine Gabe der 100.000 Potenz." Ich lächelte ziemlich ungläubig und dachte bei mir: „Ich bin doch nicht blöd! So eine starke Verdünnung kann einfach kaum noch eine Wirkung haben. Genausogut könnte ich ein Stück Zucker schlucken."

Da ich aber inzwischen schon sehr verzweifelt war und unter keinen Umständen operiert werden wollte, was zu diesem Zeitpunkt als die einzige Alternative erschien, um den Eiter aus meinen Stirnhöhlen zu entfernen, nahm ich abends eine Gabe NUX VOMICA CM ein. Es dauerte nicht lange und die Hölle brach aus: In meinem Kopf hämmerte, klopfte und brannte es wie in der glühenden Hitze eines Schmiedefeuers. Ich dachte, ich müßte jeden Augenblick unter qualvollen Schmerzen sterben und betete und flehte um Erlösung.

Nach einer halben bis einer Stunde trat dann, Gott sei Dank, eine schlagartige Besserung ein. Der Schmerz hörte genauso plötzlich auf, wie er mich überfallen hatte. Diese Nacht schlief ich durch. Am nächsten Morgen nach dem Aufstehen versuchte ich, den Kopf nach vorn zu beugen und mich zu bücken, was schon seit mehreren Tagen nicht mehr möglich gewesen war. Ich stellte fest, daß alle meine Beschwerden verschwunden waren und sang vor Freude laut: „Hallelujah, Hallelujah!" Als ich vierundzwanzig Stunden später wieder leichte Kopfschmerzen und Schmerzen beim Herunterbeugen bekam, nahm ich nochmals eine Gabe NUX VOMICA CM. Ich hatte allerdings zunächst einige Bedenken, weil ich Angst vor einer erneuten Verschlimmerung hatte; aber dieses Mal verstärkten sich die Schmerzen nicht, sondern es trat eine sofortige Besserung ein.

2 goldene Regeln

Zwei Dinge hatten sich mir bei dieser Gelegenheit eingeprägt: erstens, daß man mit den Hochpotenzen sehr schnell und wirksam arbeiten kann und zweitens, daß sie mit Bedacht angewandt werden sollten, da sie starke Schmerzen oder Erstverschlimmerungen auslösen können. Dies waren für mich zwei wirklich wichtige Lektionen. Ich habe bis heute nie wieder eine Sinusitis bekommen. Bei ähnlichen Fällen von Nebenhöhlenentzündungen nach Erkältungen oder bei Nasenkatarrhen erwies sich NUX VOMICA, wenn es nach den Symptomen zutreffend war, sowohl in Hochpotenz als auch in Niedrigpotenz, als wertvolle Hilfe.

Konzentrationsstörungen und Gedächtnisschwäche verschwinden mit Tuberculinum

Nun möchte ich aber weiter berichten, wie es dazu kam, daß ich meine Meinung über den Einsatz von Hochpotenzen änderte. Die akute Entzündung in meinen Stirnhöhlen war zwar geheilt, mein Kopf fühlte sich aber trotzdem immer noch dumpf und schwer an, so daß ich zu konzentrierter Arbeit gar nicht fähig war. Es war mir nicht möglich längere Zeit zu lesen. Ich konnte mir einfach nicht merken, was ich gerade gelesen hatte. Dieses blöde dumpfe Gefühl war in der Zeit zwischen 10 Uhr morgens und 3 Uhr nachmittags am schlimmsten. Am meisten beunruhigte mich mein schlechtes Gedächtnis, dessen Ursache ich in meiner Überarbeitung und in der Tatsache, daß ich schon so lange Zeit keinen Urlaub mehr gemacht hatte, vermutete. Ich war daher überglücklich, als mir eine Mitstudentin aus Chicago anbot, die Durchblutungsstörungen in meinem Gehirn zu behandeln und zu heilen. Sie empfahl mir, TUBERCULINUM 1.000 einmal wöchentlich zu nehmen. Wenn ich mich recht erinnere, nahm ich das Mittel dreimal. Und wieder war der Erfolg so überwältigend, daß es mir wie ein Wunder erschien. Die Kopfschmerzen verschwanden, und ohne Kopfschmerzen war auch das Lesen nicht mehr mit Anstrengungen verbunden. Das Beste aber war, daß ich mir endlich wieder merken konnte, was ich gelesen hatte. Ich konnte wirklich eine Seite Wort für Wort auswendig wiederholen, obwohl ich sie nur ein- oder zweimal gelesen hatte; so eine Leistung hatte ich seit mehreren Jahren schon nicht mehr vollbracht. Erneut hatte also eine Hochpotenz wahre Wunder vollbracht. Ist es da weiter verwunderlich, daß ich diese Hochpotenzen auch anderen Menschen zugute kommen lassen wollte? Ich erkannte, daß Hochpotenzen viel tiefer und langanhaltender wirken; genaugenommen heißt das, daß sie über längere Zeiträume hinweg wirken, daß sie das ganze Wesen tiefgreifend beeinflussen und grundlegende Unterschiede im Charakter, im Temperament und in der seelischen Veranlagung der Patienten bewirken.

Trotzdem möchte ich zur Vorsicht mahnen. Laien sollten nicht mit Hochpotenzen herumexperimentieren, denn dazu sind sie nicht geeignet. Ohne Kenntnisse der Metaphysik sowie der geistig-seelischen Philosophie und Logik ist es unmöglich, ihre Wirkungsweise auch nur entfernt zu verstehen. Mich entsetzen solche Menschen, die sich nach der Lektüre von ein oder zwei Büchern der MATERIA MEDICA (Homöopathische Arzneimittellehre) anmaßen, ihren Freundes- und Bekanntenkreis mit wiederholten Gaben homöopathischer Hochpotenzen, wobei sie auch noch ständig die Mittel wechseln, zu behandeln. Sie haben nämlich die angelesenen Kenntnisse selbst noch nicht richtig verarbeitet und schaden nun mit ihrer Unkenntnis und ihrer Selbstüberschätzung dem Ansehen der Homöopathie mehr, als wenn sie einfach bei der üblichen Art von Hausmitteln geblieben wären.

Verantwortungsbewußter Umgang mit Hochpotenzen

Jeder sollte bei dem bleiben, was er wirklich gelernt hat („Schuster bleib bei deinen Leisten"), denn das Studium der Medizin und der Homöopathie ist sowohl Beruf als auch Berufung. Ein Vollzeitdienst und das ein Leben lang.

Ich bin mir darüber im klaren, daß es sicherlich viele gibt, die auch ohne die medizinischen Vorkenntnisse einer Hochschul- oder klinischen Ausbildung mitzubringen, das Wesen der Homöopathie verinnerlicht haben und daher durchaus in der Lage sind, mit den vielen alltäglichen Krankheiten und kleinen Leiden, die einem das Leben schwer machen können, richtig umzugehen.

Obwohl die Hochpotenzen durch ihre Feinstofflichkeit weit davon entfernt sind, irgendeine Dosis toxischer Materie zu enthalten, können sie jedoch ebenso giftig sein wie eine tödliche Überdosis Opium, Strychnin oder Ähnliches.

In Hochpotenzen finden wir die Schwingungen der Lebenskraft und -energie eines medizinischen Wirkstoffes. Glas kann zerbrechen, wenn auf einem Instrument eine bestimmte Saite angeschlagen wird. Genauso kann eine sehr hohe Dosis des ähnlichsten Mittels bewirken, daß der hauchdünne Faden, der das übergeordnete höhere Ich mit dem menschlichen Körper verbindet, zerreißt.

Die grundlegenden wissenschaftlichen Gesetze der Heilkunst

Bestimmte Gesetze beherrschen und lenken das ganze Universum: Mathematiker und Physiker entwickelten wissenschaftliche Berechnungen und Gesetze, auf denen Astronomie und Meteorologie beruhen; der Mensch selbst aber gibt sich damit zufrieden, die Behandlung und Heilung seiner körperlichen Beschwerden dem Zufall zu überlassen. Das Gesetz der Medizin und der medizinischen Therapien besteht darin, daß sie keine Gesetze haben: die Medizin ist eine Kunst für sich – so sagt man – und diese Kunst hängt ab von der Kunst desjenigen, der die Diagnose stellt. Von der Diagnose hängt sowieso alles ab: man braucht nur das Nichtgesunde, Nichtnormale an dem Patienten herauszufinden und schon wird der Patient 'ipse facto' (= als Folge der Tat) geheilt sein. Die Frage ist, ob das wirklich so ist?

Die Medizin arbeitet nicht nach Gesetzmäßigkeiten

Je nachdem, ob Sie einen Hals-Nasen-Ohren-Arzt, einen Urologen, einen praktischen Arzt oder einen Psychologen aufsuchen, werden die jeweils gleichen Symptome entweder auf eine Nebenhöhlenentzündung, einen Nierenvorfall, auf einen gereizten Blinddarm, auf in der frühesten Kindheit geschehene seelische Unterdückung oder auf eine Phobie zurückzuführen sein. Das jeweils verantwortliche Organ wird nun entfernt, aber das geplagte Opfer fühlt sich immer noch krank. Es rennt von einem Arzt zum anderen, nach und nach werden ihm verschiedene Organe entfernt, der Mensch selbst aber fühlt sich immer noch kein bißchen gesünder.

Und so geht das nun schon seit ewigen Zeiten, wie man an einem Gleichnis aus dem neuen Testament sehen kann: „Es war auch eine Frau dabei, die seit zwölf Jahren an schweren Blutungen litt. Sie hatte schon viele Behandlungen von den verschiedensten Ärzten über sich ergehen lassen. Ihr ganzes Vermögen hatte sie dafür geopfert, aber es hatte nichts genützt; im Gegenteil, ihr Leiden war nur schlimmer geworden.“ (Mark. 5,25-26).

Es sieht so aus, als hätten wir seit der Zeit, als Jesus in Galiläa seine Wunder vollbrachte, keine wesentlichen Fortschritte gemacht.

Der Arzt richtet also sein ganzes Interesse auf die Diagnose und auf alle seine pseudo-wissenschaftlichen Gerätschaften, die er zur Diagnosestellung benötigt. Der Patient wird von Kopf bis Fuß gründlich duchleuchtet, er wird geröntgt, mit dem Bronchoskop, dem Gastroskop, dem Rektoskop und allen möglichen anderen „Skopen" untersucht. Man muß sich aber doch fragen, welche Folgen dies alles für den Verlauf der Krankheit hat. Und wie wirken sich diese Untersuchungen auf den Menschen, dessen Körper diese Geheimnisse in sich birgt, aus? Mir scheint, daß der Patient selbst bei alledem erst an zweiter Stelle steht.

Die Heilgesetze

Den Untersuchungen in einem Labor wird eine höhere Bedeutung beigemessen als dem Befinden des einzelnen Menschen und Beobachtungen am Krankenbett stellen heutzutage eine Seltenheit dar. Es gibt zwar Gesetze, die den Arzt anweisen, wie er kranke Menschen behandeln kann, aber diese Gesetze sind leider nie offiziell anerkannt worden.

Diese Gesetze sind: 1. das Gesetz des Simillimum (Ähnlichkeitsregel), 2. das Prinzip der kleinsten Mengen und 3. das Prinzip der Potenzierung. „Ähnliches heilt Ähnliches" – „Similia similibus curantur" – dieser Lehrsatz wurde zuerst von Paracelsus verkündet. Später wurde er von Hahnemann neu entdeckt, der darauf seine Theorien der wissenschaftlichen Behandlung mit Arzneimitteln aufbaute. Wenn man einem gesunden Menschen über einen ausreichend langen Zeitraum hinweg irgendeinen Arzneistoff tierischen, pflanzlichen oder mineralischen Ursprungs verabreicht, so werden bestimmte Reaktionen oder Symptome hervorgerufen. Hahnemann und seine Schüler, ungefähr 50 Mitarbeiter, von denen die meisten Ärzte waren, erfaßten diese Reaktionen äußerst sorgfältig und gewissenhaft und leiteten daraus folgenden Lehrsatz ab: wenn ein Arzneimittel bei einem gesunden Menschen bestimmte Symptome auslöst, so wird dasselbe Arzneimittel eben diese Symptome bei einem Kranken abklingen lassen oder heilen. Um diese Behauptung zu beweisen, beschreibe ich ein oder zwei Beispiele.

Jeder kennt die Folgen, die ein Bienenstich, also das Gift der Honigbiene, nach sich zieht: plötzlich und heftig einsetzende brennende, stechende Schmerzen verbunden mit einer starken Schwellung. Die Schmerzen breiten sich genauso schnell aus wie sie gekommen sind. Hitze, wie z.B. warme Umschläge oder Verbände verschlimmern die brennenden, stechenden Schmerzen. Gelegentlich kommt es vor, daß das unfreiwillige Opfer Symptome aufweist, deren Ursache in seiner konstitutionellen Verfassung liegen. Dazu gehören: Steifheit, Muskelkrämpfe, Atemnot, Unruhe und weit ausgedehnte Ödeme. Allerkleinste Gaben von APIS, dem Bienengift, werden einen Kranken heilen, der die oben genannten Symptome zeigt, wobei es keine Rolle spielt, ob es sich um Rheumatismus, Nierenkrankheiten, Bauchfellentzündung (Peritonitis) oder Hirnhautentzündung (Meningitis) handelt.

In den südlichen Staaten Nordamerikas und in Kuba gibt es eine Spinnenart, die Schwarze Spinne genannt wird und sich mit Vorliebe in Kellern oder anderen unterirdischen Räumen aufhält. Der Biß dieser Spinne wird von den Einheimischen sehr gefürchtet, und das nicht etwa, weil er besonders schmerzhaft wäre. Erst einen Tag später merkt man, daß irgendetwas passiert ist. Dann nämlich erst zeigt sich ein scharlachroter Fleck mit einem entzündeten Pickel. Schüttelfrost und Fieber setzen ein, während der Pickel weiter anschwillt und sich ausbreitet, bis dort ein großes, hartes Geschwür entstanden ist. Schließlich stirbt die Haut ringsherum ab und eine dicke, übelriechende Flüssigkeit wird aus vielen, kleinen Öffnungen ausgeschieden. Für kleine unempfindliche Kinder kann dieser Biß sogar tödlich sein. Bei einem Karbunkel können wir den oben beschriebenen Zustand beobachten. Einige wenige, kleine Gaben von TARANTULA CUBENSIS, dem Gift der Schwarzen Spinne, werden also mit großer Sicherheit helfen, ein Karbunkel bei einem Patienten schnell zu beseitigen. Viele Ärzte in der ganzen Welt haben dies in der Vergangenheit schon äußerst erfolgreich angewandt.

Karbunkel

Nun zu einem dritten Beispiel: die Folgen des Bisses der Spanischen Spinne – TARANTULA HISPANICA – äußern sich in einer Art zwanghaften Tanzens. Nach einem Biß treten Atemnot und Erstickungsanfälle auf, die Haut läuft blau bis schwarz an. Sobald aber Musik ertönt, fängt der Kranke an, Hände und Füße und schließlich den ganzen Körper zu bewegen, bis schließlich ein wildes Tanzen daraus wird. Gleichzeitig verschwindet langsam die Dunkelfärbung von Gesicht und Händen und der Patient erholt sich wieder. Das Merkwürdige an dieser Sache ist, daß sich jedes Jahr zur gleichen Zeit der Schmerz und die damit verbundenen Symptome wiederholen, und daß sie jedes Mal durch Musik wieder vertrieben werden können. Man sollte also an TARANTULA HISPANICA denken, sobald man es mit einem Patienten zu tun hat, der zu nervöser Unruhe, Veitstanz (Chorea), Hysterie, wechselweisen Lach- und Weinanfällen neigt. Dieses Mittel heilt bestimmte Arten von Geisteskrankheiten bei Menschen, die nur so lange unter Veitstanz, Zuckungen oder heftigem Tanzwahn leiden, wie sie wissen, daß sie beobachtet werden. Wenn sie dagegen allein sind oder sich unbeob-

Hysterie

achtet glauben, zeigen sie keine Anzeichen von Hysterie. Wenn dann noch unter dem Einfluß von Musik eine Besserung der Neigung zum Veitstanz und kein Abklingen der hysterischen Anfälle zu verzeichnen ist, so werden kleinste Gaben der Spanischen Spinne heilende Wirkung haben.

Kleine Kinder erleiden oft ernsthafte Vergiftungen durch die verlockenden schwarzen Beeren der tödlich giftigen Tollkirsche, der ATROPA BELLADONNA. Die Beeren bewirken eine Erweiterung der Pupillen. Die Haut erscheint trocken und leuchtend rot, das Gesicht wird scharlachrot. Es ist tatsächlich oft vorgekommen, daß Vergiftungen durch BELLADONNA mit Scharlach verwechselt wurden. BELLADONNA kann daher bestimmte Arten von Scharlachfieber, wie z. B. typische Fälle von Sydenham's Scharlach, bei denen die Haut eine glatte, wenn auch rote Oberfläche aufweist, innerhalb von ein bis zwei Tagen heilen. Ein Arzt machte dazu vor einigen Jahren folgende schriftliche Anmerkung: Nachdem ich BELLADONNA gegeben hatte, brauchte ich keine Fälle von Scharlach mehr zu melden oder an das Krankenhaus zu überweisen. Der Ausschlag und die Halsentzündung verschwanden einen Tag, nachdem das Mittel eingenommen wurde.“ Wenn gerade Scharlach grassiert, hat es sich als gute Vorsichtsmaßnahme erwiesen, allen Kindern, bei denen die Gefahr der Ansteckung besteht, zwei- bis dreimal am Tag BELLADONNA zu geben. Dieses wirksame Mittel verhindert eine weitere Ausbreitung der Krankheit.

Belladonna bei Scharlach

Die Ähnlichkeitsregel wurde vor mehr als 130 Jahren von Hahnemann und seinen Schülern erprobt und bestätigt. Diese Versuche, die er Prüfungen nannte, wurden an gesunden Menschen vorgenommen und nicht an Tieren, was ja heutzutage oft gemacht wird. Für die Prüfungen wurden einige Männer und Frauen ausgewählt, deren persönliche Eigenheiten man schriftlich vermerkte. Sie erhielten einige Tage lang Pillen oder Pulver, die keinerlei arzneiliche Substanz enthielten (Placebos). Dann wurde ohne ihr Wissen ein Arzneistoff hinzugefügt und alle Reaktionen oder Symptome, die daraufhin auftraten, wurden festgehalten. Für jedes geprüfte Arzneimittel wurden alle Beobachtungen in einem Arzneibild zusammengestellt. Man untersuchte genau die Symptome von Vergiftungsfällen, die man sich aus der medizinischen Literatur zusammengesucht hatte und fügte sie dann der Liste des Arzneimittelbildes hinzu. Ein Symptom wurde als hochwertig eingestuft, wenn es sich bei mehreren, verschiedenen Versuchspersonen gezeigt hatte. Bei so einem Symptom konnte man mit Sicherheit davon ausgehen, daß es das gleiche Symptom bei einem Kranken

Wirksamkeitsnachweis homöopatischer Mittel durch Arzneimittelprüfungen

heilen würde; es mußte daher im Krankheitsfall zuerst in Betracht gezogen werden. Auf diese Art und Weise wurden damals nahezu 106 Arzneimittel geprüft. Seitdem ist eine große Anzahl dieser Heilmittel neu überprüft worden, wobei sich die Richtigkeit der Symptome bestätigte. Zusätzlich wurden noch viele andere Arzneimittel mehr oder weniger vollständig an gesunden Menschen erprobt und überprüft. Somit sind wir heute im Besitz einer Materica Medica, die nahezu 2.000 Arzneimittelbilder enhält und uns dadurch in die Lage versetzt, für jeden Fall das richtige Heilmittel gemäß der Ähnlichkeitsregel herauszusuchen.

Nach der Ähnlichkeitsregel wurde die homöopathische Gabenlehre entwickelt. Hahnemann stellte fest, daß die vorgeschriebene Menge eines Arzneimittels, z. B. von BELLADONNA bei Scharlach, bei dem Kranken zu heftige Reaktionen auslöste. Das Heilmittel war zwar das richtige, aber der Patient reagierte so empfindlich darauf, daß physiologische Gaben einfach zu stark waren. Deshalb ging Hahnemann dazu über, immer kleinere Gaben zu verabreichen, die er mit mathematischer Genauigkeit überprüfte. Zuerst verdünnte er jede Arznei im Verhältnis 1:100, später führte dann sein Schüler, Dr. Hering, die Dezimalskala bei der Potenzierung der Arzneimittel ein. In Europa bevorzugen die meisten Ärzte gewöhnlich die Dezimalskala bei der Herstellung. Hahnemann selbst arbeitete nur mit der Centesimalskala (Hunderterskala). Er fand heraus, daß ein Patient deshalb positiv auf ein Mittel anspricht, weil er durch die bereits in seinem Körper von Natur aus vorhandenen Krankheitsstoffe sensibilisiert ist. Indem dem Patienten also kleine und allerkleinste Gaben des Heilmittels eingegeben werden, erreicht man, daß die Symptome verschwinden, und der Patient in der Folge geheilt wird.

Hahnemann verwandte C-Potenzen

Die Zubereitung der Arzneien kann ungefähr wie folgt beschrieben werden, wobei anzumerken ist, daß bis heute nach dieser Methode verfahren wird. Sie hat sich einfach als die bestmögliche herausgestellt.

Wie homöopatische Mittel hergestellt werden

Eine Arznei wird abgemessen, dann wird ein Teil davon entweder mit 9 oder 99 Teilen einer unwirksamen oder nicht-arzneilichen Substanz verdünnt. Als Verdünnungsmittel wird meistens Milchzucker oder auch destillierter, reiner Alkohol, wie er vor dem Krieg gebräuchlich war, verwandt. Wenn es sich um eine feste Arzneisubstanz handelt, wird sie in einem Porzellanmörser eine Stunde lang mit Milchzucker verrieben, solange bis sich der Arzneistoff völlig mit der Trägersubstanz verbunden hat – man sagt Verdünnung oder Verreibung dazu (Trituration). Dies wurde ursprünglich von Hand gemacht, heutzutage geschieht es allerdings oft maschinell. Das ist dann die 1. Centesimalpotenz. Ein Teil dieser Mischung wird dann wiederum mit 9 oder 99 Teilen Milchzucker verdünnt und eine Stunde lang verrieben. Je nachdem, ob man gemäß der Dezimal- oder Centesimalskala vorgehen will, ergibt es dann die 2. Dezimal- oder Centesimalverdünnung. Von der entstandenen Vermischung wird wiederum ein Teil mit 9 oder 99 Teilen Milchzucker verdünnt und sorgfältig eine Stunde lang per Hand verrieben. Dies ergibt dann die 3. Dezimal- oder 3. Centesimalverdünnung. Danach werden alle weiteren Verdünnungen in der Regel mit destilliertem Alkohol oder destilliertem Wasser oder aber mit Wasser und Alkohol durchgeführt. Die 4. Dezimal- oder 4. Centesimalpotenz ergibt sich also, indem ein Teil der Verreibung mit 9 oder 99 Teilen Alkohol oder destilliertem Wasser oder Wasser und Alkohol verdünnt und kräftig verschüttelt wird. Man kann das Verdünnen so oft fortsetzen, wie man möchte. Hahnemann fand heraus, daß sich die Wirksamkeit der Arznei erheblich und deutlich verstärkte, wenn er die Arzneisubstanzen nach diesem Verfahren verdünnt verabreicht hatte.

Diese Wirksamkeit bezeichnete er als homöopathische Wirkung, da ein Arzneimittel nur homöopathisch wirken kann, wenn es nach der Ähnlichkeitsregel ausgewählt wird – nach dem Grundsatz, daß Ähnliches durch Ähnliches geheilt wird. Eine kleine oder unendlich kleine Menge allein ergibt allerdings noch kein homöopathisches Arzneimittel oder erzielt eine homöopathische Wirkung: das Arzneimittel muß auch nach dem Bereich, in dem es wirksam ist, ausgewählt werden – und zwar immer nach der Regel, daß Ähnliches durch Ähnliches geheilt wird. Hahnemann nannte diese Lösungen und Verdünnungen POTENZEN. Er hatte nämlich zu seiner großen Überraschung herausgefunden, daß die üblichen Lösungen längst nicht so wirksam waren, wie die von ihm mit mathematischer Präzision und peinlich genauer Sorgfalt hergestellten Verdünnungen und Verschüttelungen der Potenzen. Bei der Arzneimittelherstellung spielen diese Verreibungen oder Verschüttelungen eine wichtige Rolle, denn ohne sie würde der physikalische Vorgang, bei dem die Moleküle in Ionen zerlegt werden, nicht stattfinden. Durch die Potenzierung erhalten die Arzneistoffe tierischen, pflanzlichen oder mineralischen Ursprungs eine sehr viel höhere Wirksamkeit und nicht etwa eine geringere. Der Grund dafür liegt in dem Aufbrechen ihrer allerkleinsten Teilchen. Durch die Aufspaltung der Atome wird ihre Energie frei; die Aufspaltung wirkt, indem sie radioaktive Kraft freisetzt.

Das Potenzieren

Sie werden sicher daran zweifeln, daß etwas anderes als Milchzucker und Wasser nach diesen häufigen Verdünnungen und Teilungen übriggeblieben sein soll.

Zu Hahnemanns Zeiten waren er und seine Schüler allein auf klinische Untersuchungen und die Beobachtungen am Krankenbett angewiesen. Heutzutage dagegen können wir mit wissenschaftlichen Methoden nachweisen, daß wirksame Spuren der medizinischen Stoffe in den Triturationen (Verreibungen) vorhanden sind. Im Jahre 1862 konnte z.B. mit einem Spektroskop absolut sicher bewiesen werden, daß in Dilutionen (Verdünnungen) der 9. Centesimalpotenz wirksame Substanzen vorhanden sind. In Paris wies im Jahre 1914 ein französischer Arzt nach, daß in einer 100. Centesimal Verdünnung Kupferspuren nachweisbar sind.

Wissenschaftliche Wirksamkeitsnachweise

Sehr viel Forschungsarbeit wurde seitdem auch von Dr. W.E. Boyd in Glasgow geleistet. Er arbeitete mit einem unlöslichen Metall und entdeckte, daß ein Spektrogramm von AURUM METALLICUM in der 7. Dezimalpotenz eindeutig Spuren von Gold zeigte. Er konnte außerdem nachweisen, daß D6 oder D7 Potenzen von RADIUM BROMATUM deutliche physikalische Aktivität aufwiesen und daß sich diese Aktivität mit dem Elektroskop auch in den D10 Zubereitungen zeigte.

Die Kraft und Wirksamkeit, die in diesen unendlich kleinen Mengen steckt, wird sogar von bekannten Vertretern der konventionellen Medizin anerkannt. Die hohe Wirksamkeit kleinster Gaben in der Hormon- und Vitamintherapie wurde kürzlich von Langdon Brown herausgestellt: wenn z.B. ein Teil des hinteren Hypophysenlappens (Hirnanhangdrüse) mit 15.000 Millionen Teilen Wasser verdünnt wird, was soviel ist wie ein Gran (Anm.: altes Apothekergewicht, entspricht etwa dem Gewicht eines Sandkörnchens) auf 1.000 Tonnen Flüssigkeit, so kann er immer noch Uteruskontraktionen auslösen.

Dies waren nur einige kurze Ausführungen über die Grundzüge der Homöopathie. Um Sie allerdings völlig von der Wirksamkeit der Lehre zu überzeugen, will ich meine persönlichen Erfahrungen mit einbringen.

Die Wirkungsweise homöopathischer Gaben bei akuten Infektionen und Epidemien

Vor einigen Jahren kam es im Stadtrat einer Stadt im Norden zu einer heftigen Debatte über das Für und Wider der Homöopathie und darüber, ob es ratsam sei, Homöopathen Zutritt zum örtlichen Fieberkrankenhaus und damit die Erlaubnis, dort zu praktizieren, zu gewähren. Die einen meinten allen Ernstes, daß die Homoöpathen bei harmloseren Krankheiten „ja keinen Schaden anrichten könnten“, daß aber wirklich schwere Krankheiten, wie z.B. Masern mit den damit verbundenen Komplikationen, Diphtherie und Lungenentzündung eine „sachkundige, ärztliche Hilfe und die Verordnung richtiger Medikamente“ erforderten. Wenn man solchen Sektierern wie den Homöopathen die Erlaubnis zur Behandlung erteilen würde, würde man damit die Patienten gefährden und die Sterberate würde ansteigen. Das Ergebnis dieser Diskussion ist leider nicht bekannt. Wir sollten aber trotzdem einmal die aufgestellten Behauptungen näher untersuchen: Was sollen das z.B. für harmlosere Krankheiten sein, die die Homöopathen ohne jemanden zu gefährden behandeln könnten? Es ist doch eine allgemein bekannte Tatsache, daß sich eine vernachlässigte Erkältung innerhalb von sechsundreißig bis achtundvierzig Stunden in eine lebensgefährliche Broncho-Pneumonie (Lungenentzündung) verwandeln kann. Eine harmlos erscheinende Mandelentzündung kann plötzlich bösartig werden und in wenigen Tagen zum Tod des Patienten führen.

Es ist auch schon vorgekommen, daß sich eine nicht beachtete Blase an der Ferse innerhalb von drei bis vier Tagen zu einem Krankheitsbild mit Todesfolge entwickelt hat. Solche Beispiele ließen sich beliebig fortsetzen. Ist denn ein Homöopath überhaupt qualifiziert genug, um zu erkennen, wann ein Zustand ernst genug ist, um einen besser ausgebildeten Kollegen zu alarmieren? Wann merkt er, daß ein ursprünglich „harmloser“ Fall sein Können übersteigt?

Es gibt doch eindeutige Belege und Erfahrungsberichte über die Erfolge der Homöopathie bei akuten Krankheiten. So wurde mir von einer ausgebildeten Krankenschwester über einen homöopathischen Arzt berichtet, der am selben Krankenhaus praktizierte, in dem sie für einige Zeit tätig war. Alle lachten über seine Behandlungsmethode und über die winzigen Kügelchen, die dazu in einem Glas Wasser aufgelöst wurden. Sie mußten aber gleichzeitig die Tatsache akzeptieren, daß sich seine Fälle ohne jede Komplikation entwickelten. Seine Patienten konnten in Rekordzeit entlassen werden. Todesfälle gab es so gut wie keine. Das alles wird uns von einer unabhängigen, qualifizierten Zeugin überliefert.

In der Vergangenheit sind bei einigen Epidemien die Erfolge, die die Homöopathen durch ihre Behandlung erreicht haben, dokumentiert worden. Diese Fälle sind in den Archiven der jeweiligen Städte und Krankenhäuser aktenkundig und nachprüfbar. In Mitteleuropa wütete im Jahre 1813 das sogenannte Kriegs-Fleckfieber, was eine Art von Typhus gewesen sein muß. Damals hatten sich diese beiden Krankheiten noch nicht bakteriologisch und pathologisch verschieden entwickelt. Viele tausend Menschen starben trotz oder wegen der konventionellen Behandlungsmethoden.

Hahnemanns Erfolge bei der Fleckfieber-Epidemie

Zu dieser Zeit praktizierte in Leipzig ein gewisser Samuel Hahnemann, der als der Vater und Entdecker der neuen Behandlungslehre, die auf der Ähnlichkeitsregel beruhte, galt. Er behandelte 183 Fälle von Fleckfieber nach den von ihm aufgestellten Regeln. Einigen Patienten gab er BRYONIA in der 12. Centesimalverdünnung, in anderen Fällen, wo sich weitere Symptome zeigten, verordnete er RHUS TOX C 12 in einigen wenigen Gaben. Bei diesen Patienten handelte es sich um Fälle im ersten Stadium der Krankheit. Kranken, die sich dagegen schon im zweiten Stadium befanden, verschrieb er HYOSCYAMUS in der 8. oder 9. Verdünnung. Nun muß man sich natürlich fragen, wieviele Kranke denn die drastischen Behandlungsmethoden dieses irrgläubigen Homöopathen Hahnemanns überlebt haben. Die Geschichte ging folgendermaßen aus: 182 überlebten die schwere Krankheit, und nur ein Patient, der schon sehr alt und geschwächt gewesen war, starb. In den Zeitungen, die damals erschienen, konnte man alles darüber nachlesen. Hahnemann schrieb einen Artikel, in dem er alles sehr deutlich erklärte und keine Wunderheilung vorgaukelte. Er erläuterte ausführlich die Herstellung der einzelnen Heilmittel, sowie die Kriterien, nach denen die verschiedenen Arzneien verordnet werden, so daß andere Ärzte es ihm nachmachen und seinen Erfolg wiederholen konnten. Anhand dieses Beispiels können wir sehen, wie erfolgreich man selbst so eine schwere und ansteckende Krankheit wie Fleckfieber, bei der auch heute noch über 50 % der Fälle tödlich verlaufen, mit Hilfe der Homöopathie behandeln kann.

Natürlich wird es immer noch Leute geben, die daran zweifeln und behaupten, daß bei den Kranken, die Hahnemann behandelt hat, einfach eine falsche Diagnose gestellt wurde; diese Patienten hätten eben gar kein Fleckfieber gehabt. Es steht aber mit hundertprozentiger Sicherheit fest, daß es sich tatsächlich um schwere Fälle von Fleckfieber gehandelt hat. Es wurden nämlich sämtliche Symptome schriftlich festgehalten und die Unterlagen darüber aufbewahrt. Sie sind außerdem absolut identisch mit den von konventionellen Ärzten beschriebenen Fallgeschichten.

Was kann denn nun eigentlich ein Arzt in unserer Zeit, mit den allerneuesten Apparaten, mit bakteriologischen Laboratorien, Seren und Impfstoffen ausrichten? Sind in der Medizin seither wirkliche Fortschritte erreicht worden, besonders was die Heilungserfolge bei schweren Infektionskrankheiten und Epidemien angeht?

Sterblichkeitsrate bei Fleckfieber mit Homöopathie 10x niedriger

Ich möchte hier nicht abwertend erscheinen, aber ich muß doch einmal auf die Tatsachen hinweisen, die einem geradezu ins Auge springen. 1937 gab es hier in England eine Typhusepidemie. Es wurden 282 Krankheitsfälle verzeichnet. Bis jetzt (1938) wurden 25 Todesfälle registriert. Einige Kranke sollen sich allerdings immer noch in einem lebensgefährlichen Stadium befinden, so daß diese unter Umständen auch noch sterben könnten. Demzufolge beträgt also auch in unserer heutigen, modernen Zeit die Todesrate bei Typhus immer noch 8 Prozent, oder 80 zu 1.000 – und Typhus ist bei weitem nicht so ansteckend und gefährlich wie Fleckfieber! Im Jahre 1813 betrug die Sterblichkeitsrate der an der lebensgefährlichen Krankheit Fleckfieber erkrankten und homöopathisch behandelten Menschen 0,5 Prozent. Die Sterblichkeitsrate der mit konventioneller Medizin behandelten Erkrankten ist mehr als zehn mal so hoch! Hier sprechen die Zahlen wirklich für sich!*

Es ist sehr zu bedauern, daß man nicht die Hilfe von Homöopathen in Anspruch genommen hat, um diese Typhusfälle zu behandeln. Ein nicht wieder gut zu machender Schaden!

Cholerasterblichkeitsraten im Vergleich

Wir werden jetzt die Auswirkungen bei der Behandlung einer weiteren epidemischen Krankheit, nämlich der Asiatischen Cholera,

*Zur Zeit der Drucklegung des Buches betrugen die Zahlen laut Zeitungsberichten: 320 registrierte Fälle, davon 44 Todesfälle. Somit eine Sterblichkeitsrate von 13,75%. Ein Ende ist noch nicht abzusehen.

die 1854 in England wütete, betrachten. Unter allopathischer Behandlung starben 59,2 Prozent der Cholerakranken. Die Sterblichkeitsrate der von homöopathischen Ärzten behandelten Kranken belief sich auf 16,4 Prozent. Die Heilungsrate, die die Homöopathen erzielten, war dreimal so hoch wie die der konventionell behandelnden Krankenhäuser. Die Tatsache, daß die Homöopathie der konventionellen Behandlungsmethode überlegen war, wurde nur äußerst ungern gesehen und daher vertuscht und unterschlagen, obwohl sogar eine ärztliche Fachkommission im Londoner Krankenhaus für Homöopathie Untersuchungen anstellte. Alle Aufzeichnungen wurden von einem medizinischen Aufsichtsbeamten sorgfältig geprüft und für richtig befunden. Leider haben diese Ergebnisse bis heute noch keine Beachtung gefunden. In keinem einzigen medizinischen Lehrbuch wird erwähnt, daß Cholera nicht lebensgefährlich verlaufen muß, wenn sie homöopathisch behandelt wird und zudem eine höhere Wahrscheinlichkeit der vollständigen Genesung besteht, als bei konventioneller, allopathischer Behandlung.

Diese Mauer des Verschweigens existiert auch heute noch. Die Verfechter der konventionellen Medizin werden sich kaum die Mühe machen, tatsächlich zu überprüfen, ob wir, wie wir behaupten, akute Krankheiten schneller und ohne Folgekomplikationen heilen können als die heutzutage als anerkannt geltende Medizin. Wenn ein Kranker durch eine homöopathische Behandlung geheilt wird, so wird gewöhnlich behauptet, daß es sich hierbei sowieso nur um einen leichteren Fall gehandelt habe, der auch von allein genesen wäre.

Die Grippeepidemie von 1918

Betrachten wir nun einmal die grippalen Erkrankungen. Jedes Jahr gibt es Wellen von leichteren Formen dieser Krankheit. Aber ungefähr alle dreißig Jahre taucht eine bösartige Form der Grippe auf und überrollt alle vier Kontinente. Sie ist tatsächlich sehr gefährlich und tötet Tausende von Menschen. Die letzte Grippeepidemie haben viele bestimmt noch nicht vergessen, forderte sie doch im Jahre 1918 viele Todesopfer unter den vom Weltkrieg geschwächten Menschen. Ich weiß leider nicht, ob irgendwelche Aufzeichnungen darüber verfügbar sind, wie sich die homöopathische Behandlung auf die Heilungsrate bei Grippe auswirkt. Aus meinen persönlichen Erfahrungen heraus kann ich aber berichten, daß mir in der damaligen Zeit die homöopathischen Mittel eine unschätzbare Hilfe bei der Behandlung vieler Grippefälle waren. Die Zahl der Erkrankungen lag bei ungefähr 100, eher 150. Es waren Fälle aus allen Altersgruppen und sozialen Schichten: Junge und Alte,

Männer und Frauen, Reiche und Arme. Die Erfolge allerdings waren außergewöhnlich.

Keine Grippetodesfälle mit Homöopathie

Es handelte sich nicht um besonders ausgesuchte Fälle. Einige der Patienten wiesen bei meinem ersten Besuch ernste Krankheitssymptome, wie hohes Fieber und Bronchitis, auf. Andere dagegen waren weniger stark betroffen. Doch bei fast allen Kranken sank das Fieber innerhalb von vierundzwanzig bis achtundvierzig Stunden. Nachdem sich die Körpertemperatur wieder normalisiert hatte, mußten sie nur noch eine Woche lang strenge Bettruhe einhalten. Sie erhielten die ganze Zeit über verdünnte Fruchtsäfte, wie z.B. Orangen- oder Traubensaft – Milch und Tee waren dagegen verboten. Unter all diesen Fällen gab es nicht einen einzigen Todesfall oder irgendwelche Folgekomplikationen.

Ein Fall beunruhigte mich stärker als die anderen, denn es handelte sich dabei um den einzigen, der innerhalb von zwei Wochen einen Rückfall erlitt und dann alles in allem sechs Wochen lang krank war. Diese Patientin war eine Apothekenhelferin, die es nicht lassen konnte, ständig alle neuen Medikamente und Präparate auszuprobieren, die sie aus ihrer hervorragend sortierten Apotheke kannte, weil irgendein bekannter Arzt sie gerade verschrieben hatte! Ich hatte wirklich große Probleme mit ihr. Das Fieber stieg und stieg, und alle möglichen Komplikationen traten auf. Ich befürchtete schon, daß sie mir womöglich unter den Händen sterben würde. Mir fiel ein Stein vom Herzen, als sie endlich ganz genesen war und ich sie zu einer Luftveränderung ans Meer schicken konnte. Nach diesem Erlebnis habe ich keinem Patienten mehr erlaubt, durch eigene zusätzliche Behandlungen in meine Therapie einzugreifen. Entweder sie befolgten meine Anweisungen, oder sie mußten sich eben an jemand anderen wenden.

Grippemittel: Arsen, Gelsemium, Nux, Aconit

Keiner meiner Patienten konnte zu Beginn der Behandlung als leichter Fall bezeichnet werden. Aber nachdem sie wieder völlig gesund waren, sagte jeder von ihnen: „Zum Glück habe ich nur eine leichte Grippe gehabt." Sie verstanden eben nicht, daß ihre schnelle Genesung etwas mit dieser so harmlos aussehenden Arznei zu tun hatte. In vielen Fällen erwies sich ARSEN in kleinsten Gaben als das Mittel der Wahl; was aber nicht bedeutet, daß bei jeder Grippeepidemie ARSEN das richtige Mittel ist. Man muß das spezielle Erscheinungsbild der Epidemie, das von Jahreszeit zu Jahreszeit anders aussehen kann, herausfinden. So kommt beispielsweise GELSEMIUM bei Erkrankungen in feuchten, warmen Jahreszeiten in Frage, wohingegen NUX VOMICA und ACONIT eher bei trockenem, kalten, windigen Wetter passen. Das Merkwürdige bei

Das Simillimum der Grippeepidemie von 1918 war Arsen

der Grippeepidemie von 1918 war folgendes: zwanzig Jahre später konnte ich in einer amerikanischen Zeitschrift lesen, daß im Jahre 1918 ARSEN das Heilmittel bei Epidemien war. Homöopathische Ärzte können gar nicht anders, als miteinander übereinzustimmen. Für sie bedeutet dieselbe Reihe von Symptomen auch immer dasselbe Heilmittel – denn das ist es, was mit der Ähnlichkeitsregel gemeint ist. Kann man denn so eine Übereinstimmung auch unter den Schulmedizinern entdecken? Fast jeder Arzt hat da seine bevorzugten Lieblingsmedikamente, seine Lieblingsmixturen. Wenn man es so macht, wie vor etlichen Jahren einmal ein wohlsituierter Herr, der an zwanzig verschiedene Ärzte eine Liste seiner Symptome schickte, mit der Bitte um Verschreibung eines Rezeptes, so wird man zwanzig verschiedene Rezepte bekommen. Es sei denn, man würde auch homöopathische Ärzte mit einbeziehen. Dann allerdings würde man für dieselben Symptome auch dasselbe Heilmittel bekommen. Daran zeigt sich der wahre Wert einer Wissenschaft.

Das therapeutische Wissen der heutigen Doktoren wird leider immer beschränkter. Den Reichtum der vielen Arzneien, den ihnen ihre Vorfahren hinterlassen haben, wissen sie nicht zu schätzen. Sie verwenden lediglich die Medikamente, die die großen Pharmakonzerne gerade auf den Markt gebracht haben, wie z.B. Sulfonamide gegen bakterielle Erkrankungen oder neuerdings Penicillin, wenn sich der Fall als sulfonamidresistent erweist.

Sogenannte chemische Allheilmittel lösen gefährliche Krankheiten aus

Für alle möglichen Krankheiten werden Beruhigungsmittel aus der Gruppe der Aspirin- oder Barbituratpräparate großzügig verschrieben, und das mit mehr als dürftigen Begründungen. Von daher besteht heute unter unseren Doktoren sicherlich mehr Übereinstimmung in therapeutischen Fragen als einige Jahrzehnte zuvor. Es ist aber auch eine Tatsache, daß diese sogenannten Allheilmittel eine Reihe von neuen, schrecklichen Krankheiten nach sich ziehen, z.B. kann eine wirklich erschreckende Anzahl von Krankheiten von nur einem der über 70 Arten von Sulfonamiden hervorgerufen werden.

Die ursprüngliche Krankheit scheint also bei weitem nicht so schwerwiegend zu sein, wie die durch die Behandlung ausgelösten Folgeerkrankungen. Was kann man nun andererseits von der homöopathischen Behandlungsweise erwarten?

Ein homöopathischer Arzt wird jede Krankheit, egal ob infektiös oder nicht, gleich schnell und wohlüberlegt behandeln. Hahnemann drückt es in seinem ORGANON – dem Lehrbuch der homöopathischen Philosophie – folgendermaßen aus: *„Dies ist die rechte und gebührende Art zu heilen: das höchste Ideal der Heilung ist schnelle, sanfte, dauerhafte Wiederherstellung der Gesundheit, oder Hebung und*

Vernichtung der Krankheit in ihrem ganzen Umfange auf dem kürzesten, zuverlässigsten, unnachteiligsten Wege, nach deutlich einzusehenden Gründen.“

Die phantastischen Erfolge der Homöopathie bei . . .

Ein Arzt, der sich gerade erst der Homöopathie zugewandt hatte und in einer kleinen Stadt eine Allgemeinpraxis betrieb, sah sich vor nicht allzu langer Zeit mit einer Reihe von ernsthaften Masernfällen konfrontiert. Seine neu erworbenen Kenntnisse konnte er nun gleich seinen Patienten zugute kommen lassen. Kurze Zeit später schon war er in der glücklichen Lage über seine überraschenden und phantastischen Erfolge zu berichten: in kürzester Zeit wurden 300 an Masern erkrankte Menschen geheilt, und das ohne einen einzigen Todesfall beklagen zu müssen und ohne irgendwelche Komplikationen! Dies kann von der konventionellen Medizin wohl nicht überboten werden!

Masern

Von einem anderen Arzt wird berichtet, daß seine an Scharlach erkrankten Patienten innerhalb von vierundzwanzig Stunden durch Verabreichung von BELLADONNA von Ausschlag, Halsentzündung und Fieber befreit wurden. Eine amtliche Meldung der Fälle konnte somit unterbleiben.

Scharlach

Einige Homöopathen haben bei Fällen von Diphtherie die Rachenabstriche an ein Labor zur bakteriologischen Untersuchung geschickt. Bis dann das positive Ergebnis wieder zurückkam, war der Rachen schon wieder in Ordnung, die Membran war verschwunden. Der Kranke war inzwischen also schon wieder geheilt.

Diphtherie

Es wird von einer Krankenschwester berichtet, die aufgrund ihres positiven Diphtherieabstrichs ins Fieberkrankenhaus eingewiesen wurde. Sie hatte allerdings vorher noch eine Gabe des für sie in Frage kommenden homöopathischen Mittels bekommen. Am nächsten Morgen rief der Amtsarzt das homöopathische Krankenhaus an, um sich zu erkundigen, ob nicht ein Irrtum vorliege, denn es seien keinerlei Anzeichen von Diptherie bei der Patientin feststellbar. Man zeigte ihm dann auch den bakteriologischen Befund, der so eindeutig und gravierend war, daß er die Diagnose als richtig anerkennen mußte. So mußte er nun – nolens volens! – wohl oder übel den Heilungserfolg der Homöopathie akzeptieren.

Keuchhusten

Der Krankheitsverlauf von Keuchhusten kann durch den Einsatz homöopathischer Mittel erheblich verkürzt werden. Ich selbst habe das schon oft beobachten können. Es treten keinerlei Komplikationen auf und die Kinder sehen mit homöopathischer Behandlung nach den zwei bis drei Wochen, die der Keuchhusten dauert, kerngesund und frisch aus! Mit kleinen Gaben der homöopathischen Nosode oder Vakzine PERTUSSIN oder COQUELUCHINUM, wie

Die Keuchhustenprophylaxe und -behandlung mit Pertussin

die französische Bezeichnung lautet, erzielt man außerordentlich gute Erfolge. Ich habe sie immer dann gegeben, wenn der Verdacht auf Keuchhusten bestand oder wenn der Keuchhusten als solcher bereits diagnostiziert war. Ich habe diese Nosode als homöopathisch vorbeugende Maßnahme in den verschiedensten Einrichtungen eingesetzt, und es ist mir damit tatsächlich mehrere Male gelungen, die Ausbreitung der Krankheit auf die ersten ein oder zwei Fälle zu beschränken. Einige Gaben PERTUSSIN in der 12. oder 13. C-Potenz werden besonders in jenen Fällen helfen, bei denen sich der Keuchhusten länger als die üblichen sechs Wochen hinzieht und einfach nicht aufhören will, „bevor nicht der Mai um ist". Man kann sagen, daß es in allen Stadien der Krankheit gleich gut hilft: es wirkt sowohl vorbeugend, als auch abkürzend und verhindert spätere Folgeerkrankungen.

PERTUSSIN kann ebenfalls gut zusammen mit anderen Keuchhustenmitteln, die vielleicht durch besondere Merkmale einer Erkrankung indiziert sein können, gegeben werden. Wenn man gleich zu Beginn der Krankheit diese Nosode einsetzt, kann man damit das Entstehen einer Bronchopneumonie vermeiden, denn dies stellt unter konventioneller Behandlung eine besonders gefürchtete Komplikation dar. Das dem Husten vorangehende starke Kitzeln in Rachen und Luftröhre läßt bald nach. Die Übelkeit und das Erbrechen gegen Ende eines Hustenanfalls legt sich meist nach ein bis zwei Wochen. Damit wird auch verhindert, daß der gesamte Stoffwechsel durcheinander gerät. Gewichtsverlust und Abmagerung treten gar nicht erst ein. Somit wären eigentlich alle gefürchteten Begleiterscheinungen des Keuchhustens beseitigt.

Bei einigen Fällen, die sich noch im Anfangsstadium der Krankheit befanden, verabreichte ich eine Gabe DROSERA in der 30. oder 200. Potenz und die Krankheit war schlagartig, wie durch ein Wunder, geheilt. Die Hauptmerkmale bei DROSERA sind folgende: spasmodischer (krampfartiger) Husten, häufige Anfälle bellenden Hustens, Verschlimmerung abends und nach Mitternacht; der Kranke bemüht sich, wenigstens etwas Schleim abzuhusten, muß dabei aber erbrechen; heftiger, kitzelnder Husten im Rachen. Es hilft nicht bei allen Keuchhustenerkrankungen, denn einige von ihnen haben etwas andere Symptome, und dann kommen auch andere Mittel in Frage. Generell aber ist PERTUSSIN ein Mittel, das einem Spezifikum so nahe kommt wie kaum ein anderes.

Eine andere unangenehme Infektionskrankheit ist Mumps. Obwohl bei dieser Krankheit durchaus auch ernsthafte Komplikationen mit unter Umständen sogar tödlichem Ausgang entstehen können, wird in Lehrbüchern behauptet, daß keine medikamentöse Behandlung erforderlich sei. Den Einsatz des Mittels PILOCARPIN, über das sich bereits Dr. Burnett in Lobesworten ergeht, kann ich hier als die beste homöopathische Behandlung empfehlen. PILOCARPIN in der 6. Verdünnung, zwei bis dreimal täglich gegeben, läßt das Fieber innerhalb von 24 bis 36 Stunden sinken. Die Schwellung der Parotis (Ohrspeicheldrüse) geht innerhalb von 48 bis 72 Stunden zurück, so daß sie innerhalb von einer Woche wieder ihre normale Größe hat. PILOCARPIN hat somit fast die Funktion eines Spezifikums bei Mumps und wirkt als „organspezifisches" Heilmittel auf die Ohrspeichel- und Schweißdrüsen. Wir hatten seit Juli 1937 eine zwar ausgedehnte, aber leichtere Epidemie hier bei uns. Alle Kranken der etwa 30 Mumpsfälle sprachen in der oben beschriebenen Weise auf das Mittel an, es traten nirgends irgendwelche Komplikationen auf.

Pilocarpin als Spezifikum gegen Mumps

Von den Gegnern der Homöopthie wird insbesondere die Pneumonie (Lungenentzündung) als eine der Krankheiten angeführt, deren Behandlung das Wissen der irrgläubigen Homöopathen übersteigt. In seinem Werk „Prinzipien und Praxis der Medizin" schreibt Professor Osler, daß Pneumonie als die lebensgefährlichste Krankheit betrachtet werden kann, der mehr Menschen zum Opfer fallen als der Diphtherie oder Tuberkulose. Die Sterblichkeitsrate liegt in konventionellen Krankenhäusern bei 20 bis 40%. In dem Buch heißt es, daß speziell die Pneumonie „eine Krankheit ist, die weder kuriert noch durch irgendeine uns zur Verfügung stehende Maßnahme abgekürzt werden kann", und „daß es keine spezifische Behandlung für Pneumonie gibt". Während meiner Studienzeit in Edinburgh wurde mir beigebracht, daß der Arzt für einen Pneumoniekranken wenig tun kann, daß vielmehr „alles von der Krankenschwester abhängt". „Gute Pflege brachte einen Patienten durch, nicht die Arznei des Arztes". Es wurden sehr viele Umstände um die Pneumoniekranken in den Stationen gemacht. Zusätzliche Krankenschwestern wurden eingesetzt, die alle zwei bis drei Stunden abgelöst wurden. Jede Schwester kümmerte sich nur um einen Kranken. Die Mahlzeiten waren nach den genauesten Überlegungen zusammengestellt und wurden halbstündlich verabreicht. Um die Lebenskraft des Patienten zu erhalten und zu stärken, gab es unterstützende Maßnahmen. Jede Krankenschwester betrachtete es als ihren persönlichen Triumph, wenn am neunten Tag die Krise überwunden wurde, und das Fieber sank. Wenn dieser entscheidende Moment eintrat, hatten alle und alles auf der Station ruhig zu sein. Zu meiner Zeit als angestellte Ärztin in einem homöopathischen

Die Ohnmacht der Schulmedizin

Verkürzung des Krankheitsverlaufs bei Lungenentzündung

Krankenhaus, flüsterte ich einmal bei der Visite dem behandelnden Arzt zu, daß eine Patientin mit rechtsseitiger Lungenentzündung auf die Station aufgenommen worden sei. Zu meiner großen Verwunderung behandelte er dies aber wie ein ganz gewöhnliches Vorkommnis und sagte gutgelaunt: „In weniger als einer Woche wird die Patientin geheilt sein", was ich ihm aber nicht abnahm. Er hatte aber wirklich die Wahrheit gesagt, denn nach fünf Tagen trat die Krise ein und die Patientin konnte schon kurz darauf entlassen werden. Ich behaupte nicht von mir, daß ich eine Expertin für Lungenentzündungen bin, aber von den sechs Pneumonie-Fällen, die mir in meiner Praxis begegneten, haben alle überlebt.

Die Heilungsrate bei homöopathischer Behandlung betrug also 100%. Es kann natürlich auch sein, daß ich besonderes Glück hatte, und meine sechs Patienten gehörten eben alle gerade zu den 80 von 100 Fällen, die jegliche Behandlung überleben. Meine Patienten hatten allerdings keine besondere Krankenpflege, denn dazu waren sie zu arm. Lediglich die Gemeindeschwester kam jeweils morgens und abends. Die Heilung dieser Pneumoniekranken ist also nicht guter Pflege zu verdanken; sie haben überlebt aufgrund der heilenden Wirkung der homöopathischen Arzneien, die sie bekamen.

Ich habe gerade folgendes Buch vor mir liegen: *„Homöopathische Leitsymptome bei Pneumonie"* von Drs. A. und T. Pulford, zwei homöopathischen Ärzten aus Toledo, Ohio/USA.* Sie schreiben darin, daß sie „242 Pneumonie-Fälle aller Arten und Schweregrade" behandelt haben: „Einige kommen direkt von einem Allopathen, anderen ist die Diagnose dort bestätigt worden". Sie hatten „nur 3 Todesfälle: dies entspricht einer Rate von 1,4%." Weiterhin schreiben sie, daß sie bei einer Krankheit, die so einfach mit den richtigen Heilmitteln in Schach gehalten werden kann wie Pneumonie, eine Sterblichkeitsrate von mindestens 25% einfach nicht begreifen können. Noch weniger verständlich ist natürlich eine Höchstrate von 95%.

Sie können das jetzt natürlich glauben oder aber auch nicht. Aber wenn man es selbst erlebt hat, dann glaubt man es auch – und ich habe Pneumoniekranke erlebt, die ihre Krise bereits am dritten Tag durchmachten. Kein einziger hatte diese Krise jemals später als am fünften Tag.

Damit ist also bewiesen, daß sich Osler im Irrtum befindet: Pneumonie „kann und wird in ihrem Umfang eingeschränkt wer-

*Die deutsche Übersetzung erscheint Ende 1995 im Lage & Roy Verlag

den". Sie „kann durch das richtige Heilmittel erheblich verkürzt werden". Auch die konventionelle Medizin hat zu guter Letzt noch einen Sieg errungen und verweist triumphierend auf eine Verminderung der Sterblichkeitsrate bei Pneumonie von 20-40% auf eine neue Rate von 8%, die durch den Einsatz von Sulfonamiden erreicht wurde. Das ist zugegebenermaßen wirklich ein großer Erfolg. Aber alle ihre Ergebnisse sind längst nicht so gut, wie die Erfolge, die in homöopathischen Krankenhäusern erzielt wurden. In diesen Krankenhäusern wurden insgesamt 24.000 Fälle behandelt, wobei die Sterblichkeitsrate weniger als 5% betrug. In dieser Zahl sind aber Fälle mit enthalten, die mit Seren behandelt wurden. Bei den ausschließlich homöopathisch behandelten Patienten betrug die Sterblichkeitsrate 3%; ein homöopathischer Arzt reduzierte diese Rate sogar auf 1,5%, bei einer Reihe von mehreren hundert Fällen.

Rückfälle nach Sulfonamidbehandlung, jedoch nicht mit Homöopathie

Mich würde jetzt noch interessieren zu wissen, warum bei den Pneumoniefällen, die mit Sulfonamiden behandelt und geheilt wurden, innerhalb weniger Monate ein bis zwei Rückfälle auftraten. Warum sind die meisten Patienten, die auf diese Weise „geheilt" wurden, anschließend so schwach, daß sie mehrere Wochen der Rekonvaleszenz benötigen, um mit den Auswirkungen der Heilung fertig zu werden? Und warum entwickeln sich bei einem hohen Prozentsatz dieser Patienten in der Folge andere schwere und bisher unbekannte Erkrankungen des Blutes? Wieso stirbt ein gewisser Prozentsatz kurz nach der als sicher angenommenen Heilung plötzlich und unerwartet – an Herzversagen? Die homöopathisch behandelten Fälle zeigen jedenfalls keine einzige der genannten Komplikationen.

Dies scheint mir wieder ein Beispiel zu sein für das alte Sprichwort: „Operation geglückt, Patient tot."

Sterblichkeitsraten bei Pneumonie
mit Allopathie: 5-8%
mit Homöopathie: 1,5-3%

Homöopathie in der Zahnheilkunde

Als ich in der Ambulanz arbeitete, wurde eines Tages ein kleines Mädchen eingeliefert, das als Folge einer Zahnextraktion ein ganz geschwollenes Gesicht und die folgenden Symptome hatte: Schmerz im Kiefer verbunden mit Steifheit, Probleme beim Öffnen des Mundes. Ich gab ihr drei oder vier Gaben ARNICA C 30 und empfahl ihr, am nächsten Morgen zu ihrem Zahnarzt zu gehen. Wie ich es schon vorhergesehen hatte, war zu diesem Zeitpunkt die Schwellung bereits ganz zurückgegangen; die Zahnwurzelhöhle war völlig sauber und nicht mehr entzündet, wie noch tags zuvor. Die Zahnärztin war von dieser schnellen Heilung sehr beeindruckt. Ein oder zwei Wochen später wandte sich dieselbe Zahnärztin hilfesuchend an mich: „Könnten Sie so nett sein und mir das Medikament zukommen lassen, mit dem letzte Woche das kleine Mädchen so schnell geheilt wurde? Eine Privatpatientin von mir hat ebenfalls ein geschwollenes Gesicht bekommen. Sie hat große Schmerzen und kann ihren Mund nicht öffnen." Ich schickte ihr eine Zubereitung von ARNICA C 6, die ich vorrätig hatte, zusammen mit der Anweisung: „So oft einnehmen, wie es im jeweiligen Fall nötig ist und absetzen, wenn es dem Patienten besser geht." Die Zahnärztin erzählte mir einige Tage später, daß ihre Patientin außerordentlich erstaunt und glücklich gewesen sei über die fast sofortige Besserung ihrer Beschwerden, die unmittelbar nach Einnahme der kleinen, geschmacksneutralen Pille eintrat. „Schon 20 Minuten nachdem ich die erste Gabe genommen hatte, konnte ich meinen Mund wieder aufmachen. Mit jeder weiteren Gabe fühlte ich mich zusehends besser. Es hilft viel mehr als alle Mundspülungen. Ich fühle mich auch gar nicht so krank, wie sonst nach den üblichen Schmerzmitteln."

Arnica nach Zahnextraktion

und gegen blaue Flecken

Mit einem dritten Beispiel möchte ich zeigen, daß ARNICA sowohl dazu dienen kann, blaue Flecken nicht auftreten zu lassen, als auch bereits entstandene Hämatome wieder verschwinden zu lassen. Die Frau eines Arztes mußte sich einige festsitzende, große Zahnwurzeln unter Vollnarkose entfernen lassen. Diese erwiesen sich aber als hartnäckiger, als die Zahnärztin zuerst angenommen hatte. Durch die vorherige Erfahrung wußte die mit mir befreundete Zahnärztin, daß sich zwangsläufig große Schmerzen und starke Schwellungen im Gesicht entwickeln würden. Weil sie wußte, daß ihre Patientin die Frau eines Arztes war, fragte sie sehr vorsichtig, ob ihr Mann etwas dagegen hätte, wenn sie ihr ein Mittel geben würde, das vorbeugend gegen diese unnötige Quälerei wirken würde. Nachdem sie dahingehend beruhigt worden war, gab sie ihr ein Globuli ARNICA C6 und bat dann ihre Patientin, in einigen Stunden wieder zu kommen. Beim Nachsehen wirkte alles normal, es war zu keinerlei Schwellung gekommen. Um aber ganz sicher zu gehen, reichte sie ihr eine weitere Gabe ARNICA. „Was geben Sie ihr denn da?“ meldete sich nun der Ehemann der Patientin, der bereits erwähnte Arzt, zu Wort. Nachdem er dann auf dem Etikett der Flasche „ARNICA“ las, rief er aus: „Ach so! Na, davon können Sie ihr ruhig so viel geben wie Sie wollen, das Zeug bewirkt sowieso nichts!“ Die Zahnärztin antwortete ganz gelassen: „Schon eine Pille wird etwas bewirken, Sie werden es selbst sehen.“ Er bekam es tatsächlich zu sehen, denn seine Frau erwachte am nächsten Morgen ohne irgendwelche Schmerzen und Schwellungen. War dieser Arzt nun überzeugt worden? Im Gegenteil, es handelte sich einmal wieder „nur um puren Zufall.“

Phosphor stillt Blutungen

Nach Extraktionen kann es selbst dem allerbesten Zahnarzt passieren, daß Blutungen auftreten. Jeder, der einmal damit zu tun hatte, weiß, was für eine große Aufregung dann bei den verängstigten Kindern und besorgten Eltern herrscht. In den frühen Morgenstunden wird dann oftmals ein Arzt herbeigerufen, der natürlich den unglücklichen Zahnarzt dafür verantwortlich macht. Krankenhausärzte sprechen da eine noch viel deutlichere Sprache und bringen klar zum Ausdruck, was sie von „so einem Zahnarzt“ halten. Zum Glück gibt es homöopathische Ärzte, denn die werden einen Menschen selbst in so einem Notfall, wie einer nicht zu stoppenden, blutenden Wunde nach einer Zahnextraktion, nicht mit vorwurfsvollen Worten sich selbst überlassen. Und sie verwenden dazu keine der von den Experten empfohlenen schmerzhaften Methoden, wie z.B Kompressen, Nähen der Wunde oder Adrenalin. Sie brauchen dazu lediglich ein oder zwei Gaben PHOSPHORUS, egal in welcher Potenz, D6, C6, C30 oder auch noch höher. Nach PHOSPHOR hört die Blutung sofort auf, fast wie durch ein Wunder.

Vor einigen Jahren wurde ich zu einem Kind gerufen, das unter starken Blutungen im Zahnbereich litt. Im Mund waren überall dicke Klumpen geronnenen Blutes. Die Mutter war in Tränen aufgelöst, zum einen, weil sie Angst hatte, daß ihrem geliebten Kind die letzte Stunde geschlagen hätte, zum anderen, weil sie sich nicht ganz sicher war, ob sie mir die Behandlung eines so schweren Falles zutrauen könnte, da ich ja nur eine Frau war. Als ich lediglich ein wenig Pulver aus meiner Arzttasche hervorholte und es dem Kind schnell in den Mund gab, schien das nicht gerade ihr Vertrauen zu stärken. Dies wurde alle zehn Minuten wiederholt, später dann jede Viertelstunde und nach einer Stunde war der Mund wieder frei von Blut und sauber. Die Mutter war nun doch ziemlich beeindruckt. Sie sollten einmal hören, was die Krankenschwestern über diese Pillen zu sagen haben. „Sie wollen wissen, ob sie tatsächlich etwas bewirken? Selbstverständlich tun sie das, wir könnten nicht mehr ohne sie auskommen. Sie nehmen uns jede Unsicherheit und die ängstlichen Nachfragen besorgter Mütter – 'Geht es meinem Kind auch gut?' gehören der Vergangenheit an.

Ich kann also nur jedem, der sich in eine zahnärztliche Behandlung begeben muß, raten, sich vorher ARNICA für den Fall starker Schmerzen und Schwellungen und PHOSPHOR für eventuelle Blutungen zu besorgen. Damit ausgerüstet verliert jeder Besuch beim Zahnarzt die Hälfte seiner Schrecken und Ängste.

Ich erinnere mich auch an eine Begebenheit, die mich damals ziemlich beunruhigte. Eine Patientin mußte sich einen Zahn im Unterkiefer ziehen lassen. Sie bekam vorsorglich PHOSPHOR, um etwaige Blutungen zu verhindern, und ich nehme an, daß man sie auch angewiesen hatte, nach dem Eingriff ARNICA C 30 in wiederholten Gaben zu nehmen, um Schmerzen und Schwellungen zu vermeiden. Am selben Nachmittag wurde ich dann verständigt und darüber informiert, daß die Patientin sehr starke Blutungen hätte. Der ortsansässige Arzt wollte sie ins Krankenhaus einweisen lassen, um die Blutung zu stoppen und sie höchstwahrscheinlich zu nähen. Die Patientin allerdings verlangte nach homöopathischer Behandlung. Ich zog also los, ausgerüstet mit den Dingen aus meiner Trickkiste, die ich wahrscheinlich brauchen würde, nämlich mit meiner Arzttasche sowie einigen chirurgischen Hilfsmitteln, wie Nadeln, Nähmaterial etc. Als ich ankam, sah ich, daß die Patientin die nach einer starken Blutung typischen Erscheinungsmerkmale aufwies: Blässe, Blutleere und Unruhe. Bei der Untersuchung stellte ich fest, daß Blut aus der Zahnhöhle sickerte und daß sich unter der Zunge eine spritzende Arterie, die wahrscheinlich durch eine kieferchirurgische Klammer verletzt worden war, befand. Ohne Betäubungsmittel würde es für mich allein sehr schwierig werden, die Zunge zu nähen, so daß ich schon drauf und dran war, aufzugeben und die Patientin zum Kieferchirurgen zu schicken. Obwohl schon seit einigen Stunden Kompressen aufgelegt worden waren, hatte die Blutung doch nicht gestoppt werden können. Ich versuchte es dennoch mit PHOSPHOR 1 M, wovon ich alle zehn Minuten eine Gabe verabreichte. Daraufhin hörte die Wunde in der Zahnhöhle auf zu bluten, aber die Verletzung unter der Zunge blutete weiter. Konnte die Homöopathie jetzt wirklich nicht mehr helfen? Da fiel mir ein, daß diese Patientin ein LACHESIS Typ war, LACHESIS also ihr konstitutionelles Mittel war. Dieses Mittel, das aus dem Gift der in Südamerika beheimateten Surukukuschlange (Buschmeister) gewonnen wird, hatte sich ebenfalls als äußerst wirksam bei Blutungen erwiesen. Also gab ich LACHESIS C 30. Die Blutung ließ fast sofort nach der ersten Gabe nach, wurde heller und das Blut in der verletzten Arterie begann zu gerinnen. Ich habe es mit meinen eigenen Augen gesehen. Es handelte sich zwar nur um eine kleine Arterie – aber immerhin!

Lachesis bei unstillbaren Blutungen

Vorsichtshalber wiederholte ich LACHESIS nach 15 Minuten, eine vollständige Gerinnung des Blutes erfolgte allerdings bereits nach 10 Minuten. Ich wartete einige Zeit ab, um sicher zu gehen, daß kein Rückfall erfolgte, aber die Heilung erwies sich als beständig. Die Patientin blieb von üblen Nachwirkungen verschont, wenn man einmal absieht von Erschöpfung, Müdigkeit und einem geschwollenen Unterkiefer, was allerdings unvermeidlich zu sein schien, nach all den Torturen, denen die arme Frau ausgesetzt gewesen war. Bettruhe und weitere Gaben von LACHESIS sorgten für ein glückliches Ende dieser Geschichte.

Ich war wieder einmal dankbar für die große Kraft, die die Homöopathie beweist, selbst in einem scheinbar so aussichtslosen Fall wie einer schweren, unstillbaren Blutung. Bei einer Blutung kommen viele Mittel in Frage. Ein wirklich kluger Arzt tut gut daran, sämtliche Symptome dieser Mittel genauestens auswendigzulernen. Dieses Wissen wird ihm im Notfall eine unschätzbare Hilfe sein.

Coffea - Balsam für die Nerven

Ein weiteres Mittel, das nach einer Zahnextraktion in Frage kommen kann, ist COFFEA. Es paßt für Menschen, die sehr reizbar und nervös sind und die Schmerzen nur schlecht ertragen können. „Faß mich nicht an. Ich kann es nicht ertragen, wenn Du mir zu nahe kommst!“, so kann man sie ständig rufen hören. Wenn jemand vorübergeht, spüren sie jede kleinste Erschütterung der Bodendielen. Die ganze Nacht über sind sie hellwach, äußerst ruhelos, und zeigen eine gesteigerte Empfindlichkeit gegenüber Berührung, Erschütterung, Lärm und Licht. Sie sind sehr kälteempfindlich. Verschlimmerung durch kalten Wind; Empfindlichkeit gegenüber frischer Luft und Luftzug. Obwohl sie sehr starke Schmerzen in Mund und Kiefer haben, empfinden sie Erleichterung, wenn sie kaltes Wasser im Mund haben, je kälter, desto besser. Die Schmerzen verschlimmern sich durch das Trinken von warmem Tee und durch die Berührung mit warmem Essen. Schon nach wenigen Gaben COFFEA, selbst in so niedrigen Potenzen wie D 3 oder D 6, kann man beobachten, wie verblüffend schnell diese überempfindlichen Menschen von Schmerzen und Schwellung befreit werden.

Homöopathie in der Geburtshilfe

In vielen Köpfen existiert leider die falsche Vorstellung, daß eine Schwangere eine kranke Frau sei, die sich sehr schonen müsse. Folglich sollte sie auch wie eine solche behandelt werden. In Wirklichkeit sollte das Gegenteil der Fall sein.

Während einer Schwangerschaft ist es von der Natur so eingerichtet, daß der gesamte Stoffwechsel auf Hochtouren läuft. Die Fortpflanzungsorgane werden mit mehr Blut versorgt werden und die gesamte Blutzirkulation verbessert sich. Eine schwangere Frau sollte also eigentlich nicht nur besonders gut aussehen, sondern sich auch besonders gut fühlen. Interessanterweise werden versteckte konstitutionelle Schwächen oftmals gerade in dieser Zeit sichtbar. Die neun Monate der Schwangerschaft sind also aus diesem Grund die beste Gelegenheit für eine richtige und sinnvolle konstitutionelle Behandlung. Sowohl die Mutter als auch das Kind könnten daraus den größtmöglichen Nutzen ziehen. So könnte gleich zwei Menschen auf einmal zu einer besseren Gesundheit verholfen werden. Auf diese Weise würde man nicht nur die Gesundheit eines Einzelnen, sondern die Gesundheit der ganzen Menschheit verbessern.

Ein Weg zur Gesundheitsverbesserung der Menschheit

Wenn man den Homöopathen dazu Gelegenheit geben würde, läge vor ihnen wahrlich ein schier unermessliches Betätigungsfeld! Kliniken mit Schwangerschaftsvorsorge sind, soweit es in ihren Möglichkeiten liegt, sicherlich eine Hilfe. Sie diagnostizieren allerdings nur und können zwar all das herausfinden, was nicht normal verläuft, die eigentliche Behandlung gerät dabei ins Hintertreffen.

Während der Schwangerschaft spielt natürlich die richtige Ernährung eine sehr wichtige Rolle. Eine alte Binsenwahrheit besagt zwar:“ Eine werdende Mutter muß für zwei essen„ – das ist aber völlig aus der Luft gegriffen. Eine junge Schwangere, die ihr erstes Kind erwartete, folgte diesem Ratschlag und stopfte sich regelrecht mit Essen voll. Sie aß nur die allerbesten Sachen, legte sich oft zum Ausruhen auf das Sofa und vermied jedwede körperliche Anstrengung oder Arbeit im Haus. Das Ergebnis war ein 15 Pfund schwerer Junge.

Die Geburt war sehr schwer und ging nur langsam voran. Apparate und Instrumente mußten zur Geburtshilfe eingesetzt werden; bei der Mutter mußten große Risse versorgt werden; das Baby überlebte die Geburt nur um zwei Tage und starb dann an Hirnblutungen.

Das Gewicht eines Babys kann durch die Diät der Mutter beeinflußt werden. Die beste Garantie für eine leichte Geburt ist ein Gewicht von etwa 6 Pfund. Diese Babies sehen zwar mager aus, sie verlieren aber im Gegensatz zu den schwereren Babies keinerlei Gewicht in der ersten Woche und nehmen sogar schon von Anfang an zu.

20 Jahre Erfahrung : fleischlose Ernährung beugt Geburtskomplikationen vor

Die beste Diät während einer Schwangerschaft ist spätestens ab dem dritten Monat eine laktovegetabile, mit Früchten kombinierte, Diät. Wenn es der werdenden Mutter sehr schwerfällt, ohne Fleisch auszukommen, kann es bis zum sechsten Monat zwei bis dreimal in der Woche Fisch geben. Im großen und ganzen aber ist es besser, völlig auf Fisch, Fleisch und Geflügel zu verzichten.

Die Erfolge, die man damit erzielt, sind alle Mühen wert: Die Mutter fühlt sich rundum gesund; während der Geburt treten keine Komplikationen auf; der Einsatz technischer Hilfsmittel wird überflüssig; die Geburt wird leicht und kurz sein; das Baby wird von kleiner, magerer, fester Statur sein mit einem weichen, nachgiebigen Köpfchen, und es wird immer ein gesundes Baby sein. All dies hat sich zu meiner persönlichen Genugtuung über einen Zeitraum von 20 Jahren hinweg bewahrheitet und bewährt, 17 Jahre davon in meiner Zeit als Allgemeinärztin und viele weitere Jahre als Ärztin in einer Klinik für Schwangerschaftsvorsorge. Natürlich funktionierte es immer nur unter der Voraussetzung, daß die werdende Mutter alle Instruktionen genau befolgte.

Einer einfachen Frau und Mutter aus der Arbeiterklasse zu erklären, daß Fleisch eigentlich ein überflüssiges Nahrungsmittel ist, und daß sie sich nicht schwach fühlen wird, wenn sie kein Fleisch mehr ißt, gestaltet sich schon etwas schwieriger. Größere Erfolge erzielte ich daher bei Eltern aus der Mittelschicht, die von der Vernunft her meine Erklärungen verstanden und meine Anweisungen dann sehr genau befolgten.

Ich werde kurz aufführen, woraus sich diese Diät zusammensetzen sollte: Vollkornbrot, Haferbrei, Kleie, wenig Eier – nicht mehr als eins pro Tag – und jeden Tag mindestens einen halben Liter Milch. Außerdem alle Gemüsesorten, auf herkömmliche Weise gekocht oder gedämpft; mindestens einmal am Tag Rohkostsalate. Selbst in England kann man das ganze Jahr über frische Zutaten für Salat bekommen. Auch die Preise dafür bleiben in vernünftigen Grenzen, wenn man sich besonders im Winter an Brunnenkresse, Sellerie oder Tomaten, Steckrüben, Pastinaken, geraspelte oder geriebene Möhren, weiße Rüben, Kohl, Sprossen und Blumenkohl hält. Obst steht in großer Vielfalt zur Verfügung: Äpfel, Orangen, Grapefruit, Zitronen, Pflaumen, Datteln, Feigen; von den nach Jahreszeit reifen Früchten soviel, wie man vertragen kann; Nüsse, sofern sie gut zerkaut werden oder wenn sie in einer Nußmühle gemahlen werden. Als Getreide sollte man Tapioka, Reis usw. verwenden, und anstelle von weißem, gebleichten Zucker sollte man braunen Zucker nehmen. Vollkornnudeln und Käse – vorzugsweise frisch hergestellter Weichkäse oder Frischkäse – vervollständigen den Speiseplan einer abwechslungsreichen und anregenden Diät, die zudem noch leicht verdaulich ist. Fleischbrühe sollte selbstverständlich nicht verwendet werden; zum Würzen und zur Geschmacksverbesserung kommen nur Marmite (engl. Entsprechung von “Vitam„= eine Würz- und Hefepaste) und ähnliche pflanzliche Konzentrate in Frage.

Diese Diät zeigte außerordentlich positive Auswirkungen, selbst bei Frauen, die schon um die Vierzig waren. Die Entbindungen waren einfach und gaben zu keinerlei Besorgnis Anlaß.

Kaffee und andere Stimulanzien sollte man nicht zu sich nehmen, Tee nur selten in ganz geringen Mengen. Wasser, Milch, Brottrunk und Fruchtsäfte sollten die einzigen Getränke sein.

Die medizinische Behandlung sollte sich auf die Homöopathie beschränken. Ich habe bereits erwähnt, daß die Gesundheit einer werdenden Mutter in dieser Zeit am allerbesten gefördert werden kann. Eine Frau, die sich die ganze Schwangerschaft über wohl gefühlt hat, abgesehen von den normalen Geburtsschmerzen, wird die Vorteile von einfachen Heilmitteln und einfacher Lebensweise verinnerlicht haben. Daraus wiederum werden sich positive Auswirkungen auf eine Anhebung des allgemeinen Gesundheitsniveaus der Gesellschaft ergeben.

Psorinum in der Schwangerschaft geben

Durch Verabreichung von PSORINUM schon während der Schwangerschaft wird der allgemeine Gesundheitszustand nach der Geburt erheblich verbessert.

Vor einiger Zeit wurde ich einmal gebeten, eine Schwangerschaft von Anfang an zu betreuen. Es handelte sich um eine Frau, die auch schon vorher meine Patientin war. Sie war bei mir wegen Blutarmut und prätuberkulärer Schwäche in Behandlung. Sie hatte eine ungesunde, blasse und teigige Hautfarbe. Haut und Haare waren fettig, im Gesicht sprossen Pickel; sie war korpulent und wohlgenährt, mit zu vielen Fettpolstern. Sie sagte, daß sie sich einfach nicht an das Leben in der Stadt gewöhnen könne; sie fühle sich ständig müde und erschöpft: kurzum immer schläfrig. Vom

Charakter her war sie eher zurückhaltend, manchmal aber auch mürrisch und launisch. Nachdem sie einige Gaben CALCIUM CARBONICUM C30, später gefolgt von TUBERCULINUM, erhalten hatte, blühte sie wieder auf.

Dann entschloß sie sich zu heiraten. Sie wollte auch ein Kind bekommen, aber nur, wenn sie die ganze Zeit über homöopathisch behandelt werden könnte. Ich sprach daher mit dem Ehemann ab, daß keinerlei allopathische Medikamente oder Antiseptika benutzt werden durften. Ich selbst ließ mich gern auf diesen Versuch ein, auch wenn ich noch in meiner Ausbildungszeit in der Geburtshilfe gelernt hatte, alle möglichen starken Tinkturen zu verwenden.

Ungefähr vom zweiten Monat an wurde die Patientin auf strenge Diät gesetzt, die sie auch tapfer durchhielt und wodurch sich ihr allgemeiner Gesundheitszustand erheblich verbesserte. Im fünften Monat traten Verdauungsstörungen auf sowie einige Symptome, die ihren seelischen Zustand betrafen – wie z.B. eine Abneigung gegenüber ihrem Mann, Reizbarkeit, Wutanfälle. Bei einem dieser Anfälle drohte sie, sich selbst etwas anzutun. Es war ihr völlig egal, ob sie ein Baby bekam oder nicht und so fort. Daraufhin erhielt sie SEPIA 10M und ihre Reizbarkeit, die Wut und die Gleichgültigkeit verschwanden sofort. Sie erfreute sich wieder ihres Lebens und alles war wunderbar! Kurze Zeit danach bekam sie einige Koliken, Bauchschmerzen und eine leichte Verstopfung zusammen mit einem Gefühl, als zöge etwas wie eine Schnur vom Nabel her. Nach PLUMBUM C30 waren diese Beschwerden verschwunden. Es tauchten keine weiteren Unpäßlichkeiten auf, die unser Interesse verdient hätten, außer daß sie einige Kilo abnahm, daß sie immer besser aussah und sich rundherum wohl fühlte. Dann kam der Tag des großen Ereignisses. Mein Vertrauen in die Homöopathie war groß genug, um zu wissen, daß alles gut verlaufen würde. Die nach schulmedizinischen Vorstellungen arbeitenden Hebammen waren allerdings entsetzt darüber, daß keinerlei Antiseptika verwendet werden sollten: weder Lysol, noch Dettol oder irgendwelche Quecksilberlösungen! Sie verdrehten die Augen, hielten uns vermutlich für ziemlich verrückt und befürchteten natürlich, daß alles schiefgehen würde. Selbstverständlich trafen wir auch alle notwendigen Vorkehrungen, um Keimfreiheit sicherzustellen: wir benutzen viel heißes Wasser und sterile Verbände, sowie Handschuhe, Kittel und klinisch reine Handtücher etc.

Die Geburt dauerte dann alles in allem etwas weniger als achtzehn Stunden – was für das erste Kind eine sehr gute Leistung ist. In der zweiten Phase befiel sie eine leichte Unruhe. Die Wehen hatten sich verlangsamt und waren nicht wirkungsvoll genug. Sie warf sich hin und her, konnte nicht auf dem Rücken liegen. Sie riß sich die Kleider vom Leib, klagte über die große Hitze, wollte die Fenster offen haben und konnte das alles nicht mehr aushalten! Nach einer Gabe PULSATILLA in einer hohen Potenz beruhigte sie sich, und die Wehen wurden wieder kräftiger.

Das Baby, ein hübscher, kleiner Junge, kam dann ohne Schwierigkeiten heraus. Aufgrund einer leichten Blutung wurde ARNICA gegeben. Es hörte dann sehr schnell zu bluten auf, und die Plazenta wurde ausgestoßen. Leider war es durch die breiten Schultern des Babys zu einem leichten Riß gekommen, den wir nun mit zwei bis drei Stichen nähen mußten. ARNICA, innerlich genommen, und CALENDULA-Tinktur, äußerlich auf das Perineum (Damm) gesprüht, sowie Umschläge mit verdünnter CALENDULA-Tinktur beschleunigten den Heilungsprozeß. Weder ein Temperaturanstieg noch irgendwelche Gefühle des Unwohlseins traten auf. Auch die Verdauung funktionierte einwandfrei. Nach drei Tagen kam ohne Probleme der Milcheinschuß. Wir hatten eigentlich die ganze Zeit über keinen Grund zur Sorge. Irgendwelche Anzeichen für Sepsis gab es ebenfalls nicht. Die natürlichen Heilungskräfte sorgten dafür, daß alles von selbst gut und sauber abheilte. Wir brauchten uns überhaupt nicht einzumischen oder großes Aufheben davon zu machen. Die Hebamme war übrigens sehr beeindruckt von dem schnellen Abheilen der Dammnaht durch CALENDULA und davon, wie gering der Wochenbettfluß war.

In einem anderen Fall, bei dem eigentlich alles bis kurz vor Geburtstermin zur vollsten Zufriedenheit verlaufen war, verlangte der Ehemann plötzlich nur noch nach den besten „Spezialisten", woraufhin die Patientin auf die Privatstation eines Universitätskrankenhauses geschickt wurde.

Dort zog sie sich einen Rippenbruch zu. Die Wehen kamen langsam und verzögert; sie erhielt dann verschiedene Injektionen, um die Geburt voranzutreiben. Durch die Geburt erlitt sie sehr starke Einrisse, sie bekam Fieber, und es bestand die latente Gefahr einer Pyämie (Infektion durch Eitererreger in der Blutbahn). Die Folge davon war, daß sie noch monatelang unter Rückenschmerzen und fast ein Jahr lang an chronischem Ausfluß litt – bis sie sich dazu entschloß, sich in homöopathische Behandlung zu begeben. Dadurch konnten die Rückenschmerzen und die Leukorrhoe (Ausfluß), die auf einer Kongestion (Blutandrang) des Uterus beruhte, behoben werden. Durch FRAXINUS AMERICANA und einige Gaben SEPIA konnte sie dann endgültig geheilt werden. Wenn solche

Beschwerden auftreten, sollten auf keinen Fall Vaginalduschen benutzt werden, je weniger solcher Maßnahmen, desto besser für die Patientin.

Ein Plädoyer für Hausgeburten

Die Verfasserin möchte hiermit ihrer Überzeugung Ausdruck verleihen, daß die Tendenz, immer mehr werdende Mütter ins Krankenhaus einzuweisen, der Weg in die falsche Richtung ist. Die Patientinnen verlassen ihre gewohnte Umgebung und kommen auf Krankenstationen, wo sich mit hoher Wahrscheinlichkeit eine Vielzahl septischer Keime tummeln, und die Gefahr einer septischen Infektion wesentlich höher ist. Die Sterblichkeitsrate der Mütter ist in Amerika, wo fast jede werdende Mutter ihr Baby im Krankenhaus bekommt, fast doppelt so hoch wie in England – in manchen Jahren sogar mehr als doppelt so hoch.

Die Folge davon ist, daß man in den letzten ein oder zwei Jahren eine Art Kehrtwendung beobachten kann. Den Müttern wird geraten, auch eine Hausgeburt wieder in Betracht zu ziehen.

... oder naturheilkundliche Entbindungsheime

In einem Entbindungsheim im Süden Londons gab es z.B. bei insgesamt 15.000 Geburten nicht einen einzigen Todesfall unter den Gebärenden!

Die Mütter werden gleich von Anfang an sehr genau in die Regeln und die Anwendung der vegetarischen Diät eingewiesen und dann um Einhaltung dieser Diät während der Zeit der Schwangerschaft und des Wochenbettes gebeten.

Es gibt außerdem in einem der südlichen Vororte Londons ein Entbindungsheim, in dem homöopathische Behandlung zusammen mit einer vegetarischen und Obst-Diät praktiziert wird. Auch hier gab es keinerlei Todesfälle im Wochenbett.

Dessenungeachtet behaupten viele Fachleute für Geburtshilfe, daß eine Diät in der pränatalen Phase nichts bewirken würde. Was Mutter und Kind wirklich benötigen, sei eine gemischte Kost.

Es war schon immer so, daß oftmals allein die Zeit den Beweis für den Wahrheitsgehalt vieler Thesen erbrachte. Und so wird sich, langsam aber sicher, auch die Erkenntnis durchsetzen, daß eine fleischlose Diät in der Schwangerschaft durch nichts zu ersetzen ist. In der großen Schatzkammer von Mutter Erde wird einem wahrlich genug Vielfalt geboten: sonnengereifte Früchte und Getreide, nahrhafte Wurzeln, die entsprechend der Jahreszeit der Reihe nach langsam über und unter der Erde reifen.

Es könnten viele Krankheiten, Sorgen und Beschwerden vermieden werden, wenn sich die Frauen während der Schwangerschaft zu einer vernünftigen, gesunden Diät und homöopathischen Betreuung entschließen könnten. Die Geburtenrate würde ansteigen und die Gemeinschaft wäre reicher durch eine kommende Generation gesunder, kräftiger Kinder. Die Zahl der Neurotiker würde abnehmen, und es würde weniger Menschen geben, die man nur noch als seelische und körperliche Wracks bezeichnen kann. Die Geburt selbst wäre all ihrer Schrecken beraubt, Schwangerschaft könnte wieder als eine glückliche, nützliche Phase im Leben erlebt werden. Unsere Mütter hätten keine Angst mehr vor einer Entbindung, und der allgemeine Nutzen für die Gemeinschaft wäre unbezahlbar.

Homöopathie und Diät: die 2 Pfeiler der Geburtsvorbereitung

Die Sterblichkeitsrate im Wochenbett in Großbritannien, die jahrelang gleichbleibend bei 4,2 von 1.000 lag, ist in den letzten vier Jahren auf 2,5 von 1.000 gesunken. Das ist fast die Hälfte der Rate von 1939. Die hauptsächliche Veränderung bestand in der Umstellung der Ernährungsgewohnheiten. Die werdenden Mütter bekommen eine zusätzliche Ration von 1/2 Liter Milch pro Tag; außerdem erhalten sie zusätzlich Orangensaft und Lebertran zugeteilt, weiterhin 3 Eier pro Woche. Sie ernähren sich hauptsächlich von Gemüse, da Fleisch und Fisch Mangelwaren sind.

In diesem Zusammenhang verdient natürlich der steile Anstieg der Geburtenrate eine besondere Beachtung. Es ist nämlich ebenfalls die Zahl der Menschen angestiegen, die sich von rohem Gemüse, Salaten oder Rohkost, wie geriebene Wurzeln, ernährt. Lebensmittelchemiker haben herausgefunden, daß grüne Blätter einen hohen Anteil an Vitamin E enthalten, welches wiederum die Fruchtbarkeit positiv beeinflußt. Damit haben sich meine oben ausgeführten Thesen in der Realität als Tatsachen bewahrheitet.

Ich vermute aber, daß alles, was man in dieser Hinsicht durch die Lebensmittelknappheit in diesem Krieg gelernt hat, wieder hinfällig und vergessen sein wird, sobald Fisch und Fleisch wieder für jeden unbegrenzt erhältlich sind. Sie werden sich alle wieder an den Fleischtöpfen einfinden.

Im krassen Gegensatz zu dem von den Homöopathen propagierten „Zurück-zur-Natur" Verfahren stehen die Tausende englischer Pfund, die ausgegeben werden, um in Forschungslabors die Ursache für das Entstehen des Kindbettfiebers zu ergründen. Wenn man die Mütter überzeugen könnte, den Prinzipien richtiger Ernährung und eines einfachen Lebens zu folgen, so würden sie dadurch genug natürliche Abwehrkräfte entwickeln, um einen Ausbruch dieser Krankheit zu verhindern, so daß selbst die Furcht davor schon im Keim erstickt wäre. Man sollte nicht den Fehler machen und die Bakterien als die Ursache der Krankheit betrachten, denn sie sind lediglich die Nutznießer der Krankheit. Man sollte aber versuchen, sie durch eine naturbelassene Fruchtsaftdiät sowie mit dem passenden homöopathischen Mittel zu beseitigen. Man sollte keine aus Steinkohlenteer oder Anilinfarben hergestellten chemischen Präparate oder Arzneien verwenden, da ihre Wirkung nicht nur zweifelhaft, sondern manchmal sogar tödlich sein kann.

Ich möchte an dieser Stelle das Buch *„Homöopathie in der Geburtshilfe"* von Dr. Guernsey erwähnen. In mancher Hinsicht kann es zwar als „altmodisch" betrachtet werden, aber ich persönlich möchte es dennoch nicht missen. Es ist ein sehr nützliches Buch, da es alle Eventualitäten abdeckt und ebenfalls darauf hinweist, daß viele operative Eingriffe vermieden werden könnten, wenn die richtigen homöopathischen Heilmittel zur Anwendung kommen würden. Dadurch wiederum könnten viele Erkrankungen und mögliche Todesfälle verhindert werden.

In Großbritannien, Irland, dem europäischen Festland und Amerika gibt es inzwischen schon etliche Ärzte und Ärztinnen, die durch ihre klinischen Erfahrungen bewiesen haben, wie segensreich die Homöopathie für die Schwangeren zur Erhaltung ihrer Gesundheit sowie als Beitrag zur Gesundheit ihrer Kinder ist. Man sollte also nicht die Hoffnung verlieren, daß in zukünftigen Generationen die Homöopathie vielleicht schon in einem viel größeren Ausmaß anerkannt und verbreitet sein wird als heute.

Gesundheitsvorsorge durch Homöopathie

Die Gesundheitsvorsorge ist ein ganz aktuelles Thema. Überall entstehen Kliniken, die sich mit Fragen der richtigen Ernährung befassen. Werdenden Müttern stellt man kostenlos oder so gut wie kostenlos Milch und zusätzliche Nahrungsmittel zur Verfügung. Im Radio werden kostenlos Ratschläge zu allen möglichen Fragen aus dem Gesundheitsbereich erteilt. Die sicherste Art der Vorsorge wird allerdings wie üblich ignoriert – die Homöopathie. Andere mögen es vielleicht für eine strittige These halten, aber ich bin mir absolut sicher, daß folgende Ernährung, zusammen mit einer homöopathischen Behandlung vielen Krankheiten vorbeugen kann, die erst im Alter auftreten oder auch schon zu einem früheren Zeitpunkt, z.B. im Alter von vierzig und fünfzig:

Warum wird die Homöopathie so ignoriert?

1. einfache, nach herkömmlicher Art zubereitete Gemüsesorten,
2. täglich etwas Rohkost , wie z.B. Salat, den man eigentlich das ganze Jahr über in der einen oder anderen Form bekommt und zubereiten kann,
3. Obst,
4. Vollkornbrot und
5. nur sehr wenig Fleisch und Fisch.

In den letzten Jahrzehnten habe ich mit vielen Menschen zu tun gehabt, die ich als Beispiele für meine Behauptungen anführen kann, da ich sie teilweise über achtzehn bis zwanzig Jahre medizinisch betreut habe.

Die Stärkung der Konstitution

Bei meinem ersten Beispiel handelt es sich um eine Frau, die die Älteste in einer Familie von vier Mädchen und zwei Jungen war. Sie wurde, bis auf eine kurze Unterbrechung, fast achtzehn Jahre lang homöopathisch behandelt. Sie litt an einer Anfälligkeit zu Lumbago (Hexenschuß) und Ischias. Eine allopathische Behandlung dieser Beschwerden legte sie vierzehn Tage lang lahm. Als sie das nächste Mal von rheumatischen Beschwerden geplagt wurde, wurde sie nach den „wissenschaftlichen“ Methoden der Homöopathie mit RHUS TOXICODENDRON und BRYONIA behandelt. Diesmal dauerten ihre Beschwerden nur zwei oder drei Tage. Indem sie sich einen Monat lang nur fleischlos ernährte, konnte einem Rückfall vorgebeugt werden.

Anfang Januar wurde sie immer wieder von starken Erkältungen und grippaler Bronchitis heimgesucht, die sie einige Wochen lang an das Haus banden. Ein Husten mit Schmerzen in der rechten unteren Lunge quälte sie noch mehrere Wochen danach. Sie wurde gebeten, sich bei den ersten Anzeichen einer Wiederkehr des alten Feindes zu melden. Wiederholte Gaben von CARBO VEGETABILIS oder BRYONIA oder IPECACUANHA brachten die Grippe bald zum Abklingen und verhinderten sogar, daß sie auf die Lungen übergriff. Als ich sie das erste Mal gegen Ende einer grippalen Erkrankung mit KALIUM CARBONICUM behandelte, besserte sich die rechtsseitige Pneumonie in erstaunlich kurzer Zeit.

Menstruationsbeschwerden

In ihrem alltäglichen Leben litt meine Patientin aber am meisten unter ihren Menstruationsbeschwerden. Die Periode war sehr stark; Schmerzen, extreme Müdigkeit und Erschöpfung quälten sie während dieser Zeit. Sie erhielt, je nach Bedarf, verschiedene Heilmittel, meistens IPECACUANHA und SEPIA. Nachdem sie sich ihr rechtes Fußgelenk verletzt hatte, sah ich sie ein Jahr lang jede Woche einmal in meiner Praxis. Sie hatte sich eine schwere Bänderzerrung und eine Stauchung des Fußgelenks zugezogen, die sie mehrere Monate fast bewegungsunfähig machten. Fuß- und Beinmuskeln sowie ihre Hüften waren so geschwächt, daß sie mehrere Monate lang hinkte. Sie erhielt dann in wiederholten Gaben ARNICA gefolgt von RHUS TOXICODENDRON, RUTA und später CALCIUM CARBONICUM. Diese Mittel leisteten, zusammen mit regelmäßiger Massage, physiotherapeutischen Anwendungen, Bestrahlungen und Krankengymnastik mit Hilfe der elektrischen Bristow-Schlinge, gute Arbeit an den gerissenen Bändern und überdehnten Muskeln. Mittlerweile ist das Gelenk wieder völlig in Ordnung, sie hinkt überhaupt nicht mehr. Es hat auch keine rheumatische Attacke mehr gegeben, die sie noch an den Unfall erinnert hätte. Durch die Homöopathie und die physikalische Therapie wurde alles wieder in Ordnung gebracht. Inzwischen liegt schon eine als leicht und angenehm empfundene Menopause hinter ihr, ohne irgendwelche Beeinträchtigung. Sie hatte wirklich keine Probleme damit. Sie fühlt sich jetzt besser als jemals zuvor und ist fit genug, um einen langen, harten Arbeitstag ohne Probleme durchzustehen. Sie hat kaum graue Haare und sieht viel jünger aus, als sie tatsächlich ist. Ihre eigene Mutter ist über ihr blendendes Aussehen erstaunt, denn sie selbst litt im gleichen Alter immer unter irgendwelchen Beschwerden und war in ziemlich schlechter Verfassung.

Langwierige Bänderzerrung

Richtig interessant wird es aber, wenn wir die Gesundheit dieser Frau mit der ihrer drei Schwestern vergleichen. Jede von ihnen litt unter Regelbeschwerden wie z.B. großen Blutverlusten, starken Schmerzen usw. Bei der einen Schwester wurde eine Eierstockzyste festgestellt, worauf ihr alle Fortpflanzungsorgane entfernt wurden. Die andere Schwester hatte Geschwülste, ihr wurde ein großer Teil des Uterus und die Ovarien herausgeschnitten. Bei der Jüngsten sieht es nicht viel anders aus. Weil bei ihr der Verdacht auf einen Tumor bestand, soll bei ihr eine Ausschabung vorgenommen werden oder wurde bereits vorgenommen. Kann man da noch von einem Zufall sprechen, wenn die einzige, die diesen Operationen entkommen ist, diejenige ist, die homöopathisch behandelt wurde. Sie selbst ist sich dessen auch voll bewußt und weiß, was sie der Homöopathie verdankt. Sie ist vor allem auch dafür dankbar, daß sie auf diese Weise nicht den Problemen und Schmerzen oder womöglich noch Schlimmerem ausgesetzt ist, die zwangsläufig einer Operation folgen.

Wenn das jetzt der einzige Fall wäre, könnte man natürlich sagen, daß es sich nur um einen Zufall handelt. Ich höre und lese aber immer wieder davon, wie homöopathische Ärzte ihren Patienten eine Operation ersparen. Indem sie das erreichen, verhindern sie damit auch chronische Invalidität und bewirken, daß ihre Patienten insgesamt kräftigere und gesündere Menschen werden: eine bessere Vorsorge kann es doch gar nicht geben!

Der Mensch ist, was er ißt

Meine Patientin, über die ich ja eben berichtet habe, ernährt sich nun schon seit Jahren mit der von mir beschriebenen Kost. Sie ißt also viel grünes Gemüse, trinkt klare Gemüsebrühen, nimmt täglich Salat und Obst zu sich. Da sie sich einer hervorragenden Gesundheit erfreut, ist sie selbst die beste Werbung für die homöopathische Lebensweise und für eine richtige Ernährung.

Nun zu meinem zweiten Beispiel. Hier handelte es sich um eine junge Frau, die schon der Homöopathie zugeneigt war, ohne daß es ihr eigentlich richtig bewußt wurde. Als sie dann am eigenen Leib den großen Nutzen homöopathischer Heilkraft erleben durfte, verwandelte sie sich in eine glühende Befürworterin der Homöopathie. Sie war dünn, zart und litt eigentlich immer an irgendwelchen Erkältungsbeschwerden und Fieber, die sich dann leicht zu einer Grippe ausweiteten. Sie gehört zu den Menschen, die ständig ein Fieberthermometer zur Hand haben: Das war für sie ein genauso wichtiges Utensil, wie die Puderquaste für ihre glänzende Nasenspitze. Gleich zu Beginn bestand sie auf einer Reihe von Anti-Grippe-Impfungen, die dann wohl auch für ein oder zwei Jahre das Entstehen dieser schlimmen Erkältungen verhinderten. Als sie dann aber von meiner Behandlungsmethode überzeugt werden konnte und regelmäßig die kleinen Globuli schluckte, war jeder Zweifel an der Wirksamkeit der Homöopathie beseitigt, da sie mit größerer

Sicherheit heilte als die alte Behandlungsmethode. Sie war einfach davon überzeugt, innerhalb von 24 oder höchstens 48 Stunden wieder gesund zu werden, was dann meistens auch genauso eintrat. Nur ein einziges Mal war sie über einen Zeitraum von drei Wochen krank, und zwar, als sie während der Ferien an Masern erkrankte und tagelang 40° C Temperatur hatte. Die Behandlung wurde von einem „normalen" Arzt mit strenger Bettruhe, Schwitzen und Abführmitteln durchgeführt. Leider ließ sich ihre Familie auf nichts anderes ein, als auf den ortsansässigen Arzt, da sie seinen Patentrezepten mehr vertraute als der Homöopathie. Infolgedessen war die Frau in sehr schlechter Verfassung, als sie wieder in die Stadt zurückkam. Sie war insgesamt sehr geschwächt und litt monatelang unter schweren Depressionen und einer Kolitis (Dickdarmkatarrh). Solche Depressionen treten oft in der Folge einer Mumpserkrankung auf, wobei ich nicht genau weiß, ob sie von der Behandlung oder vom Mumps selbst hervorgerufen werden. Ich weiß aber mit Bestimmtheit, daß eine homöopathische Behandlung von Mumps diese Depressionen nicht hervorruft. Ich habe kürzlich erst mehrere an Mumps erkrankte Kinder behandelt und bei keinem von ihnen entwickelte sich etwas ähnliches. Alle waren in weniger als einer Woche wieder gesund. Das fiel mir nur kurz dazu ein, ausführlich werde ich darüber an anderer Stelle berichten – hoffe ich jedenfalls.

Meine Patientin behielt also von ihrer Mumpserkrankung Depressionen und eine Kolitis zurück. Bei der Untersuchung einer Stuhlprobe wurde BACILLUS MORGAN festgestellt. Daraus wurde dann eine homöopathische Zubereitung in der 30. und 200. Verdünnung herstellt. Nach einer Kur mit diesem Mittel, der eine Behandlung mit PULSATILLA C 30 und C 200 folgte, erholte sie sich innerhalb von drei Monaten vollständig von der Colitis und ihren Depressionen. Es war nicht gerade sehr hilfreich für ihre Genesung, daß sämtliche ihrer Bekannten es für unbedingt nötig hielten, allerlei haarsträubende Geschichten über die verschiedensten Colitisfälle zum Besten zu geben. Sie berichteten nur von solchen Fällen, die über Jahre hinweg krank waren; manche fünf Jahre, einige zehn, andere achtzehn – und keiner hatte sich je wieder davon erholt. Trotzdem konnte sich die Homöopathie durchsetzen. Nach drei Monaten war meine Patientin von ihrer Kolitis geheilt. Ein weiteres Kreuz stellte für die junge Frau ihre monatliche Regel dar. Sie litt jedesmal sehr unter Dysmenorrhoe, Übelkeit, Erbrechen und Kraftlosigkeit. Verschiedene homöopathische Mittel kamen zum Einsatz. Einige Male brachten COLOCYNTHIS, NUX VOMICA und IPECACUANHA wesentliche Besserung. IPECACUANHA war dann das Mittel, das am häufigsten benötigt wurde. Allerdings nur solange, bis eine konstitutionelle Behandlung mit PULSATILLA, CALCAREA und LYCOPODIUM für eine schmerzfreie und leichte Periode sorgten, was wirklich eine immense Erleichterung für eine berufstätige Frau bedeutet. Sie hat sich in den letzten fünfzehn Jahren, seitdem sie mit der vorbeugenden Behandlungsmethode vertraut ist, sowohl körperlich als auch geistig weiterentwickelt. Sie hat gut zwölf Kilo zugenommen, ist in bester Verfassung und fühlt sich überhaupt nicht mehr müde, krank oder erschöpft; ständige Beschwerden und Schmerzen gehören der Vergangenheit an.

Röteln im Erwachsenenalter

Mein Beispiel Nr.3 handelt von einer Frau, die erst seit elf Jahren homöopathisch behandelt wurde. Ihre erste homöopathische Behandlung erfuhr sie während einer Rötelnerkrankung. Wiederholte Gaben von PULSATILLA und SULFUR beendeten die Krankheit in wenigen Tagen, so daß sie bereits nach 10 Tagen wieder arbeiten konnte. Das ist wirklich ein sensationeller Erfolg, denn ich erinnere mich noch gut daran, daß während des Weltkriegs (Anm.: gemeint ist der Erste) hunderte von Frauen, die in den Verwaltungsämtern tätig waren, an Röteln erkrankten. Die Krankheit dauerte manchmal Wochen, einige der Frauen starben sogar daran. Bei einem Erwachsenen sind die Röteln eine wirklich ernstzunehmende Krankheit. Danach stellte sich heraus, daß die Patientin ein rheumatischer Typ war.

Während und nach feuchtem Wetter neigte sie zu Rheuma in den Gliedmaßen und rheumatischen Halsentzündungen. Aufgrund dieser rheumatischen Grundstimmung bekam sie RHUS TOXICODENDRON C 6, und es half viel besser, als sie sich vorgestellt hatte. Wegen dieser Halsentzündungen war der Winter für sie immer eine unangenehme Zeit gewesen. Sie hatte einen richtigen Horror vor dieser Jahreszeit. Einmal mußte sie im Winter eine sehr lange Zeit im Bett verbringen und war viele Tage lang arbeitsunfähig.

Nach der Einnahme von RHUS TOXICODENDRON verschwanden die Halsschmerzen meist ziemlich schnell. Sie hatte deshalb immer einen ausreichenden Vorrat an RHUS TOXICODENDRON im Haus, und nahm schon bei den ersten Anzeichen ein oder zwei Gaben, was immer erfreulich schnell half. Wie sie mir erst neulich erzählte, brauchte sie seit elf Jahren keinen einzigen Tag mehr im Bett zu verbringen und blieb während dieser ganzen Zeit nicht ein einziges Mal der Arbeit fern.

Vor einigen Jahren hatte sie im Sommer eine leichte septische Halsentzündung, die aber anders war, als die gewohnten rheumabedingten Schmerzen. Es handelte sich um einen septischen Zustand. Die Mandeln waren entzündet, von dunkelroter Farbe, riesig angeschwollen und völlig schmerzlos, obwohl sie entzündet waren. Es schien erst so, als würde BAPTISIA helfen. Dann aber entdeckte ich Symptome wie: große Empfindlichkeit bei äußerer Berührung; Angst, berührt zu werden; Verschlimmerung durch Erschütterung und durch Wenden des Kopfes – die alle für BELLADONNA sprachen. Zwei oder drei Gaben BELLADONNA brachten sofortige Besserung. Ihr Konstitutionsmittel war SILICEA, welches sie sehr positiv beeinflußte. Schon als Kind und sogar heute noch neigt sie dazu, auszurutschen und hinzufallen. Überall an ihrem Körper sah man Spuren dieser unliebsamen Zwischenfälle, besonders ihre Knie hatten eine Menge auszuhalten. Sie war sehr empfindlich gegenüber Kälte und haßte den Winter, weil sie sich in dieser Jahreszeit immer hundsmiserabel fühlte. Psychisch gesehen war sie schüchtern, ohne viel Selbstvertrauen, hielt sich im Hintergrund und hatte Angst, sich durchzusetzen. All dieses deutete auf SILICEA hin. SILICEA, in unregelmäßigen Gaben verabreicht, bewirkte insgesamt eine starke Veränderung, auch in ihrem Charakter.

Tonsillitis

Nachdem sie im letzten Winter eine Zeitlang privat sehr viel Streß und Spannungen ausgesetzt war, breitete sich über ihren ganzen Körper eine Urtikaria (Nesselfieber) aus. Die Haut war äußerst gereizt, nach dem Waschen wurde es schlimmer. Sie klagte auch über ein Gefühl innerer Kälte, das bis in die Knochen ging; alles innen drin fühlte sich eiskalt an. Ich gab ihr dann SULFUR M, hauptsächlich wegen des Symptoms: „Urticaria, Verschlimmerung durch Waschen". Daraufhin verschwand der Hautausschlag. Auch das Gefühl von Kälte ließ nach, was mich selbst ziemlich überraschte. Als ich daraufhin in Kent's Repertorium unter „SULFUR" nachschlug, fand ich SULFUR auch unter der Rubrik „eiskaltes Gefühl in den Knochen und inneren Teilen". Ich hatte SULFUR bis dahin immer für ein „heißes" Mittel gehalten. Eine starke Hitzeempfindlichkeit kennzeichnet dieses Mittel. In Wirklichkeit ist SULFUR also ein äußerst vielseitiges Mittel, das man öfter mit in Betracht ziehen sollte.

Als der nächste Herbst nahte, fing meine Freundin schon dann an, sich über die fürchterliche Kälte zu beklagen, als es meiner Meinung nach völlig verfrüht dafür war. Ich versprach aber trotzdem, ihr ein Mittel gegen das Kältegefühl zu geben. Sie erhielt SILICEA 10M. Viele Leute behaupten ja, daß die Hochpotenzen nichts bewirken. Ob Sie es jetzt glauben oder nicht, aber ungefähr vierundzwanzig Stunden, nachdem sie diese Gabe SILICEA bekommen hatte, kam eine wirkliche Kälteperiode mit Bodenfrost und kaltem Nordwind. Ich fragte daher etwas besorgt: „Was sagst Du zu diesem kalten Wetter?“ Sie antwortete zu meiner Überraschung, daß sie überhaupt nichts davon gemerkt hätte, obwohl sie den ganzen Tag unterwegs gewesen war. Es hatte tatsächlich – so schnell kann es gehen – innerhalb von vierundzwanzig Stunden gewirkt. Das Ganze hätte ihr natürlich auch nur suggestiv eingeredet worden sein können, aber seitdem sie SILICEA bekommen hatte, war sie überhaupt nicht mehr anfällig für irgendeine Art der Suggestion. Sie folgt jetzt ganz und gar ihren eigenen Überzeugungen. Dies ist ein Beispiel dafür, wie das richtige homöopathische Mittel einen Menschen regelrecht aufwärmen kann, indem es auf die Wärmeregulierung des Körpers einwirkt. Zusätzlich zu vielen anderen Wirkungsbereichen, beeinflußt ein Mittel auch den Charakter und ändert ihn so, daß man schon nach einigen Monaten nicht mehr glauben wird, es handele sich um den gleichen Menschen.

Positive Charakterveränderungen

Ich wollte hier ja über die homöopathische Vorbeugung von Krankheiten berichten. Meine oben erwähnte Patientin war also von ihrem Rheuma befreit worden. Ihre Halsentzündungen gehören der Vergangenheit an; Hexenschuß und rheumatische Entzündungen im Bein und in den Schultermuskeln sind nie wieder aufgetaucht. Durch die Homöopathie konnte also verhindert werden, daß das Rheuma chronisch wurde. Ebenso konnte einer Herzerkrankung vorgebeugt werden, die oftmals auf Rheuma folgt. Das sind doch wirklich beeindruckende Tatsachen, die beweisen, daß die Heilmittel, die nach dem Prinzip „Ähnliches wird durch Ähnliches geheilt“ verabreicht werden, die beste Krankheitsvorsorge darstellen.

Individuelle Gesundheitsvorsorge

SILICEA hatte in diesem speziellen Fall außerdem noch eine interessante Auswirkung auf die Schweißdrüsen. Die Patientin schwitzte sehr stark in den Achselhöhlen, und zwar in solchen Mengen, daß es für sie das ganze Jahr über, sogar im Winter, sehr unangenehm war. Wir hatten schon, leider bisher erfolglos, mit verschiedenen Mitteln versucht, den Körpergeruch zu vermeiden. Aber erst SILICEA vertrieb dieses lästige Symptom auf die homöopathisch richtige Weise, indem es nämlich von innen her heilte und nicht etwa durch unterdrückende Maßnahmen, wie es z.B. äußerliche Anwendungen sind, die die Poren der Haut verstopfen. Natürlich ist SILICEA nicht immer das passende Mittel, um Körpergeruch zu vertreiben; es kann genausogut jedes andere Mittel in Frage kommen. Denken Sie immer daran: mit der Homöopathie wird jeder Fall individuell behandelt! Jeder Mensch muß als ein

Silicea macht Deodorant überflüssig

VORSORGE Ganzes gesehen werden und entsprechend beobachtet und untersucht werden. Aus der Sicht des Untersuchenden ist Körpergeruch nur ein allgemeines Symptom und nicht ein sehr wichtiges – außer natürlich für den Patienten. Jedes Heilmittel, das auf die wichtigen Symptome des jeweiligen Patienten abgestimmt ist, kann somit auch den Körpergeruch beseitigen. Bei dem Aufspüren dieser Hauptsymptome ist nun das Talent und Wissen des Behandlers gefragt. Indem man diese Symptome durch das richtige Mittel oder durch eine Serie der richtigen Mittel herausbringt, leistet man echte Prophylaxe. Ernsthafte innere Krankheiten können verhütet werden. Herzkrankheiten, Tuberkulose etc. wird vorgebeugt. Sogar die Ausbreitung von Krebs kann im Frühstadium verhindert werden.

Mandelentzündung

Im Herbst 1933 begannen die jahreszeitlich bedingten Erkrankungen wie fieberhafte Erkältungen und Mandelentzündungen besonders früh, wahrscheinlich verursacht durch den heißen Sommer und die damit verbundene lange Trockenheit. Durch die Straßen wehte jede Menge bakterienhaltiger Staub, die Gesundheitsbehörde war aber ziemlich knauserig mit dem Wasser, mit dem die Gehwege besprüht wurden. In der Folge kamen eine große Anzahl von Halsentzündungen zum Ausbruch.

Da auch ich davon betroffen war, schildere ich die Erkrankung erst einmal aus meiner persönlichen Sicht. Es begann mit einem Gefühl extremer Müdigkeit sowie Kopfschmerzen, Rückenschmerzen, einem Gefühl von Hitze mit Frost und Zittern beim Herumgehen. Dies brachte mich auf mein altbewährtes Mittel bei akuten Beschwerden – NUX VOMICA. Es half aber nicht richtig. Das Frieren verschwand zwar, die Mattigkeit hielt jedoch an – es wurden nur einige der Symptome beseitigt. Ich mußte also versuchen, das gesamte Bild der akut benötigten Arznei herauszufinden. Ich bemerkte dann, daß sich mein bequemes Bett sehr hart, ungewöhnlich hart, anfühlte. Mein ganzer Körper fühlte sich so zerschlagen an, als wenn ich einen Sturz gehabt hätte. Mein Hals tat weh, der Schmerz erstreckte sich bis in die Ohren. Heißen Tee konnte ich nicht schlucken; kalter Orangensaft dagegen tat mir gut. Die Mandeln waren riesengroß, leuchtendrot und mit großen, gelben Pusteln übersät – eine typische PHYTOLACCA-Halsentzündung. Ich nahme also eine Gabe PHYTOLACCA 30 und innerhalb von zwölf Stunden waren die gelben Pusteln verschwunden und das Fieber gesunken. Ich wiederholte PHYTOLACCA alle zwölf Stunden, erst in der 30. Potenz, später in der 200. Potenz. Nach drei Tagen war ich wieder vollständig hergestellt und arbeitsfähig. Die Heilung war schnell und schmerzlos verlaufen; keinerlei antiseptische Gurgelmittel und unangenehme Rachenpinselungen wurden benötigt.

Ich hatte zu der Zeit alle möglichen Varianten von akuten Halsentzündungen in Behandlung und jede benötigte eine andere Arznei. Eine junge Frau hatte z.B. die bei einer Halsentzündung üblicherweise auftretenden allgemeinen Symptome wie: Schmerzen beim Schlucken, Trockenheit im Hals, vergrößerte, dunkelrote Mandeln. Die zusätzlichen Symptome waren dann die individuellen Symptome, die man zur Bestimmung des zutreffenden Mittels für den jeweiligen Fall benötigt. Ihre Entzündung begann zunächst links; warme Getränke konnte sie nicht ertragen; Tee konnte sie überhaupt nicht schlucken, da es Würgen auslöste; es kam fadenziehender Schleim. Nachts fühlte sie sich schlechter und wachte von einem Drücken in der Kehle auf. Vier Gaben LACHESIS C 30 stabilisierten ihren Zustand, so daß sie sich innerhalb vierundzwanzig Stunden wieder völlig gesund fühlte.

In einem anderen Fall sah die Halsentzündung genauso aus, sie fing allerdings auf der rechten Seite an, und das Kind hatte Verlangen nach warmen Getränken. Mehr konnte ich aus dem Kind nicht herausbekommen. Vier Gaben LYCOPODIUM C 6 machten den Jungen wieder gesund.

Der schlimmste Fall von akuter Tonsillitis, den ich behandelte, sprach auf die üblichen Arzneien nicht an. Ich versuchte PHYTOLACCA, dann MERCURIUS, wegen der sehr stark und schmutzig belegten Zunge, der großen Erschöpfung, des üblen Mundgeruchs und der erschöpfenden Schweißausbrüche. Aber keines der beiden Mittel half. Von der Patientin selbst kam keinerlei Hilfe. Sie lag einfach nur da, mit der Einstellung: „Ich habe schon genug mit der Halsentzündung zu tun und kann nicht schlucken. Alles weitere überlasse ich Ihnen."

Nachdem ich sie mir über mehrere Tage hinweg angeschaut und verschiedene Mittel probiert hatte, meinte ich MERCURIUS JODATUS FLAVUS in ihrem Fall zu erkennen. Die Entzündung begann in der rechten Mandel und breitete sich dann auf die linke Seite aus, was an LYCOPODIUM denken ließ. Aber die Patientin mochte keine warmen Getränke; die Halsdrüsen und die Parotiden (Ohrspeicheldrüsen) waren sehr stark geschwollen und empfindlich. Wegen der großen Menge klebrigen Schleims konnte man kaum den Rachen sehen. Die Zunge war an der Wurzel stark mit einem dicken, gelblichem Belag bedeckt. Der Anblick von Essen verursachte ihr Übelkeit; sie selbst strömte einen äußerst durchdringenden und übelriechenden Geruch aus. Das Abdomen (Unterleib, Bauch) war hart und berührungsempfindlich; Stuhlgang hatte sie nur noch sehr selten, wobei unter großen Anstrengungen einige kleine Knötchen herausgepreßt wurden.

Eine mit ihr befreundete Ärztin meinte bei einem Besuch, daß sie mindestens vierzehn Tage lang krank sein würde. Durch MERCURIUS JODATUS FLAVUS 10 M (10.000) änderte sich ihr Zustand dann allerdings sehr schnell. Fast über Nacht wurde die Halsentzündung besser, die Flecken auf den Mandeln verschwanden, die Stimme war nicht mehr belegt, die Zunge war freier, der üble Geruch kaum noch wahrnehmbar. MERCURIUS JODATUS FLAVUS, ein Salz von MERCURIUS, schaffte diese Veränderungen, wo MERCURIUS nichts ausrichten konnte. Vierundzwanzig Stunden nachdem die Patientin MERCURIUS JODATUS FLAVUS bekommen hatte, verzehrte sie schon wieder ein recht ordentliches Mahl: sie verlangte sogar noch mehr davon. Nach einer Woche konnte sie schon wieder arbeiten. Das Mittel mußte mehrmals wiederholt werden. Zuerst alle drei Stunden, dann dreimal am Tag. Nach drei Tagen erhielt sie nur noch dann eine Gabe, wenn sich der schlechte Geruch wieder bemerkbar machte.

Dieser Fall erinnert mich an einen anderen Fall von Mandelentzündung, den ich vor einigen Jahren in Behandlung hatte. Die Patientin lag wie eine Tote da und zeigte keinerlei Reaktion. Sie konnte nichts schlucken und war nur halb bei Bewußtsein. Die linke Seite war die hauptsächlich betroffene. Es war reichlich Speichelfluß vorhanden, und der Rachen war dunkelrot. Eine akute Blutvergiftung, die sie sich durch den septischen Zustand des Halses zugezogen hatte, bedrohte ihr Leben. Ich war äußerst beunruhigt und überlegte, ob ich nicht doch einen Chirurgen hinzuziehen sollte, um den Abzess aufstechen zu lassen. Ich konnte mir den Hals nicht einmal richtig ansehen, weil sich der Mund nicht mehr öffnen ließ. Ich suchte fieberhaft in den verschiedenen Arzneimittellehren nach dem richtigen Mittel. Schließlich entschloß ich mich dazu, ihr MERCURIUS JODATUS RUBRUM 10 M zu geben. Man kann es kaum glauben, aber bereits nach zehn Minuten kam die Patientin hoch und verkündete: „Es hat aufgehört!" Sie würgte und erbrach eine große Menge übelriechenden Eiter. Er floß geradezu aus ihr heraus, und es war erstaunlich zu sehen, wie schnell alle Zeichen von Blutvergiftung verschwanden. Sie war dem Tod so nahe gewesen, daß man am nächsten Tag nicht glauben konnte, daß es sich noch um dieselbe Person handelte.

Lebensbedrohliche Blutvergiftung

Ganz andere Beschwerden zeigten sich bei einer weiteren Patientin mit Mandelentzündung. Sie litt unter quälenden Kopfschmerzen und konnte kein Licht ertragen. Der Hals war intensiv rot und geschwollen, das Gesicht war sehr rot und heiß, und sie klagte über ein Klopfen im Hals. Das zutreffende Mittel war hier BELLADONNA. Es heilte die Halsentzündung schnell in gewohnter Weise. Bei der Mandelentzündung handelt es sich um eine weit verbreitete und alltäglich vorkommende Krankheit, für die wir aber kein Spezifikum haben. Es gilt, unter vielen verschiedenen Mitteln auszuwählen. Sobald das richtige Mittel gefunden ist, setzt die Heilung rasch ein.

Mandeln Lokale Anwendungen sind nicht erforderlich. Antiseptische Pinselungen, Gurgeln mit Jod sowie Wasserstoffperoxid-Mundspülungen sind überflüssig und verzögern in Wirklichkeit die Heilung. Was ich unter Umständen empfehlen kann, ist ein feuchtwarmer Halswickel – sofern der Druck auf den Hals nicht als unangenehm empfunden wird. Viele Patienten empfinden es aber als sehr wohltuend.. Solange der Patient noch fiebert, sollte er keine feste Nahrung zu sich nehmen sondern ausschließlich frischgepreßte Obstsäfte. Besonders gut eignen sich Orangen- und Zitronensaft. Das allerbeste, was ich für den Hals kenne, ist Ananas. Es muß allerdings frischer, kein konservierter Saft sein. Ananas enthält bestimmte verdauungsfördernde Bestandteile, die den Schleim, die schmutzige Zunge, die Membran und die septischen Flecken auf den Mandeln säubern. Außerdem wirkt der Saft sehr erfrischend. Nach ein bis zwei Tagen bekommt er dann allerdings eine zu sehr adstringierende (zusammmenziehende) Wirkung, so daß er dann besser abgesetzt werden sollte.*

Ananassaft ist Balsam für den entzündeten Hals

Immer wieder kommt es vor, daß eine Mandelentzündung tödlich endet. Manche Patienten liegen über eine Woche in einem fast vollständigen Koma. Durch die Aufnahme septischer Stoffe und durch ihre Unfähigkeit zu schlucken, werden sie immer schwächer und schwächer. Mit Hilfe unseres großen Schatzes an Heilmitteln sind wir allerdings in der Lage, selbst einen Patienten, der schon an der Schwelle zum Tode steht, zu retten und zu heilen.

Die wichtigsten Mittel

Ich werde nun in einer Übersicht die wichtigsten Mittel für Halsentzündungen zusammenfassen:

APIS

Roter, geschwollener Hals mit stechenden, brennenden Schmerzen. Kälte bessert. Wie ein Erysipel (Wundrose) der Kehle. Die Zunge ist geschwollen; die Uvula (Gaumenzäpfchen) ist ebenfalls geschwollen, aufgedunsen und ähnelt einer Wasserblase. Die Schwellung breitet sich von rechts nach links aus. Der Patient möchte das Zimmer kalt haben, er mag keine Hitze, besonders kein offenes Feuer. Fieber ohne Durst.

Bemerkung: Die Entzündung kann manchmal nahezu schmerzlos sein, obwohl der Zustand des Halses besonders bedrohlich ist.

*Wenn man keine frischgepreßten Säfte bekommen kann, kann auch das Gurgeln mit Tee helfen. Auf eine Tasse heißes Wasser gibt man einen Teelöffel Teeblätter und kocht das ganze 15 Minuten lang. Falls es verkocht, gibt man noch etwas Wasser dazu. So entsteht eine dünne Gerbsäurelösung. Geben Sie nun einen Eßlöffel dieser Lösung in eine halbe Tasse heißes Wasser und gurgeln Sie damit ungefähr alle vier Stunden.

BELLADONNA

Auch dieses Mittel kennzeichnet Rechtsseitigkeit. Die Kehle ist trocken, hellrot und brennend. Unfähigkeit zu schlucken, besonders Flüssigkeiten, die durch die Nase wieder hochkommen – was auf eine Lähmung der Schluckmuskulatur hindeutet. Der Patient hat hohes Fieber und ist sehr heiß. Das Gesicht ist rot und brennt. Es besteht ein Pochen in den Adern und Klopfen im Kopf. Der Schmerz strahlt vom Hals bis in das Ohr aus. Schmerz- und Lichtempfindlichkeit. BELLADONNA ist sehr durstig, verlangt nach Zitronensaft. Die normale Mandelentzündung beginnt meist mit Vergrößerung und Empfindlichkeit der Halsdrüsen. Oft verkürzt es den Krankheitsprozeß.

ARSEN

Ausgeprägtes Schwächegefühl, brennende Kehle. Durst auf häufige Schlucke kalten Wassers – dies ist besonders typisch für ARSEN. Ruhelos und ängstlich, schlimmer um Mitternacht oder kurz danach.

BAPTISIA

Die Mandeln sind dunkel, purpurrot und stark geschwollen. Die schmerzlose Halsentzündung entwickelt sich sehr rasch. Die Zunge ist geschwollen, übelriechend, purpurfarben und hat in der Mitte einen dicken, braunen Belag. Flüssigkeiten können geschluckt werden, aber nichts Festes. Der Allgemeinzustand des Patienten verschlechtert sich rasch. Der Kranke ist äußerst geschwächt und verfällt bald in Stupor (völlige körperliche und geistige Regungslosigkeit). Er phantasiert, ist verwirrt und fühlt sich, als wenn zwei Personen in ihm wären.

CROTALUS HORRIDUS

Linksseitige Halsentzündungen mit einfacher Blutvergiftung, Bluten aus den Körperöffnungen. Der Körper sieht fleckig, gelb und blau aus. Gangränöser (brandig) oder diphterischer Rachens, starke Schwellung der Drüsen. Flüssigkeit kann nicht geschluckt werden, die Kehle ist leicht zusammengeschnürt. Kraftloser, teilnahmsloser Fieberwahn, flüsterndes, murmelndes Sprechen.

LACHESIS

Linkseitigkeit oder von links nach rechts wechselnd. Hals fühlt sich dick an, erschwerte Atmung. Würgen, das beim Einschlafen oder beim Schlucken auftritt. Warme Getränke verschlimmern die Halssymptome. Unfähigkeit zu schlucken, beim Leerschlucken wird der Schmerz schlimmer. Purpurroter Rachen.

LAC CANINUM

Die Halsentzündung wechselt die Seiten, von rechts nach links und wieder nach rechts. Der Rachen sieht rot, glasig, und glänzend aus, mit silbrig-grauem Belag. Der Schmerz bessert sich durch das Schlucken von kalten oder warmen Getränken.

LYCOPODIUM

Rechtsseitiges Mittel oder Wechsel von rechts nach links. Das Schlucken warmer Getränke bessert – bei LACHESIS ist es genau umgekehrt. Es gibt auch keine Verschlimmerung während des Schlafes und keine Zusammenschnürung der Kehle. Der Schmerz zieht bis in das Ohr (wie bei BELLADONNA, HEPAR, LACHESIS, LAC CANINUM, PHYTOLACCA).

PHYTOLACCA

Dieses auch als pflanzliches Mercurius bezeichnete Mittel kommt häufig bei Halsentzündungen in Frage. Die Drüsen sind geschwollen; der Schleim ist dick und zäh. In der Nacht verschlimmern sich die Symptome. Schmerzen in allen Knochen, der Körper fühlt sich zerschlagen und wund an. Das Bett wird als hart empfunden. Übler Mundgeruch, die Zunge ist dick belegt. Das Schlucken von kalten Getränken bessert den Schmerz, warme Getränke verschlechtern (LACHESIS). Schmerz und Steifheit im Nacken.

MERCURIUS

Schwammige Zunge; der Hals fühlt sich dick und steif an. Die Kehle ist trocken, das Schlucken ist erschwert. Ein ausgeprägt stinkender Geruch, wie er für MERCURIUS typisch ist. Die Zunge ist dick belegt und weist Zahneindrücke auf. Die Unterkieferdrüsen sind vergrößert; der Rachen ist dunkelrot. Akute Erschöpfung, Schwäche und übelriechender Schweiß. Nachts geht es dem Patienten schlechter; seine Gliedmaßen zittern.

MERCURIUS JODATUS FLAVUS

Starke Rechtsseitigkeit der Symptome, wechselt nicht die Seiten. Die Zunge ist sehr dick belegt, an der Wurzel gelb oder hellbraun. Im Rachen wird sehr viel zäher Schleim abgesondert, der schwer loszuwerden ist, besonders morgens. Übler, fauliger Geruch. Warme Getränke verschlimmern den Schmerz (im Gegensatz zu LYCOPODIUM). Der Patient ist sehr matt und überaus müde. Der Anblick von Essen verursacht Übelkeit.

MERCURIUS BIJODATUS (= Merc. jod. rub.)

Von links nach rechts wechselnd. Ständiges Bedürfnis sich zu räuspern. Im Hals sitzt ein Klumpen; zäher Schleim; Leerschlucken verschlimmert. Die Drüsen sind geschwollen, der Rachen ist dunkelrot. Unangenehme Träume; der Kopf fühlt sich leicht an, so als würde er schweben.

Geschwüre in der Kehle. Ein Gefühl, als ob ein Splitter oder eine Fischgräte im Hals stecken würde. Der Schmerz strahlt beim Gähnen, Schlucken und Kopfdrehen zum Ohr hin aus. Warme Getränke bessern (LYCOPODIUM). Der Patient friert sehr stark. Wenn er sich bei trockenem, kalten, windigen Wetter oder bei kaltem Ostwind draußen aufhält, wird er fast jedesmal krank. Fieber mit Schwitzen; der Patient möchte gut zugedeckt sein. Obwohl er sehr stark schwitzt, möchte er mit mehreren Decken zugedeckt sein. Abneigung gegen Zugluft, offene Fenster und Türen. HEPAR SULFURIS

Tief eingegrabene Geschwüre auf den Mandeln; der Speichel ist klebrig und fadenziehend. KALIUM BICHROMICUM

Nachdem ich das Obige aufgeschrieben habe, fallen mir doch noch einige andere Erfahrungen mit Mandelentzündungen ein. Eine Halsentzündung kommt mir immer so vor wie ein unerwünschter Nachbar. Sie kommt uns immer dann nahe oder lauert hinter der nächsten Ecke, wenn wir sie am wenigsten brauchen können. Das interessanteste Erlebnis, das mich auch persönlich betraf, hatte ich während eines dreimonatigen klinischen Praktikums in einem psychiatrischen Krankenhaus auf dem Festland. Für die Ärzte und Schwestern war es wichtig, daß ihre Patienten es immer warm hatten; aus diesem Grund packten sie sie eigentlich übermäßig stark in Watte.

Offene Fenster wurden gar nicht gern gesehen. Zudem hielt ich mich durch meine Tätigkeit sowieso fast nur drinnen auf. Eines Tages mußte ich mich ins Bett legen. Ich phantasierte und zeigte Anzeichen einer sich schnell entwickelnden Angina. Der Chefarzt besuchte mich viermal pro Tag, weil er wirklich beunruhigt war: 40° C Temperatur – er murmelte etwas in seinen Bart und schüttelte den Kopf. Er verordnete mir Halswickel und Salicylate. Ich erinnere mich genau, daß keine dieser Anordnungen befolgt wurde. Die Schwestern schenkten mir sowieso keinerlei Aufmerksamkeit; ich wurde also völlig alleingelassen. Nach sechsunddreißig Stunden meldeten sich aber meine Berufsehre und mein Überlebenswille. Ich rappelte mich auf, um mir selbst zu helfen. Einer der Patienten, der freien Ausgang hatte, wurde heimlich fortgeschickt, um BELLADONNA D 3 und MERCURIUS DULCIS D 3 hereinzuschmuggeln. Nach der guten alten Verordnungsweise der frühen Homöopathen nahm ich diese Mittel abwechselnd alle drei Stunden. Ich kann mich auch noch daran erinnern, daß ich ins Badezimmer wankte, um Badetücher anzufeuchten und mir damit einen behelfsmäßigen feuchten Umschlag um Rücken und Brust zu machen. Am nächsten Morgen war, zur großen Überraschung des Arztes, das Fieber gesunken und die Mandelentzündung schon am Abklingen. Er konnte sich keinen Reim darauf machen, prophezeite mir aber, daß ich noch über Ostern im Bett liegen würde, also noch für fünf weitere Tage. Ich brachte ein schwaches Lächeln zustande. Zwei Tage später fühlte ich mich bereits wieder so gut, daß er mir die Erlaubnis aufzustehen nicht mehr verweigern konnte – zumal ich sehr energisch danach verlangte. In diesem Zusammenhang fallen mir auch wieder die zwei Flaschen Malzbier ein, die ich als tägliches Stärkungsmittel auf Veranlassung des Arztes hin von der Verwaltung zugeteilt bekam – und über die sich dann an meiner Stelle ein Pfleger freute. Die schnelle Wirkungsweise der homöopathischen Heilmittel beeindruckte mich tief. Gestern war ich noch dem Tode nahe gewesen, und heute war die Gefahr schon vergessen; ich war schnell und vollkommen genesen! Der allopathische Arzt schob das alles allein auf meine gute Konstitution. Nach diesem Erlebnis hatte ich es sehr eilig, dem Mief dieser unerfreulichen Anstalt zu entfliehen und mich in andere Gefilde zu begeben, wo ein reichliches Maß an frischer Luft zum täglichen Tagesablauf gehörte.

Erst vor kurzem hatte ich nochmals eine „nette“ Begegnung mit einer Mandelentzündung. Sie kam wieder aus heiterem Himmel, mit Fieber, dick belegter Zunge, Müdigkeit, Rückenschmerzen und einem Gefühl von Zerschlagenheit und Wundheit am ganzen Körper. Ich hatte Schwierigkeiten beim Schlucken, hauptsächlich an der Zungenwurzel. Auf der geschwollenen linken Mandel waren große, gelbe Pusteln. Ich hatte keinerlei Verlangen nach Essen; heiße Getränke konnte ich gar nicht schlucken. Kalter Orangensaft dagegen war sehr angenehm. Das Mittel hieß – ganz klar – PHYTOLACCA. Da es absolut notwendig war, daß ich in vierundzwanzig Stunden wieder zur Arbeit erschien, nahm ich es alle zwei Stunden in der 30. Potenz. Normalerweise finde ich es immer interessant, an mir selbst die Wirkung eines Mittels auszuprobieren und zu beobachten, wie lange eine Gabe wirkt und zu warten, bis die Wirkung nachläßt. Innerhalb von vierundzwanzig Stunden war ich wieder vollständig hergestellt und konnte eine einstündige Vorlesung halten, ohne daß mir mein Hals wieder weh tat. Zwei Tage lang nahm ich PHYTOLACCA dreimal täglich ein, dann hörte ich damit auf. Ich brauchte kein anderes Mittel mehr, da ich mich wieder vollkommen gesund und fit fühlte.

Die Nachbehandlung einer Tonsillitis

Wenn akut wirkende Mittel oder kurz wirkende Mittel bei akuten Krankheiten gegeben werden, besonders bei akuter Mandelentzündung oder septischer Halsentzündung, so wird danach für gewöhnlich das konstitutionelle Mittel benötigt. Wenn keine besonderen Hinweise auf ein bestimmtes Mittel deuten, so kommt oftmals SULFUR zur Anwendung. Es eignet sich zur Behandlung von Müdigkeit, Schwäche, Hitzewallungen bei der geringsten Anstrengung, wie z.B. Bewegen im Bett, Telefonieren oder beim Denken an die Arbeit. SULFUR ist in solchen Fällen der Retter in der Not und beseitigt in kürzester Zeit das Gefühl von feuchter Hitze, die unangenehme Müdigkeit und die Abneigung gegen Arbeit. Bei Schwäche nach einer Mandelentzündung sollte man daher immer an SULFUR denken.

Wesentliche Verkürzung der Arbeitsunfähigkeit mit Homöopathie

Ich erinnere mich an eine befreundete Ärztin, die in der Zeit, als sich unsere beruflichen Wege kreuzten, mehrere Male an septischer Tonsillitis erkrankte. Um sich selbst zu behandeln, benutzte sie mit Vorliebe Salicylate. Sie nahm starke antiseptische Gurgelmittel, wie z.B. Chlor und Wasserstoffperoxid. Um dann wieder ganz fit zu werden, schluckte sie anschließend noch chininhaltige Stärkungsmittel. Mit dieser Behandlungsmethode war sie zehn Tage lang krank und arbeitsunfähig! Mit homöopathischer Behandlung wäre sie nach vierundzwanzig bis zweiundsiebzig Stunden wieder gesund gewesen!

Schon der gesunde Menschenverstand sollte einem sagen, daß bei einer Halsentzündung die Homöopathie die bessere Lösung gegenüber der konventionellen Art der Behandlung darstellt. Es sollte zumindest einen Versuch wert sein!

In unserem feuchten Seeklima kommen sehr häufig rheumatische Halsentzündungen vor. Normalerweise wird dann vorgeschlagen, die Mandeln zu entfernen. Ich habe aber immer wieder feststellen müssen, daß diese Maßnahme leider keineswegs das Ende weiterer schmerzhafter Halsentzündungen bedeutet. Immer wieder tritt dieser Zustand ein und ist fast schlimmer, als vor der Entfernung der Mandeln. Wir Homöopathen drücken es so aus: die Krankheit wurde beseitigt, aber nicht die Ursache. Wenn man die Ursache herausfindet, wird auch die Krankheit verschwinden. Mit Hilfe der Homöopathie kann man die Ursache schnell und schmerzlos behandeln und vertreiben. Eine Freundin von mir hatte jahrelang unter rheumatischen Halsentzündungen zu leiden. Ihre Mandeln wurden entfernt, aber die Halsentzündungen tauchten unbeirrt weiter auf, so daß sie etliche Male völlig lahmgelegt und arbeitsunfähig war. Meistens traten sie bei feuchtem Wetter auf (CALCAREA, DULCAMARA, HEPAR SULFURIS, RHUS TOXICODENDRON). Essen herunterschlucken und leer schlucken bereiteten Schmerzen, die unter dem allgemeinen Einfluß von Wärme wieder verschwanden (HEPAR SULFURIS, RHUS TOXICODENDRON). Sie hatte einen steifen Hals (RHUS TOXICODENDRON), der außerdem ödematös geschwollen war. Der Hals fühlte sich an, als wenn er ganz zugeschwollen sei. Beim Schlucken von Flüssigkeiten entstand ein würgendes Gefühl im Hals, der dann wie zu war. Der Schmerz fühlte sich an, als würde etwas aus dem Hals gerissen. Alle diese Symptome wiesen auf RHUS TOXICODENDRON hin. RHUS TOXICODENDRON C 6 wurde also wiederholt gegeben, wodurch die Halsentzündung sehr schnell abheilte. Sobald sich irgendwelche Symptome wieder bemerkbar machten, reichten ein oder zwei Gaben aus, um einen erneuten Ausbruch der Krankheit zu verhindern. Seit mindestens zehn Jahren ist meine Freundin nun keinen einzigen Tag mehr krank oder arbeitsunfähig gewesen. Inzwischen ist sie eine begeisterte Anhängerin der Homöopathie geworden, denn sie hat ja am eigenen Leib erfahren, wie überwältigend die Wirkung ist.

Die homöopathische Behandlung akuter Krankheiten bereitet mir immer wieder Freude, weil man so schnell den Erfolg sehen kann. Es ist wirklich jammerschade, daß dieses Wissen weder bei den Allgemeinärzten noch in der Öffentlichkeit mehr verbreitet ist. Aspirin sowie gleiche Mittel anderen Namens können nicht annähernd eine ähnliche Wirkung erreichen. Chlorhaltige Pottasche, Lösungen zum Gurgeln und innerlich vorgenommene Behandlungen wirken viel langsamer und sind außerdem noch unangenehm in der Anwendung. In der Zeit, als ich noch im Krankenhaus arbeitete, habe ich einmal auf den Rat meines Chefarztes hin chlorhaltige Pottasche an mir selbst ausprobiert, es dann aber sehr schnell zugunsten der sehr viel angenehmeren und wirkungsvolleren Globuli aufgegeben.

Wenn jemand immer wieder an Mandelentzündung und septischer Halsentzündung erkrankt, sollte jede akute Erkrankung mit dem entsprechenden akuten Heilmittel behandelt werden. Das akute Mittel ist allerdings nur von kurzer Wirkungsdauer, um einen Rückfall zu verhindern, muß ein konstitutionelles Mittel zum Einsatz kommen. Hierfür kommt eine Vielzahl von Mitteln in die engere Wahl. Es kann, wie bereits erwähnt, SULFUR sein. In Frage kommen aber auch Mittel wie CALCIUM CARBONICUM, BARIUM CARBONICUM, SILICEA, LYCOPODIUM, PHOSPHOR – oder jedes beliebige andere Mittel, das durch die Symptome des Einzelfalls angezeigt ist. Man darf natürlich niemals verallgemeinern und vor allen Dingen gibt es – was ich ja bereits mehr-

Viele Mandeloperationen könnten vermieden werden

fach gesagt habe und immer wieder betonen muß – keine Spezifika. Jeder einzelne Fall muß so lange beobachtet und untersucht werden, bis das richtige Heilmittel gefunden ist. Wenn man dann etwas abwartet, werden sich mit Hilfe des Mittels selbst stark vergrößerte septische Mandeln wieder zurückbilden. Mandeloperationen werden kaum mehr nötig sein und sollten, wo es nur geht, vermieden werden. Das Wichtigste ist, daß der Patient erst mit seinem oder ihrem konstitutionellen Mittel gestärkt und gefestigt wird. Es ist beobachtet worden, daß in der Zeit, in der diese aufbauende Behandlung stattfindet, selbst septische Mandeln abgeheilt sind. Wenn die Mandeln fibrosieren und nicht restlos verschwinden, sollte man operieren, denn nun sind die vergrößerten Mandeln lediglich Fremdkörper. Da ungefähr 25 Prozent aller Operationen Mandeloperationen sind, könnte man auf diese Weise eine erheblich Anzahl von Krankenhausbetten frei halten.

25% aller Operationen könnten vermieden werden

Ohrenschmerzen

Menschen, die an Ohrenschmerzen leiden, beschreiben diese Schmerzen – wie übrigens alle Knochenschmerzen – als unerträglich und bis zum Wahnsinn treibend. Medizinisch korrekt wird diese Erkrankung als akute Mittelohrentzündung bezeichnet. Sie tritt oftmals nach solch akuten Krankheiten wie Grippe, Masern, Scharlach etc. auf, auch nach gewöhnlicher Mandelentzündung, oder wenn jemand Zugluft oder starkem Wind ausgesetzt war. Ein häufiger Grund ist heutzutage das Autofahren. Die Leute setzen sich in ein geschlossenes Auto und lassen sich mit Geschwindigkeiten von 30, 40 oder mehr Meilen in der Stunde herumkutschieren. Dabei sind dann alle Fenster, bis auf das an der Fahrerseite und einem kleinen Lüftungsschlitz im Dach, geschlossen. So sind dann der Fahrer und sein Beifahrer vorne ständig einem kalten Luftzug ausgesetzt, der ihnen über Nacken und Ohren streicht. Ohrenschmerzen und eine oftmals notwendige Operation des Mastoids sind die Folgen.

Wie oft höre ich von Mastoidbeschwerden, gerade bei den jungen, wohlhabenden Autofahrern! Wenn die Mittelohrerkrankungen gleich zu Beginn homöopathisch behandelt würden, könnte sehr oft der Schnitt in das Trommelfell oder sogar die noch schwerwiegendere Operation des Mastoids vermieden werden.

Nach einem Autoausflug am Wochenende kam eine Frau mittleren Alters zu mir, die über Schmerzen im linken Ohr, sowie einem Gefühl von Völle, Dumpfheit und Verstopfung im vorderen Teil des Ohres klagte. Aufgrund des Symptomes „Schmerz durch kalte Luft" verschrieb ich der Patientin MERCURIUS JODATUS RUBRUM 6, was dann tatsächlich erfolgreich wirkte. Das zum Platzen volle, entzündete Trommelfell reduzierte sich wieder auf seine normale Größe. Zusätzlich wurden Polypen in der Nase, die man gleichzeitig entdeckt hatte – von denen meine Patientin aber nichts wußte – zum Austrocknen gebracht. Nach einem Monat waren sie ganz verschwunden. Ebenso klang der Nasenkatarrh, unter dem sie schon seit einigen Monaten litt, ab. Sie hatte zuvor erzählt, daß sie einen Spezialisten für Ohrenerkrankungen aufsuchen wollte, um sich die Polypen herausnehmen zu lassen. Als aber nun die Ohrenschmerzen verschwanden, entschloß sie sich doch, bis nach den Sommerferien, die gerade kurz bevorstanden, zu warten. Als ich sie das nächste Mal sah, waren keine Polypen mehr vorhanden, und ein chirurgischer Eingriff war nicht mehr erforderlich. Ich glaube nicht, daß sie dafür besonders dankbar war – denn seltsamerweise scheint es den Leuten

Polypen lösen sich auf

heutzutage Spaß zu machen, wenn sie mit all ihren Operationen herumprahlen können. Ich vermutete sogar stark, daß ihrer Meinung nach mein Entdecken ihres Nasenpolyps, ein Irrtum meinerseits gewesen sei.

Dabei fällt mir eine andere Begebenheit ein, die ich vor vielen Jahren in meiner Kindheit erlebt habe. Eines Morgens herrschte in unserem Kinderzimmer große Aufregung: meine kleine Schwester hatte die ganze Nacht phantasiert; sie hatte flammend rote Wangen und akute Ohrenschmerzen. Meine verängstigte Mutter brachte sie sofort zu dem besten Facharzt für Ohrenerkrankungen, einem Professor in der nächstgelegenen Universitätsstadt. Dieser schüttelte bedenklich sein Haupt und redete in gelehrter Weise von einem Einritzen des Trommelfells. Meine verehrungswürdige Mutter, die schließlich eine gestandene Homöopathin war, wollte davon allerdings nichts wissen und bat um vierundzwanzig Stunden Aufschub. Nur äußerst ungern wurde ihr erlaubt, ihr Kind wieder mit nach Hause zu nehmen, nicht ohne ihr die schrecklichsten Folgen anzudrohen. Sie ließ sich aber von all dem nicht beirren und begann dann BELLADONNA D3, in Wasser verdünnt, alle halbe Stunde zu geben. Als der Professor vierundzwanzig Stunden später die kleine Patientin erneut untersuchte, sah er sich bezüglich des entzündeten Trommelfells vor ein absolutes Rätsel gestellt. Er schaute in das Ohr hinein, dann in seine Notizen, dann wieder in das Ohr. „Frau ..., sind Sie sicher, daß es sich hier um dasselbe Kind handelt, das ich gestern untersucht habe?" Er rief seinen Assistenten hinzu und gemeinsam kamen sie zu dem Schluß, daß hier etwas wirklich Außergewöhnliches passiert sein mußte. Ein Ereignis, das bislang noch nie vorgekommen war: ein entzündetes Ohr war ohne Operation von selbst geheilt! Meine Mutter jubilierte innerlich und versäumte es von da ab nie, davon zu erzählen, wie die Homöopathie über einen berühmten Chirurgen triumphiert und glorreich gesiegt hatte.

Einritzen des Trommelfells und Drainageröhrchen legen könnte Kindern erspart bleiben

Dieses Erlebnis hatte auf mich einen tiefen Eindruck gemacht. Seitdem habe ich sehr viele Menschen vor einem Einritzen des Trommelfells bewahren können. Es ist allerdings nicht so, daß immer BELLADONNA oder MERCURIUS JOADATUS RUBRUM die Mittel der Wahl sind. Es hängt von den jeweils vohandenen Symptomen ab, wie z.B. die Art und Richtung der Schmerzen, und was zur Verbesserung oder Verschlimmerung beiträgt.

Eines Abends rief man uns zu einem kleinen, blonden Jungen, der ganz außer sich vor Ohrenschmerzen war. Er zeigte sich sehr übellaunig, weinerlich und wollte, daß man viel Getue um ihn machte. Die Schmerzen kamen anfallsweise und schossen bis in die Zähne des Unterkiefers. Diese Einzelheiten deuteten für mich auf PULSATILLA hin. Durch einige wenige Gaben PULSATILLA in hoher Potenz heilte das entzündete Trommelfell innerhalb von vierundzwanzig Stunden ab. Danach hatte er noch in einem Zeitraum von zwei bis drei Jahren einige Rückfälle mit den gleichen Beschwerden. Sie traten immer dann auf, wenn er nasse Füße bekommen hatte – was ein weiteres Symptom von PULSATILLA ist. Seit seiner letzten Erkrankung sind nunmehr schon einige Jahre vergangen. Sollte er aber trotzdem noch einmal davon befallen werden, so weiß ich, daß PULSATILLA wieder genauso zuverlässig helfen wird.

Otitis media nach Röteln

Ein anderer Fall trat bei einer jungen Studentin auf, nachdem sie Röteln gehabt hatte. Bei ihr zeigten sich die typischen PULSATILLA-Symptome. Nachdem sie einige Gaben des Mittels erhalten hatte, verschwanden die Beschwerden so schnell wie sie gekommen waren und das, ohne Anzeichen von Taubheit oder anderer Symptome, die auf einen Ohrenkatarrh hinweisen, zu hinterlassen. Bei konventionellen Behandlungsmethoden gehört chronische Taubheit zu den üblichen Folgeerscheinungen nach einer Otitis media (Mittelohrentzündung), die im Zusammenhang mit Röteln auftritt!

Bei akuten Ohrenschmerzen werden häufig die Mittel BELLADONNA, PULSATILLA und MERCURIUS JODATUS RUBRUM eingesetzt. Genausogut können aber auch andere Mittel erforderlich sein. Um das richtige Mittel zu finden, sollte man daher seine Materia Medica genauestens studieren.

Ohrenschmerzen während der Zahnung

Einmal wurde mir in meine Sprechstunde ein kleiner Junge wegen Ohrenschmerzen während der Zahnung gebracht. Er schrie das ganze Haus zusammen und war so unleidlich, daß man ihm nichts recht machen konnte. Er wollte herumgetragen werden. Er schlug seine Mutter. Eine Seite seines Gesichts war rot, die andere blaß. Er konnte noch nicht sprechen, aber ich mußte ihm auch gar keine Fragen stellen: das Mittel war so offensichtlich, daß es einem direkt ins Auge sprang. Es war CHAMOMILLA. Als ich das Kind das nächste Mal sah, war es das freundlichste Kind der ganzen Welt, ein richtiger kleiner Engel. Seine Ohrenschmerzen waren verschwunden, ohne daß eine Operation nötig gewesen wäre.

Ungefähr zur gleichen Zeit hatte ich noch ein anderes Kleinkind im Alter von etwa vierzehn Monaten in Behandlung. Bei ihm zeigten sich fast die gleichen Symptome. Es war reizbar und mißvergnügt, wollte nicht angefaßt werden und schrie, sobald die Rückseite des Ohres berührt wurde. Sein Gesicht war allerdings blaß, und es warf seinen Kopf hin und her. Meine Diagnose lautete Otitis media, was durch die Untersuchung mit dem Speculum bestätigt wurde. In diesem Fall hieß das Mittel der Wahl CINA. Unglücklicherweise war es aber nicht vorrätig. Die Mutter wurde dann, bevor wir das Mittel besorgen konnten, zu aufgeregt und ängstlich und brachte das Kind noch am selben Tag ins örtliche Krankenhaus. Vierundzwanzig Stunden später wurde es bereits operiert. Zuerst wurde ein Schnitt ins Trommelfell gemacht, später folgte eine vollständige Operation des Mastoids. Drei oder vier Tage später starb das Kind. Man konnte der Mutter keinen Vorwurf machen: sie hatte nur das getan, was sie unter den gegebenen Umständen für das beste hielt.

Kurz danach wurde ich mit einem sehr ähnlichen Fall konfrontiert. Das Kind warf genauso den Kopf hin und her. Es zeigte auch die gleiche Reizbarkeit und die gleiche Empfindlichkeit auf Berührung. Es wollte nicht, daß ihm jemand zu nahe kam. Es zupfte ständig an seiner Nase. Die Mutter hatte natürlich zuerst an Würmer gedacht und überlegt, ob sie dem Kind einen Wurmkuchen geben sollte. So ein Wurmkuchen besteht hauptsächlich aus Santonin. John H. Clarke bezeichnet Santonin als die Quelle des homöopathischen CINA. Da ich wußte, daß das Santonin den Zustand nur verschlechtern würde, redete ich der Mutter diesen Plan aus. Ich wußte aber auch, daß Santonin in seiner homöopathischen Form eine Heilung herbeiführen würde.

Allopathische Wurmmittel haben zu starke Nebenwirkungen

Das Kind wies nämlich dieselben Symptome auf, wie sie bei Arzneimittelprüfungen an gesunden Prüfern nach wiederholten Gaben des Mittels auftreten. Alle diese Wirkungen wurden von ihnen selbst aufgezeichnet. Ich zähle diese Anzeichen und Symptome noch einmal auf: das normalerweise liebebedürftige Kind wollte weder berührt noch liebkost werden; es wälzte sich im Bett herum und warf den Kopf hin und her; das Gesicht war blaß mit einer weißen Linie um den Mund herum. Das Kind knirschte mit den Zähnen und zupfte an seiner Nase. Das Fieber betrug 38,5° C, das Trommelfell war gewölbt und rot. Es war äußerst schwierig, das Kind richtig zu untersuchen! Der besorgniserregende Zustand änderte sich aber rasch, nachdem CINA C 30 alle vier Stunden gegeben worden war. Drei Tage später war das Kind wieder quietschfidel und munter. Das Trommelfell war wieder völlig in Ordnung und es waren keinerlei Komplikationen am Gehirn aufgetreten.

Cina ist eines von vielen homöopatischen Mitteln gegen Würmer

Sie können jetzt natürlich sagen, das ist alles nur purer Zufall. Wenn man aber als homöopathischer Arzt einen Fall nach dem anderen behandelt, bei denen die Symptome auf ein ganz bestimmtes Heilmittel hinweisen und wenn nach der Verabreichung dieses Mittels die spezielle Krankheit sofort geheilt wird, dann wird jeder einigermaßen logisch arbeitende Verstand die Heilung der Arznei zuschreiben. Keiner kann da noch von einem mythischen Zufall sprechen. Es ist aber immer so, daß einige Leute nur äußerst schwer zu überzeugen sind. Wenn sie sich einmal vorgenommen haben, daß sie es einfach nicht glauben wollen, so werden sie auf jegliches Argument eine passende Antwort finden.

Bevor ich über einige Fälle von Ohrenschmerzen bei Erwachsenen schreibe, möchte ich noch von einem anderen Kleinkind berichten, das ebenfalls an Ohrenschmerzen litt.

Kinder sind einerseits schwierig zu behandeln, da man sich bei ihnen fast völlig auf seine eigene Beobachtungsgabe verlassen muß. Man kann sie schlecht nach Art, Ort, Charakter und Richtung des Schmerzes befragen. Andererseits sind aber die objektiven Anzeichen und Symptome bei ihnen viel deutlicher, da sie nicht durch früher eingenommene grobstoffliche Arzneien oder große Mengen von Medikamenten unterdrückt und versteckt werden.

Dieses Baby nun war acht Monate alt und befand sich gerade in der schwierigen Phase der Zahnung. Es wurde gestillt und hatte eine liebevolle, aufmerksame Mutter. Es war ein glückliches, zufriedenes kleines Menschlein, das immerzu lachte und gurrte. Plötzlich änderte es sich völlig, das Gesicht wurde scharlachrot und fühlte sich sehr heiß an. Das Fieber stieg auf 39° C. Die ganze Nacht über phantasierte es und weinte ununterbrochen mit schrillem, durchdringendem Schreien. Der Rachen war hochrot und das linke Trommelfell rot und vorgewölbt. Ob ich wohl daraufhin das Trommelfell eingeritzt habe? Nach der herrschenden Lehre hätte ich es wohl tun müssen. Ich verließ mich aber lieber auf mein homöopathisches Skalpell, das in diesem Fall BELLADONNA hieß. Die Gemeindeschwester wurde damit beauftragt, über das kranke Kind zu wachen und es, falls es nötig sein sollte, ins Krankenhaus bringen zu lassen. Aber wieder einmal konnte eine gefährliche Krankheit mit einem einfachen Heilmittel überwunden werden. Am nächsten Morgen war das Fieber auf 37,2° C gesunken und stieg auch nicht wieder an. Das Baby erholte sich genauso schnell, wie es von der Krankheit erfaßt worden war.

Zu Beginn meiner Tätigkeit als homöopathische Ärztin hatte ich bei meinem zweiten Besuch bei den Fällen, die unter Ohrenschmerzen mit rotem, kongestierten Trommelfell und Empfindlichkeit über dem Mastoid litten, immer ein etwas ängstliches, unsicheres Gefühl. Für den Fall, daß es nötig sein sollte, hatte ich meine Instrumente für das Ohr, Gassack (zur Betäubung; Anm.d.Übers.), feine Skalpelle etc. immer parat. Die Notwendigkeit ergab sich aber nie. Ich kam nie in die Lage, jene kleine, diffizile Operation ausführen zu müssen, die gemäß den Lehrbüchern jeder Allgemeinarzt beherrschen sollte. Mit der Operation soll verhindert werden, daß sich die Krankheit bis in die Höhle des Mastoids ausbreitet, was böse Folgen nach sich zieht, z.B. Ohrenfluß und Taubheit – im schlimmsten Fall kann die Krankheit sogar tödlich enden.

Wieviel leichter ist es doch dagegen, wenn man mit einigen Gaben des richtigen Heilmittels die Auflösung einer Mittelohrentzündung bewirken kann. Wahrscheinlich ist es einfach zu leicht und alles in allem nicht spektakulär genug! Man würde den ganzen blitzsauberen Schein und das Ritual der chirurgischen Verfahrensweise vermissen. Was wäre das Ganze ohne die geschäftige Krankenschwester, den freundlichen Anästhesisten mit seiner Tasche voll süß riechender Geheimnisse und den so überaus wichtigen, gottgleichen Chirurgen, der mit seinen blitzenden Instrumenten und seinen geschickten Händen über Leben und Tod entscheidet. Wenn er wirklich gebraucht wird, dann gebührt einem fähigen Handwerker natürlich jeder Ruhm. Wenn allerdings die Homöopathie weiter verbreitet und richtig angewandt würde, dann könnte der Chirurg wieder auf den ihm eigentlich zustehenden zweitwichtigsten Platz verwiesen werden; genau dahin, wo in früheren Zeiten der Bader stand.

Wo gerade die Rede von Chirurgen, und besonders von Ohrchirurgen, ist, muß ich an einen Kollegen, einen Spezialisten, denken, der einmal ein äußerst verwirrendes Erlebnis hatte. Man hatte ihm von einer Krankenschwester berichtet, die unter einer akuten Mittelohrentzündung mit Taubheit, heftigen Ohrenschmerzen und Gesichtsschmerzen sowie vergrößerten Halsdrüsen und einer Mandelentzündung litt. Diese Schwester wurde nun von ihm eindringlich darauf hingewiesen, wie ernst ihr Zustand zu nehmen sei. Er bot ihr an, all seinen Einfluß geltend zu machen, damit sie ein Bett im Krankenhaus erhielt und operiert werden konnte. Sie allerdings lehnte sein gutgemeintes Angebot ab und vertraute auf die Homöopathie. Als derselbe Ohrenarzt diese Krankenschwester dann einige Wochen später wohlauf und in blendender Verfassung wieder bei der Arbeit traf, war er mehr als überrascht. Sie hatte keine Ohrenschmerzen mehr, keine Schmerzen mehr im Gesicht, keine Halsentzündung, kein Ausfluß aus den Ohren, keine Taubheit und keine lästigen Geräusche im Kopf!

„Womit sind Sie behandelt worden", so fragte er sie, „daß Sie sich so schnell wieder erholt haben? Vor knapp zwei Wochen lagen sie noch schwerkrank im Bett – und nun sind Sie wieder völlig gesund! Und Sie haben nur Arzneien bekommen? Nichts anderes, keine spezielle Ohrbehandlung? Das ist allerdings sehr erstaunlich, Sie müssen wirklich eine außergewöhnliche Konstitution haben."

Ich hätte ihn darüber aufklären können, daß diese rasche Heilung BELLADONNA zu verdanken war. Die Krankenschwester hatte nämlich eindeutige BELLADONNA-Symptome gezeigt: das plötzliche, schnelle Einsetzen der Krankheit, das hohe Fieber, das klopfende Pulsieren im Kopf. Auslöser für all das war der kalte Wind und ein Verkühlen des Kopfes gewesen. Sie hatte nämlich den ganzen Tag über nur ihre Schwesternhaube getragen und war am Abend ohne Kopfbedeckung zu einem Theaterbesuch ausgegangen.

Bevor sie erkrankte, hatte sie während der letzten zwei oder drei Monate schon eine oder zwei kleinere Attacken gehabt. Die Ohrchirurgen – es gab in dem Krankenhaus, in dem sie arbeitete drei davon – überlegten schon, ob sie ihr einen dreimonatigen Urlaub mit Luftveränderung empfehlen sollten, um diese Neigung zu Mittelohrentzündungen zu beseitigen.

Ich merkte, daß BELLADONNA diesen Fall nicht ganz abdeckte. Es hatte einen Rückfall nicht verhindern können.

MERCURIUS JODATUS RUBRUM

Offenbar wirkte es nicht tief genug. Also mußte ich bei der dritten und schwersten Attacke, bei der ich erst die akuten Schmerzen mit BELLADONNA gelindert hatte, die Behandlung mit MERCURIUS JODATUS RUBRUM fortführen. MERCURIUS JODATUS RUBRUM in der 4. Centesimalverdünnung wurde Tag und Nacht gegeben. Das Ohr heilte ab und die Neigung zu Ohrenschmerzen bei jedem Wetterwechsel verschwand.

Wie ich bereits erwähnte, war der Ohrenspezialist zwar sehr erstaunt, aber er schob alles auf die gute Konstitution oder auf einen puren Glücksfall ab. Diesen Mann kann man nur bedauern, denn eigentlich ist er in einer Verfassung, in der er selbst etwas Hilfe von der Homöopathie gebrauchen könnte. Er hat furchtbare Angst vor jedem kleinsten bißchen Wind oder Zugluft, packt sich selbst in Watte ein, bekommt ständig Erkältungen und Husten und ist immer in Sorge, daß er eventuell wieder eine Lungenentzündung bekommen könnte, für die er sehr anfällig ist. Aber der Schwester konnte er keinen anderen Ratschlag geben als: „Nehmen Sie sich vor Kälte und Zugluft in acht". Wie stellte er sich das wohl vor? Er hatte wohl absichtlich nicht gesagt: „Packen Sie sich immer warm ein!" denn das konnte ja in seinem eigenen Fall keine Erkältung verhindern.

Eine andere Krankenschwester litt an Schmerzen und Taubheit im linken Ohr. Seit drei Wochen bereits hatte sie ein volles, taubes und gedämpftes Gefühl im Ohr und in der rechten Gesichtshälfte.

Der Allgemeinarzt meinte, daß es wohl vom Wetterwechsel herrühren würde und verordnete ihr Baldrian und Bromid. Es trat aber keine Besserung ein. Jeden Tag nahmen die Taubheit und das betäubte Gefühl im Gesicht zu. Jeder kleinste kalte Windhauch verschlimmerte die Schmerzen im Gesicht; wegen des Gefühls im Ohr konnte sie sich nicht mehr bücken. Auch sie bekam zweimal täglich MERCURIUS JODATUS RUBRUM D 6. Wegen der völligen Taubheit des rechtes Ohres, als Folge einer Mittelohrentzündung, wurde das Ohr durchgeblasen. Sie bekam einen eustachischen Katheter, um die geschlossenen Gänge, die zum Ohr führen, zu öffnen. Nach einer Behandlungszeit von einem Monat konnte sie ohne eine Spur von Taubheit entlassen werden.

Zur gleichen Zeit hatte ich eine Fülle von Ohrenerkrankungen zu behandeln, die alle die Symptome von MERCURIUS JODATUS RUBRUM aufwiesen: linksseitige Ohrenschmerzen, die durch kalte Luft ausgelöst wurden; volles, taubes Gefühl in der linken Gesichtshälfte mit einem Gefühl von innerer Hitze am Scheitel. Durch Wärme bessert sich die Taubheit auf der erkrankten Seite; es tritt ein Schwindel auf, der das Bücken unmöglich macht. Im Laufe der Jahre stellt man oft fest, daß in einer bestimmten Zeit ein bestimmtes Heilmittel besonders oft benötigt wird. Einige Monate später kann es dann aber so sein, daß man für die gleiche Krankheit – die gleiche pathologische Gesamtheit – ein völlig anderes Mittel oder eine ganze Reihe von anderen Mitteln braucht. Das Erscheinungsbild der aktuellen Epidemie kann immer wieder anders aussehen. Alle Symptome einer akuten Krankheit müssen jedesmal von neuem sorgfältig geprüft werden. Mir fallen auf Anhieb zwei Krankenschwestern, zwei Lehrer, ein Rektor und eine Ärztin ein, deren Ohrenschmerzen alle durch MERCURIUS JODATUS RUBRUM geheilt wurden. Nun haben wir uns aber lange genug mit MERCURIUS JODATUS RUBRUM befaßt. Ich möchte auf jeden Fall vermeiden, daß Sie womöglich den Eindruck erhalten, MERCURIUS JODATUS RUBRUM wäre ein Spezifikum für Ohrenschmerzen. Denn in der Homöopathie gibt es so etwas wie Spezifika für bestimmte Krankheiten ja nicht. Ich werde das einmal mit Hilfe eines Beispiels verdeutlichen:

Vor ungefähr fünfzehn Jahren wurde ich zu einer Hebamme gerufen, die mit hohem Fieber, eitriger Halsentzündung und heftigen Schmerzen im rechten Ohr im Bett lag. Ich gab ihr BELLA-

DONNA. Am nächsten Tag war das rechte Ohr schmerzlos, das Trommelfell sah nicht mehr so bedrohlich rot aus, so daß ich annahm, die Patientin befände sich auf dem Weg der Besserung. Leider war meine Zuversicht etwas verfrüht, denn am nächsten Morgen tauchten alle Beschwerden erneut auf, nur dieses Mal auf der linken Seite. Das Fieber war wieder gestiegen, das linke Trommelfell war rot und geschwollen und so weiter. Wieder einmal dachte ich zuerst, ich mußte nun doch chirurgische Hilfe in Anspruch nehmen. Dann aber fiel mir das LYCOPODIUM-Symptom „Erkrankung geht von rechts nach links" ein. Aufgrund dessen gab ich nun LYCOPODIUM.

Zur gleichen Zeit behandelte ich nur ein paar Straßen weiter einen Fall mit den gleichen Symptomen. Also bekamen beide Patienten LYCOPODIUM. Am nächsten Tag hatte ich zwar Gasbehälter und alle Instrumente, die für ein Einritzen des Trommelfells benötigt werden, vorsorglich mitgebracht, aber es zeigte sich, daß sich beide Patienten wieder erholt hatten. Das Fieber war gesunken, und sie fühlten sich beide sehr wohl. Ich hatte mich dann aber doch wieder einmal zu früh gefreut. In einem Fall hatte LYCOPODIUM so gut geholfen, daß kein weiteres Heilmittel zur Heilung der akuten Ohrenbeschwerden benötigt wurde. Bei der Hebamme allerdings war bei meinem nächsten Besuch das Fieber wieder auf 39° C gestiegen, das rechte Ohr schmerzte wieder heftig und die rechte Mandel war geschwollen, glänzend und blank. Das linke Ohr schien nicht betroffen zu sein. Ich gab mich allerdings noch nicht geschlagen, denn ich wußte, daß mich auch in diesem Fall die Homöopathie nicht im Stich lassen würde. Ich erinnerte mich an diese Symptome bei LAC CANINUM. Im Kent wird es so beschrieben: die Beschwerden, egal welcher Art oder Qualität, wechseln die Seiten. LAC CANINUM C 900 wurde viertelstündlich gegeben und erreichte das, was einem schon fast unmöglich vorgekommen war. Dieses Mal normalisierte sich das Trommelfell wieder völlig und die Mandel heilte ab. Die Entzündung verschwand endgültig, so daß ein Einritzen des Trommelfells nicht nötig wurde. Eine eventuell anschließende Taubheit trat nicht auf, und eine Ausbreitung der Krankheit auf das Mastoid konnte erfolgreich verhindert werden. Für die Patientin war das natürlich äußerst zufriedenstellend.

Bei Lac caninum wechseln die Beschwerden die Seiten

Ich werde jetzt noch von einem weiteren Fall, der wiederum ein ganz anderes Heilmittel erforderte, berichten. Hierbei handelte es sich um eine Frau, die bereits vor etlichen Jahren im linken Ohr am Mastoid operiert worden war. Trotzdem litt sie immer wieder unter akuten Ohren- und Gesichtsschmerzen. Vor einigen Wochen wurde sie von einer besonders heftigen Attacke mit den folgenden Symptomen befallen: linksseitig; sehr heftige, schneidende, stechende Schmerzen über dem Ohr, die in den Unterkiefer und zum Scheitel hoch schießen; tagsüber wesentlich schlechter, nachts besser. Jede Bewegung, wie Bücken etc. erschien unerträglich. Sie konnte nichts beißen oder kauen, mochte es auch noch so weich sein. Wärme erleichterte die Schmerzen. Im Gegensatz zu ihrer sonst sehr zupackenden Art, war sie nun sehr schwermütig und niedergeschlagen und konnte sich zu keiner Art von Bewegung oder Arbeit aufraffen. Sie war verständlicherweise sehr beunruhigt über die erneute Entzündung des Mastoids. Nachdem es ihr schon zwei oder drei Tage richtig schlecht gegangen war, bekam sie nun alle drei Stunden SPIGELIA 30, womit ihre Schmerzen und Leiden schnell beendet werden konnten. Das Mittel hatte noch eine andere interessante Wirkung: auf dem Stückchen Watte, das die Patientin sich zum Schutz vor kalter Luft ins Ohr gesteckt hatte, lag am nächsten Morgen ein großer Klumpen harten, eingedickten Ohrenschmalzes. Nun kann man daraus natürlich schlußfolgern, daß der Klumpen Ohrenschmalz auf die oberflächlichen Nerven im Ohr gedrückt habe und dadurch die akute Neuralgie ausgelöst habe. Sobald dieser Druck nicht mehr existierte, ließen auch die Schmerzen nach. Soll man wirklich glauben, daß sich dieses Stück harten Ohrenschmalzes, das sehr tief im Ohrengang festsaß, zufällig und ganz plötzlich von selbst löste? Oder lag es an der Wirkung des zwölf Stunden zuvor verabreichten SPIGELIA?

Mastoiditis

Jeder kann natürlich an das glauben, was er gerne möchte. Meine Patientin hatte seit zwei Jahren etliche Male unter diesen heftigen Schmerzattacken gelitten, die mit jedem Mal schlimmer zu werden schienen. Ohne besondere Behandlung verschwanden sie immer dann, wenn der Höhepunkt erreicht war. Durch SPIGELIA war sie für immer von diesen Schmerzen und Unannehmlichkeiten befreit.

Ohrenschmerzen in der Menopause

Ohrenschmerzen, die in der Menopause auftreten, lassen sich besonders gut mit GELSEMIUM vertreiben. Der Schmerz tritt nach Einwirkung von kalter Luft auf und ist kongestiver Art. Das Ohr fühlt sich heiß und voll an, das Ohrläppchen ist rot und brennt. Kältegefühl in den Extremitäten. Schwindelgefühl sowie müde und schwere Arme und Beine. Ohrenschmerzen und Schmerzen im Gesicht, die diese Symptome aufweisen, werden mit Hilfe von GELSEMIUM schnell wieder verschwinden. Während die Schmerzen nachlassen, muß der Patient große Mengen klaren, wäßrigen Urins ausscheiden.

Kongestive Kopf- und Ohrenschmerzen, die in der Menopause auftreten, erfordern manchmal GLONOINUM. Die Schmerzen zeichnen sich durch heftiges Pulsieren und Klopfen in Ohr und Kopf aus. Frische Luft bessert, durch Wärme und Hinlegen wird es schlechter. Der Patient möchte durch Kissen gestützt im Bett sitzen, kalte Anwendungen bringen Erleichterung. Ich habe eine Patientin, die durch einige Gaben immer sehr schnell von ihren heftigen Ohrenschmerzen befreit wird. Sie verträgt weder Hitze noch Sonnenschein, weshalb man sie beim Spazierengehen immer nur mit einem Sonnenschirm und ihrem großen, altmodischen Sonnenhut sieht.

Subakute Mittelohrentzündung

HEPAR SULFURIS wird bei einer ganz bestimmten Art von Ohrenschmerzen benötigt. Es handelt sich hierbei um eine subakute Otitis media. Das Trommelfell ist nahe dem Reißen, die Schmerzen sind so heftig, daß der Patient fast wahnsinnig wird. Kalte Luft, kalte Zugluft und frische Luft verschlechtern. Nachts sind die Schmerzen schier unerträglich. Das einzige, was etwas hilft, ist Ohr und Kopf in einen warmen Schal einzuwickeln. Hierin ähnelt es CHAMOMILLA, allerdings ist der CHAMOMILLA-Patient viel unausstehlicher und läßt sich zu heftiger Raserei und Wutausbrüchen hinreißen. Der HEPAR-Patient hingegen wird vor Schmerzen beinahe ohnmächtig.

Rezidivierende akute Otitis media

In Fällen von akuter Otitis media sollte man auch an FERRUM PHOSPHORICUM denken. Ich hatte einmal ein zwölfjähriges Mädchen in Behandlung, das innerhalb von zwei Jahren sechsmal an akuten Ohrenschmerzen erkrankte. Ihr Trommelfell war bereits zwei- oder dreimal eingeritzt worden. Kalte Luft verschlimmerte die Ohrenschmerzen. Die Haut war heiß und trocken, die Wangen rot, die Augen halbgeschlossen – ein BELLADONNA ähnlicher Zustand. Bei jedem Anfall kam Nasenbluten. FERRUM PHOSPHORICUM C 12 wurde gleich zu Beginn eines Anfalls gegeben und brachte ihn innerhalb von 12 bis 24 Stunden zum Stillstand. Ich hatte sie drei Jahre lang in Behandlung. Jedesmal wenn sich ein Anfall näherte, halfen ihr einige Gaben dieses Heilmittels. Als sie das letzte Mal bei mir war, hatte sie bereits seit 18 Monaten keinen weiteren Anfall mehr gehabt. Bei einem drohenden Abszeß des Mastoids ist CAPSICUM ein wichtiges Mittel. Nachts verschlechtern sich die Ohrenschmerzen, über dem Mastoid finden sich Röte und Blutüberfülle, die Wangen sind rot und kalt. Mit diesem Heilmittel konnte ich schon verschiedene Male eine Operation des Mastoids verhindern. CAPSICUM hat eine ganz besondere, spezifische Wirkung auf die Innenohrknochen und das Mastoid.

Drohender Abszeß des Mastoids

Ich habe nur einige der gebräuchlichsten Heilmittel aufgeführt, die bei den verschiedensten Menschen Ohrenschmerzen beseitigen können. Ich muß noch einmal betonen, daß es in der Homöopathie keine Spezifika gibt. Jeder einzelne Fall muß individuell beobachtet werden. Wenn Sie alle Besonderheiten und einzelnen Symptome sorgfältig beobachten und sammeln, werden sie erfolgreich ernsthafte Beschwerden, wie z.B. andauernde Invalidität als Ergebnis schlecht behandelter Ohrenschmerzen, verhindern können. Ich hoffe, daß ich zu einem späteren Zeitpunkt noch etwas über chronischen Ohrenfluß und seine erfolgreiche homöopathische Behandlung sagen kann.

KINDER – BEHANDLUNG VON ENTWICKLUNGS-STÖRUNGEN

An einem Sonntagmorgen wurde die Wirtin einer gehobenen Pension im West End in aller Frühe durch das ständige Klingeln des Haustelefons aus dem Schlaf gerissen. Am anderen Ende der Leitung war diejenige Dame unter ihren Pensionsgästen, mit der es immer am meisten Ärger gab. Sie verlangte und bestand darauf, daß Dr. XYZ sofort geholt werden müsse, da sie sich sehr krank fühle. Die Pensionswirtin kannte den Namen allerdings nicht und fragte daher, um wen es sich dabei handele. „Können Sie sich denn gar nicht mehr erinnern? Es handelt sich um den Arzt, über den ich gerade in dem Buch aus der Leihbücherei gelesen habe. Es ist jetzt sehr dringend, außerdem gefällt mir sein Name. Kurz und gut – er muß so schnell wie möglich kommen," lautete die Antwort.

Wut, Raserei und Totschlagsgelüste

Nun wurde der Dame erklärt, daß es sich hierbei nur um einen erfundenen Namen handele und daß dieser Arzt gar nicht existiere. Aber es nützte alles nichts – durch den Widerspruch wurde die Mieterin Miss B. nur immer wütender und wütender. Um sie zu beruhigen, suchte man schließlich aus dem Telefonbuch einen Arzt heraus, der einen ziemlich ähnlichen Namen hatte. So erhielt also ein höchst erstaunter Arzt in aller Frühe einen Anruf mit der Bitte um einen Hausbesuch bei dieser Dame. Als er dann das Haus erreicht hatte und an die Zimmertür klopfte, wurde er zu seiner Überraschung von der Patientin mit einem Feuerhaken begrüßt, wobei sie drohte, sie würde ihn umbringen. Als Arzt kannte er sich natürlich mit dem Innenleben der Menschen aus, mit den Verwirrungen eines kranken Geistes hingegen war er überfordert. Um sein Leben zu retten, floh er daher schnell in das Schlafzimmer der Dame und verriegelte die Tür. Die Patientin wütete weiter im Zimmer und zertrümmerte Möbel und andere Gegenstände. Der Arzt versuchte indessen, durch Rufen aus dem Fenster, die Aufmerksamkeit irgendeines Passanten, die sonntagmorgens auf einem ruhigen Platz natürlich rar gesät sind, auf sich zu ziehen. Endlich wurde ein Polizist geschickt, so daß der Arzt aus seiner peinlichen Lage befreit werden konnte. Das arme verwirrte Fräulein wurde in Gewahrsam genommen und dann in ein privates Heim eingewiesen, in dem alle Möglichkeiten zur Behandlung geistig verwirrter Menschen bestanden. Es stellte sich heraus, daß diese ältere Dame schon seit frühester Kindheit unter ähnlichen Anfällen von Wut und Raserei litt, die meistens ohne jegliche Vorwarnung auftraten. Wenn sie z.B. mit ihrem Kindermädchen unterwegs war, konnte es passieren, daß sie sich plötzlich auf die Straße warf, mit den Füßen stieß, schrie und kreischte. Sie mußte dann festgehalten werden und wurde oftmals als kämpfende, kreischende Furie mit Hilfe eines Polizisten oder eines Taxis nach Hause gebracht. Sie wurde in keiner Weise unterdrückt, es war ihr erlaubt so weiterzumachen und sich zu benehmen, wie sie wollte. Ich nehme an, daß ihre Eltern sich um ärztlichen Rat bemühten und bestimmt nur zu hören bekamen, daß es sich mit der Zeit schon auswachsen würde! Das tat es dann allerdings nie. Als junges Mädchen schockierte sie die vornehme Gesellschaft des späten viktorianischen Zeitalters beim Lunch oder Dinner mit ihren Wutanfällen, so daß sie schließlich zwangsweise in ein Heim geschickt wurde. Wenn sie schon als Kind homöopathisch behandelt worden wäre, hätte man ihr selbst, ihren Eltern und Nachbarn viele Sorgen ersparen können. Das ist nicht nur so dahin gesagt und keinesfalls eine übertriebene Behauptung.

Tuberculinum bei tobsüchtigen Kindern

Lassen Sie mich von einigen ähnlichen Fällen berichten, mit denen ich zu tun hatte und die erfolgreich behandelt wurden. Das zweite Kind eines Elternpaares aus der gehobenen Arbeiterklasse war ein unleidliches, schlechtgelauntes kleines Würmchen, obwohl es erst ein Jahr alt war. Man sah sie niemals lächeln, sie wollte mit niemandem spielen und verschaffte sich mit heftigen Zornesausbrüchen Luft. Sie stieß mit den Füßen, brüllte, und niemand, nicht einmal ihr Vater, konnte sie bändigen. Nie tat sie das, was man ihr sagte. Je älter sie wurde, desto schlimmer wurden ihre Wutanfälle. Ich versuchte, ihr gut zuzureden und ihren Eltern durch Ratschläge zu helfen. Aber weder sanfte Worte noch Härte bewirkten irgendeine Veränderung. Sie blieb ein „schwieriges Kind". Ihr älterer Bruder, ein friedlicher und zufriedener Junge, versuchte ebenfalls sie zur Vernunft zu bringen. Die kleine Christine aber wollte auf niemanden hören und behielt ihre üblen Launen bei. Dies alles trug sich schon vor vielen Jahren zu, aber ich besann mich damals auf ähnliche Fälle, über die ich in den Arzneimittellehren gelesen hatte. Ich schlug deshalb der Mutter vor, vorausgesetzt sie wäre einverstanden, ihre Tochter von ihren Wutanfällen zu heilen. Über diesen Vorschlag war sie nur allzu erfreut, und so bekam die kleine Christine mehrere Male TUBERCULINUM C 30, 1 x wöchentlich. Schon nach der ersten Gabe zeigte sich eine Veränderung. Nach einigen Wochen begann das zuvor so unleidliche, schlechtgelaunte Kind zu lächeln anstatt finster dreinzuschauen, den Kopf wegzudrehen oder gar mit den Füßen zu treten. Sie entwickelte sich zu einem gutgelaunten, zufriedenen Kind. Bei den leisesten Anzeichen für einen Rückfall in ihre früheren Launen, bekam sie eine weitere Gabe TUBERCULINUM. Ihr Eltern waren jedenfalls äußerst dankbar. Ihre Mutter betonte immer wieder, mit Tränen in den Augen, welch wunderbarer Wandel von einem unausstehlichen kleinen Mädchen in ein zufriedenes, folgsames Menschenkind von diesen kleinen Pillen bewirkt worden war. Ich habe den Werdegang dieses kleinen Mädchens über viele Jahre verfolgen können, so lange bis ihre Eltern aus meiner Nachbarschaft wegzogen. Eine Wiederholung des Mittels war oft monatelang nicht nötig. Das alte Übel war beseitigt worden.

Nun zu einem weiteren Fall: Eines Tages hörte ich in der Klinik, daß in einem Nebenraum große Unruhe herrschte, lautes Streiten tönte herüber. Schließlich ging die Tür auf, und es erschien eine junge Engländerin, die sich größte Mühe gab, ihre beiden Zwillingstöchter zur Behandlung hereinzubringen. Sie waren noch nicht einmal zwei Jahre alt, aber hatten schon einen genauso festen Willen wie ihre Mutter. Sie wollten weder hereinkommen, noch die Ärztin im weißen Kittel sehen. Sie waren anglochinesischer Herkunft, hatten hübsche, mandelförmige Schlitzaugen und rosa Bäckchen auf einem olivfarbenem Teint. Sie kamen gerade aus dem Carshalton Hospital, wo sie wegen einer schweren Rachitis monatelang behandelt worden waren. Mischlingskinder von anglochinesischen oder anglonegroiden Eltern vertragen unser Klima oftmals nicht sehr gut, auch wenn sie bereits hier geboren wurden. Ihre Knochen scheinen sehr weich zu sein und verbiegen sich leicht. Die schlimmsten Fälle von Rachitis habe ich in jüngster Zeit bei Kindern gesehen, deren Vater ein Schwarzer oder ein Chinese und deren Mutter Engländerin waren. Die Zwillingsmädchen waren, wie es oft bei so hübschen Kindern passiert, in Carshalton von den Schwestern verwöhnt und verhätschelt worden, so daß sie jetzt gar nicht mehr zu bändigen waren. Die Mutter zog nun, mit einem Kind an jeder Hand, in die eine Richtung und die kleinen Mädchen zogen in die andere Richtung. Sie protestierten lautstark. Das nächste, was ich sah, war, daß beide Kinder auf dem Boden lagen, mit den Beinen in der Luft. Sie traten und kreischten; niemand konnte bei diesem Lärm zu ihnen durchdringen. Es war unmöglich, an diesem Tag noch irgendetwas mit diesen beiden Rangen anzustellen. Ich besorgte TUBERCULI-

NUM C 30 und gab es jedem der beiden laut schreienden Kinder auf die Zunge. Es war schon ein Kunststück, an diesen wild tretenden Beinen vorbeizukommen. Das Krankenhaus hatte offensichtlich einen besonders günstigen Einfluß auf die Kraft der unteren Extremitäten ausgeübt, so daß sie jetzt verstärkt Unheil anrichten konnten.

Schließlich wurden die Kinder von einer schweißgebadeten Mutter unter vielen Entschuldigungen hinausgeschleppt und in den Kinderwagen verfrachtet. Es verging eine Woche. Dann öffnete sich wieder die Tür und herein kamen Hand in Hand zwei winzigkleine Püppchen und ließen sich, ohne einen Mucks von sich zu geben, untersuchen. TUBERCULINUM hatte die kleinen Teufelchen der vorigen Woche besänftigt. Ihr ganzer Charakter besserte sich und ähnliche Auftritte fanden nicht mehr statt. Sie bekamen TUBERCULINUM in einer Art Kur mehrere Monate lang verabreicht. Sie blieben kleine Schlingel, die immer Unfug im Kopf hatten. Es machte ihnen Spaß, den Besen mit Marmelade einzuschmieren, das Tischtuch herunterzuziehen, sobald es für das Essen aufgelegt wurde, in die Schränke zu klettern und Zucker, Seife und Salz zu vermischen. Sie führten ständig etwas Neues im Schilde, von ihren Wutanfällen hingegen waren sie geheilt. Ihre Mutter war sehr fruchtbar und brachte jedes Jahr ein neues Baby zur Welt. Ich habe fünf oder sechs ihrer Kinder behandelt und dabei interessanterweise festgestellt, daß jedes der Kinder mit ungefähr 18 Monaten diese schrecklichen Wutanfälle bekam. Aber bei allen legten sie sich nach einigen Gaben TUBERCULINUM wieder. Die Kinder wurden nicht geschlagen, sie waren keiner Langzeitbehandlung oder der Beobachtung in einer heilpädagogischen Klinik ausgesetzt. Sie beruhigten sich allein nach der Einnahme von TUBERCULINUM.

Manchmal ist es sehr schwer, einer liebenden Mutter das Zugeständnis zu entlocken, daß ihre Kinder, besonders die Jungen, an heftigen Wutanfällen leiden. Oftmals muß man warten, bis man das Kind selbst bei einem Wutanfall erlebt. Ich erinnere mich an eine Mutter, die nach einer Pause von nahezu sechzehn Jahren noch einmal einen Jungen bekam. Natürlich drehte sich nun alles um ihn. Als er vier Jahre alt war, wurde es sehr schwierig, mit ihm zurechtzukommen. Während seine Mutter von bestimmten Szenen erzählte, stand er ganz ruhig und engelsgleich daneben und musterte mich mit klugen Blicken. Er hätte z.B. einen völlig vernünftigen Eindruck gemacht, woraufhin sich dann seine Mutter entschloßen hätte, mit ihm in den Park zu gehen. Dort hätte er dann eine Weile gespielt und dann plötzlich, ohne einen ersichtlichen Grund, hätte er einen seiner

Anfälle bekommen, geheult, gekreischt, sich auf den Boden geworfen und sie vor allen Leuten blamiert. Die Nachbarn würden ihr schon vorwerfen, daß sie ihn grausam behandeln würde, obwohl sie ihm gar nichts getan hatte. Sie würde ihn z. B. zum örtlichen Fürsorgeamt oder zum Krankenhaus mitnehmen und dort würde dann wieder das gleiche passieren: er schrie, stieß mit den Füßen und schlug nach seiner Mutter, so daß die Mutter in ihrer Hilflosigkeit den Tränen nahe war und ihn nirgends mehr mit hinnehmen konnte. Er war ein dünnes, winziges Kind mit blonden Haaren, blauen Skleren, roten Lippen, erdbeerfarbener Zunge und starkem Haarwuchs zwischen den Schulterblättern entlang der Wirbelsäule. Sie wußte nicht mehr, was sie mit ihm machen sollte. Er bereitete ihr großen Kummer und Ärger. So wie ich es eben beschrieben habe, entsprachen seine körperlichen Merkmale TUBERCULINUM. Dazu paßten auch die geistigen Symptome unkontrollierbarer Wut. Ich tröstete die Mutter, so gut ich konnte und versicherte ihr, daß ihr Junge geheilt werden würde. Es ist jetzt schon fast überflüssig zu erwähnen, daß es uns gelang, mit einigen unregelmäßig verabreichten Gaben TUBERCULINUM, zusammen mit zweiwöchentlichen ultravioletten Bestrahlungen, den Jungen in einen normal gelaunten, zufriedenen Menschen zu verwandeln. In Allen's MATERIA MEDICA finden wir die Symptome, die als erstes auf dieses Mittel hindeuteten:

„Mag es nicht, von Leuten gestört zu werde; Zittern der Hände."

„Erregt sich äußerst heftig; persönliche Abneigung wurde fast zur Manie."

„Nichtigkeiten riefen heftigen Ärger hervor und konnten nicht abgeschüttelt werden."

„Sehr reizbar, wollte kämpfen; zögert nicht, etwas nach irgendjemanden zu werfen, sogar ohne Grund."

Ich hatte noch einen weiteren Jungen in Behandlung, der sich für gewöhnlich unter den Tisch warf, heftig mit den Füßen um sich trat und schrie und schrie. Immer wieder hatte er den Tisch mit dem ganzen Geschirr darauf umgeworfen. TUBERCULINUM setzte diesen Anfällen rasch ein Ende.

Widerspenstigkeit

Es gibt ein anderes Symptom, das mich immer veranlaßt einem Kleinkind TUBERCULINUM zu geben. Es zeigt sich folgendermaßen: ich biete dem etwas über ein Jahr altem Baby eine nicht arzneiliche Tablette aus Milchzucker an. Man versucht es mit gutem Zureden und lockt es mit „Schau mal, eine Süßigkeit für Dich!", aber das Kind weigert sich die Tablette zu nehmen. Wenn man nun dem Kind die Süßígkeit auf die Zunge gibt, wird es sofort widerspenstig, weigert sich, sie zu schlucken und spuckt sie aus. Die Mutter versucht es, aber es beißt die Zähne zusammen. Falls sie es doch schafft, die Tablette in den Mund zu bekommen, wird diese wütend wieder ausgespuckt. In so einem Fall kann man ziemlich sicher sein, daß das Mittel der Wahl TUBERCULINUM heißt. Schon nach einigen wenigen Gaben wird das Kind lammfromm sein und die Neigung zu solchen Anfällen wieder verlieren.

In den letzten zehn Jahren habe ich eine große Anzahl von Kindern zwischen ein und fünf Jahren, oder auch älter, behandelt, die alle die oben aufgezählten Symptome aufwiesen. Ausnahmslos allen konnte mit TUBERCULINUM C 30 geholfen werden. Diese Wutanfälle können zum Zeitpunkt des Zahnens auftreten, manchmal auch erst etwas später. Nicht immer konnte ich herausfinden, ob es eine tuberkulöse Vorgeschichte bei einem Mitglied der Familie gab, ich mußte aber davon ausgehen, daß es dann in dieser Familie eine tuberkulöse Tendenz gab. In den ärmeren Schichten weiß man oftmals nicht viel über die Mitglieder der eigenen Familie, selbst wenn es sich nur um eine Generation vorher handelt. Einige ziehen es auch vor zu lügen und wollen einfach nicht die Wahrheit sagen. Aber bei einem hohen Prozentsatz der Fälle habe ich festgestellt, daß es Tuberkulose in der Familie gab. Kinder mit solcher Art geistigen Durchgedrehtseins reagieren besonders gut auf TUBERCULINUM, benötigen aber oftmals später noch weitere Mittel. Eine ganze Zeitlang wird dieses Heilmittel für sie aber sehr hilfreich sein. Es kommt auch vor, daß einige Kinder allein durch TUBERCULINUM wieder kräftig und gesund werden, mit einem normalen Maß an Aufsässigkeit, was sie aber nicht unkontrolliert werden läßt.

Tuberculinum will dich umbringen

Vor zwei Jahren kam ein 9 oder 10 Jahre altes Mädchen zu mir, das nachts schnarchte und dessen Mutter wissen wollte, ob ihre Tochter vergrößerte Rachenmandeln und Polypen hätte. Sie war mit ihrer Tochter bereits in vier verschiedenen HNO-Kliniken gewesen, aber kein Arzt hatte das Mädchen bisher überreden können, ihren Mund zum Untersuchen zu öffnen. Ich bemerkte, daß sie nicht besonders gut ernährt schien. Es ging dann auch soweit alles gut, wir unterhielten uns wie Freunde, bis ich sie bat, mich doch einmal in ihren Mund schauen zu lassen. Sofort wurde sie von panischer Angst erfaßt. Sie ließ sich überhaupt nicht mehr beruhigen, kreischte und schrie. Vier Erwachsene mußten sie schließlich festhalten, sie warf sich auf den Boden, riß dabei zwei Erwachsene mit um, Stühle und Tische flogen in alle Richtungen. Ihre Augen wurden ganz glasig und sie schrie immerfort: „Ich bringe dich um, ich bringe dich um!“ Ich sah zu, daß ich außer Reichweite der um sich tretenden Beine

Zwang erzeugt Panik beim Tuberculinum-Kind

kam und ließ mir etwas TUBERCULINUM 30 bringen. Nur unter vereinten Anstrengungen gelang es schließlich ihr eine Tablette zu geben. Die erste Tablette wurde mit aller Kraft wieder ausgestoßen und landete auf dem Fensterbrett; die zweite war erst nicht mehr zu sehen, wurde dann aber ausgespuckt und verschwand in einer Ecke; die dritte wurde fest im Mund plaziert, dann wurden Mund und Nase zugehalten, so daß sie sie schließlich schlucken mußte. Sie war völlig erschöpft. Wir waren allerdings genauso erledigt und sahen sie mit einer gewissen Erleichterung wieder von dannen ziehen.

In der nächsten Woche erschien sie dann wieder. Als ich ihr den Spatel in den Mund steckte, gab sie keinen Laut von sich und ließ mich sie in Ruhe untersuchen. Ich konnte kaum glauben, daß es sich um dieselbe spuckende, wütende Wildkatze der vorigen Woche handeln sollte. Da ihre Mandeln septisch entzündet waren und damit Fremdkörper waren, die eine schädliche Wirkung ausübten, wurde ihr eine Operation empfohlen. Ich habe dann später erfahren, daß sie sich nicht mehr so aufgeführt hat, wie sie es tat, bevor sie TUBERCULINUM erhielt. Fügen Sie also folgendes Symptom der oben angeführten Liste hinzu:

„Unvernünftige Panik bei einem Kind während einer medizinischen Untersuchung oder bei Fremden – TUBERCULINUM."

Im folgenden Fall geht es um ein weiteres schwieriges Kind, mit etwas anderen Symptomen, das auch wieder mit TUBERCULINUM geheilt wurde. Ich verwendete allerdings eine andere Zubereitung, nämlich TUBERCULINUM KOCH. Es sind verschiedene Tuberkuline erhältlich, aber sie alle helfen bei „tuberkulinischen" Kindern und ich benutze sie so, wie ich sie gerade da habe.

Dieses fünfjährige Mädchen kam im September 1936 mit folgenden Vorgeschichte zu mir: sie war ein zartes Kind, „nächtliches Schreien" kennzeichnete ihre Säuglingszeit, Anfang 1934 wurde eine vergrößerte Drüse in ihrem Nacken festgestellt. Sie wurde ins Krankenhaus gebracht, wo ihre Drüse operiert wurde. Eine Notoperation wurde erforderlich durch eine sich zuspitzende Infektion des Mastoids. Seit der Operation litt sie unter häufig wiederkehrenden Fieberanfällen, die ungefähr alle sechs Wochen mit Erbrechen auftraten. Sie hatte typische Attacken von Azidose. Die Wunde am Mastoid war nie richtig ausgeheilt. An der Basis war immer noch eine Fläche von fast 2,5 cm sichtbar, die mit einer Fistel zum tiefer liegenden Gewebe des Ohres führte. Die Narbe an der Halsdrüse machte einen ungesunden Eindruck und wies typische Faltenbildungen auf. Das Kind war auf eine strenge, fettfreie Diät, mit fettarmer Milch, gedämpftem Gemüse, dunklem Brot, Kartoffeln,

Kopfsalat und Getreidepudding mit Pflaumensaft gesetzt. Trotzdem kehrten die Brechanfälle immer wieder.

Zur Familiengeschichte: die Mutter war als junge Frau sechs Monate aufgrund einer frühen, prätuberkulösen Schwäche in Margate (Anm.:engl.Badeort) gewesen.

Eine Diät versagte, doch Tuberculinum half

Psychologisch gesehen wies das Mädchen ausgeprägte Schwierigkeiten auf. Es war überaus nervös, streitlustig und widerspenstig, immerzu mußte es widersprechen. Es war ein absolutes „Nein-Kind" und tat immer das Gegenteil von dem, was man ihm sagte, war unruhig und zappelig. Während sie in meinem Zimmer war, spielte sie – obwohl ihre Mutter sie gebeten hatte, es nicht zu tun – so lange an der Jalousie herum, bis sie sie kaputt gemacht hatte. Sie ging an alle meine Schubladen, holte Gegenstände heraus, warf mit ihnen herum, guckte sich eine Minute lang Bilderbücher an und warf sie beiseite. Sie wollte sich nicht untersuchen lassen und weigerte sich, sich auszuziehen. Einmal mußte man ihr gut zureden, dann wieder mit ihr schimpfen. Sie konnte sehr eigensinnig und halsstarrig sein. Ihre Mutter sagte, daß sie Zuwendung brauche und anschmiegsam sei. Sogar wenn ich mit ihrer Mutter sprach, sprang sie dauernd herum, quietschte und machte Krach. Sie hatte eine blasse Hautfarbe und war ein dunkles, dünnes Kind. Sie war ständig hungrig, wurde aber nicht dick. Im Krankenhaus war es sehr anstrengend mit ihr gewesen. Sie machte jedesmal, wenn ihre Wunden nach den Operationen verbunden wurden, einen riesigen Aufstand. Sie war äußerst schamhaft, mochte keine Badeanzüge, war ungeduldig und hatte große Angst vor Hunden. Sie wog 17,25 kg. Sie bekam TUBERCULINUM KOCH C 30 und schon bald zeigten sich wesentliche Veränderungen.

Einen Monat später hatte sie schon ein Pfund zugenommen, hatte weder Kopfschmerzen noch Übelkeit gezeigt, keine Fieberanfälle, und trotz normaler Kost war keinerlei Erbrechen mehr aufgetreten. Die Wunde des Mastoids war zugeheilt, was innerhalb der letzten zweieinhalb Jahre noch nie vorgekommen war. Das nächtliche Schwitzen hatte aufgehört, obwohl ihr immer noch schnell heiß wurde, wenn sie sich aufgeregt hatte oder herumgerannt war. Morgens nach dem Schlafen war ein starker Körpergeruch in ihrem Zimmer wahrnehmbar. Ihre Verstopfung – ein altes Leiden – hat sich wesentlich gebessert.

8. Dezember 1936. Sie regt sich nicht mehr so schnell auf. Früher konnte sie vor einer Reise kein Frühstück herunterbringen, jetzt nimmt sie eine richtige Mahlzeit zu sich. Meiner Sekretärin fiel auf, wieviel ruhiger sie jetzt ist, während sie im Wartezimmer sitzt. Sonst

hatten sich die anderen Leute immer über sie aufgeregt, weil sie so unruhig war, die Leute ärgerte und ständig hinaus und herein lief. „Sie war zuerst ein wirklich unmögliches Kind!“ meinte meine Sekretärin. Jetzt aber saß die Kleine ruhig da, guckte sich ziemlich lange Bücher an und störte niemanden mehr.

Bei weiterhin normaler Kost nahm sie seit September 2,7 kg zu. Katarrh, Erbrechen und Fieberanfälle traten nicht mehr auf. Über dem Mastoid hatte sich eine kräftige, gesunde Narbe gebildet. TUBERCULINUM KOCH wurde weiter gegeben.

2. Februar 1937. Seit September 1937 hat sie 4,3 kg zugenommen. Sie regt sich nicht mehr so leicht auf und hat jetzt keine fieberhaften Erkältungen mehr, obwohl sie Mitte Dezember erkältet war.

29. März 1937. Sie leidet an starker Verstopfung und bekommt deshalb Kleie und Agar-Agar. Übelriechender Schweiß tritt nicht mehr auf. Im großen und ganzen geht es ihr sehr gut. Sie hat zugenommen, hat keine Angst mehr vor der Dunkelheit oder vor Hunden. Sie ist viel ruhiger geworden und ist nicht mehr so streitsüchtig.

18. Juni 1937. Im Frühjahr litt sie häufig unter Erkältungen. Fieberanfälle, Erbrechen und nächtliches Schwitzen traten nicht mehr auf. Sie friert sehr leicht, hat Schweißfüße und erkältet sich, wenn sie überhitzt ist. Sie neigt immer noch dazu, zu widersprechen, ist ängstlich und bricht ohne ersichtlichen Grund in Tränen aus. Seitdem sie gegen Pocken geimpft wurde, geht es ihr schlecht. Das Krankheitsbild entspricht nicht mehr TUBERCULINUM. Aufgrund des Fußschweißes, der Ängstlichkeit, der wiederkehrenden Erkältungen durch Überhitzung und als Antidot gegen die Pockenimpfung erhält sie jetzt das komplementäre (ergänzende) Heilmittel SILICEA 30.

Silicea - ein Antidot gegen die Pockenimpfung

15. September 1937. Sie hat in einem Jahr 5 kg zugenommen und wiegt jetzt 22,3 kg. Die Verstopfungsneigung ist verschwunden, so daß sie jetzt wieder alles essen kann. Immer noch wird sie von plötzlicher Müdigkeit überfallen. Sie hat Schatten unter den Augen und während des Schlafes ist ein starker Körpergeruch bemerkbar. Während des Sommers hat sich wieder eine Halsdrüse vergrößert. Sie ist nicht mehr so oft und regelmäßig krank und regt sich nicht mehr so leicht auf. Die Narbe am Mastoid sieht gesund aus.

Das Kind wird immer noch regelmäßig behandelt, aber ihre geistigen Symptome sind wesentlich besser geworden. Das Zusammenleben mit ihr ist jetzt erträglich geworden und wird von ihren Eltern und Verwandten nicht mehr als Belastung empfunden. Sie ist viel folgsamer und nicht mehr so zappelig und unruhig. Von den Wutanfällen und Zornesausbrüchen wurde mir erst bei der zweiten Konsultation berichtet, als sie schon praktisch nicht mehr vorkamen. In der Schule kommt sie jetzt gut mit, seit Ostern 1937 hat sie kaum noch gefehlt. Sie bekommt jetzt wieder TUBERCULINUM KOCH 1 M.* Mit der homöopathischen Behandlung hat sich dieses Kind bemerkenswert gut entwickelt. Sie hat beträchtlich zugenommen, ist aufgeweckt, fröhlich und weiß sich gut zu benehmen. Von dem schwächlichen, schwierigen und reizbaren Kind, das sich noch vor einem Jahr zeigte, trennen sie jetzt Welten. Besondere Anwendungen während der Genesung wurden nicht vorgenommen. Sie konnte in ihrer gewohnten Umgebung bleiben, der einzige Unterschied bestand in der regelmäßigen homöopathischen Behandlung.

Zur Behandlung schwieriger Kinder eignet sich TUBERCULINUM ganz hervorragend. Es gibt natürlich auch andere Arten von Kindern und andere Heilmittel, die genauso wirksam sind, wenn sie homöopathisch angezeigt sind.

Vor einigen Jahren wurde ein ungefähr dreijähriges Mädchen in meine Praxis gebracht, das unter Verstopfung litt. Sie war ein molliges, blondes Kind und machte es mir äußerst schwer, sie zu untersuchen. Sie kreischte und wollte nicht angefaßt werden. Ihre Augen wurden ganz glasig und sie schrie: „Ich ziehe mich nicht aus, ich ziehe mich nicht aus. Ich haue Dich, ich sag' alles meinem Papi!" Es wurden alle Überredungskünste eingesetzt, aber gegen Ende der Untersuchung schrie sie wieder und protestierte aus vollem Halse. Obwohl ihr Naturell ganz dem Temperament eines TUBERCULINUM-Kindes entsprach, paßte ihr Körperbau nicht zu diesem Mittel. Man kann eben nicht nur auf ein Symptom hin ein Mittel verordnen. Ich habe bereits erwähnt, daß sie mollig und rund war. Sie war fast so breit wie lang und hatte eine blasse Hautfarbe. Sie war sehr hitzeempfindlich, konnte kein Fett vertragen und war sehr zärtlich zu den Menschen, die sie mochte. In all dem unterschied sie sich deutlich von der an Dresdner Porzellan erinnernden zerbrechlichen Anmut des TUBERCULINUM Typs. Nein, in diesem Fall kam nur PULSATILLA in Frage. Sie erhielt nun über einen längeren Zeitraum hinweg PULSATILLA und ihre Unruhe und ihre plötzlichen, unliebsamen Wutanfälle, die sogar schon die Nachbarn störten, wurden wesentlich besser. Inzwischen ist sie eine

* Gewicht am 8. Dezember 1937: 23,6 kg; Zunahme von weiteren 1,4 kg.

kleine, junge Dame von sieben Jahren, die weiß, wie man sich gut benimmt und die sich selbst viel besser unter Kontrolle hat.

Das Pulsatilla-Bild bei schwierigen Kindern

Wir haben zwar immer die Vorstellung, daß PULSATILLA ein ängstlicher und zurückhaltender Typ ist, aber wenn sich die PULSATILLA-Natur erst einmal richtig Bahn bricht, dann kann sie mindestens so gut toben und wüten wie jeder andere und ihren Eltern damit das Leben schwer machen. PULSATILLA-Kinder lassen sich sehr leicht einschüchtern, entwickeln unerklärliche Abneigungen gegen bestimmte Menschen, sind zappelig, unstet und ungewöhnlich empfindlich.

Ein anderes kleines Mädchen bekam jedesmal, wenn sie Ohrenschmerzen hatte, heftige Wutanfälle und weinte laut und hemmungslos. Sie wollte weder angefaßt werden noch ihr Ohr untersuchen lassen. Sie drohte ihrer Mutter, ihre Sachen zu packen und wegzulaufen, falls sie zuließe, daß diese gräßliche Ärztin sie untersuchte. Sie war zwar erst drei Jahre alt, aber dieser Kampf mit ihrem Eigensinn ging dann noch stundenlang so weiter, hinderte ihre Mutter am Schlafen und verärgerte die Bewohner der angrenzenden Wohnungen. Wegen der akuten Ohrenschmerzen (eine Mittelohrerkrankung) bekam sie erst einmal jede Stunde, dann in größeren zeitlichen Abständen PULSATILLA 1 M. Das Ohr wurde wieder gesund, so daß es nicht operiert werden mußte. Zusammen mit den Ohrenschmerzen verschwanden auch die durchdringenden Schreie und die Wutanfälle, so daß ich am nächsten Morgen auf ein reumütiges, artiges kleines Mädchen traf.

Sehr häufig beginnen solche Kinder zu treten, schreien und wüten, sobald sie eines Zahnarztstuhles ansichtig werden. Es kann auch schon im Wartezimmer losgehen.

Angst vor dem Zahnarzt

Durch TUBERCULINUM oder PULSATILLA, gelegentlich kommt auch ein anderes Mittel in Frage, wurden schon viele Kinder von ihrer panischen Angst vor dem Zahnarzt geheilt.

Anschließend blickten sie den Schrecken einer Zahnbehandlung tapfer entgegen.

Schwarze, kariöse Zähne

Da ich gerade von Zähnen rede – hierzu fällt mir ein junges Mädchen ein, das etwa fünfzehn Jahre alt war, als ich sie das erste Mal sah. Ihre Zähne waren schwarz geworden, kaum daß sie durchgebrochen waren. Sie waren weich und bröckelig. Das Mädchen litt häufig unter Zahnschmerzen und mußte daher sehr oft den Zahnarzt aufsuchen, wovor sie jedesmal Angst hatte. Das war aber noch nicht alles. Ihre Eltern machten sich Sorgen darüber, daß sie sich so wenig unter Kontrolle hatte. Man durfte sie nicht kritisieren, sie ließ sich sehr leicht durch tatsächliche oder eingebildete, geringfügige

Anlässe verunsichern. Sie war sehr empfindsam, konnte aber auch übellaunig und häßlich sein. Die ganze Welt war schlecht zu ihr und sie war beleidigt, wenn gar kein Anlaß dazu bestand. Sie konnte plötzlich aufbrausen und warf dann in ihrer Wut irgendwelche Sachen auf jeden, der sie wütend gemacht hatte, egal ob es ein Freund oder ein Fremder war. Alles vernünftige Zureden half nichts, es schien im Gegenteil immer schlimmer zu werden, je älter sie wurde. Ihre Eltern waren sehr besorgt darüber, wohin das noch führen sollte und befürchteten, daß sie durch ihre Wutanfälle noch zu irgendwelchen Verrücktheiten getrieben würde. Ich schlug vor, es mit homöopathischer Behandlung zu versuchen. Obwohl der Vater Chemiker war, blieben jegliche spöttische Bemerkungen aus. Durch STAPHISAGRIA C30 änderte sich der Zustand und das Temperament dieses unglücklichen, heranwachsenden Mädchens so rasch, daß sie schon zwei Tage nach der ersten Gabe ihrer Mutter ganz spontan anvertraute: „Die ganze Welt kommt mir plötzlich so anders vor. Seit gestern oder vorgestern sind auf einmal alle so nett und freundlich zu mir." Sie hatte nichts davon gewußt, daß sie ein Mittel wegen ihrer unkontrollierten Wutanfälle bekam, sie hatte gedacht, es wäre eine Arznei gegen Zahnschmerzen! Diese Besserung war keine kurzfristige, sondern hielt weiter an, bis sie ein rundum glückliches und zufriedenes Mädchen war, das für jeden Spaß zu haben war und das nun über die vielen kleinen Mißgeschicke und Unannehmlichkeiten des Lebens lachen konnte. Mir wird ganz anders, wenn ich daran denke, wohin ihre zügellosen Wutanfälle hätten führen können. So wurden nicht wieder gutzumachende Schäden verhindert.

Staphisagria und schwierige Kinder

Ich erinnere mich noch an ein weiteres Mädchen, das ich schon als Säugling in Behandlung hatte. Mittlerweile muß sie zwölf oder dreizehn Jahre alt sein. Sie hat das irische Temperament ihrer Mutter geerbt, und ich hatte oftmals große Schwierigkeiten mit ihr. Sie war jähzornig und ließ sich leicht erschrecken. Sie hatte Angst vor Schmerzen und konnte kein Blut sehen. Obwohl ihre Ohren eitrig waren, durfte man sie nicht berühren oder untersuchen, sie kämpfte, schrie und kratzte. Ihr Hals konnte nicht untersucht werden, ohne daß es vorher einen großen Aufstand gab. Jedesmal, wenn ich sie wegen einer der Kinderkrankheiten wie Keuchhusten, Masern, Scharlach besuchen mußte, graute mir davor. Jeder Besuch war eine Strafe, bedeutete Tränen, Kämpfe und Streit. Sie geriet dann außer sich vor Wut. Ich sehe sie immer noch vor mir, mit ihren heißen, scharlachroten, fiebrigen Wangen, ihren dunkelblauen Augen mit den großen, schwarzen Pupillen, dem dicken Wust dichtgelockter, blonder Haare, der ihren Kopf wie ein Heiligenschein umgab und durch keine Bürste gebändigt werden konnte. Sie stampfte trotzig mit den Füßen auf und wollte weglaufen: „Ich lasse meine Ohren nicht ausspülen!“ Drei Erwachsene mußten sie dann festhalten, damit ein großer Klumpen harten Ohrenschmalzes, durch den sie schon halb taub war, herausgespült werden konnte. Sie war ein richtiger kleiner „Wüterich“, geriet außer sich vor Wut und war unberechenbar in ihren Launen. Ich nahm mir allerdings nicht vor, sie von ihren unnötigen Zornesausbrüchen und dieser Neigung zu viel Theater um rein gar nichts zu machen, zu heilen. Vielmehr setzte ich mir zum Ziel, die konstitutionellen Schwächen dieses Kindes, die eindeutig tuberkulöser Natur waren, zu beseitigen. Jede Nacht hustete sie. Sie erkältete sich sehr leicht, wobei jedesmal die Lungen in Mitleidenschaft gezogen wurden. In ihrem Brustkorb hörte man feuchte, rasselnde Geräusche. „Ich rassel immer innen drin,“ so drückte sie selbst es einmal auf eine drollige Art aus. Ihre Eltern behandelten sie übervorsichtig, schützten sie vor jedem bißchen Zugluft, behandelten sie wie ein Treibhauspflänzchen und steckten sie in warme Wollkleidung. Sie trug die dicksten, doppelt genähten Flanellsachen, die ich je gesehen habe – und trotzdem war sie immer schwach auf der Brust. Ich versuchte ihnen einige Vorzüge der Frei- und Frischluftbehandlung nahe zu bringen, aber gegen den irischen Dickkopf der Mutter kam ich nicht an. Ich brachte den Vater dazu, daß er im Garten ein Freilufthäuschen errichtete, worin die Kinder den ganzen Sommer über schlafen sollten. In der ersten Nacht, in der das Mädchen und ihr Bruder dort draußen schliefen, fiel der Junge aus der Hängematte und verletzte sich am Kopf. Natürlich gab die Mutter mir die Schuld daran, und die Kinder wurden wieder ins Haus verfrachtet. Wenn der Vater nachts die Fenster öffnete, kam die Mutter und schloß sie sofort wieder. In diesem Fall handelte es sich offensichtlich mehr um einen Fall von „schwieriger Mutter“ als um ein „schwieriges Kind“. Das kommt öfter vor, als man denkt. Man muß eigentlich nur die Eltern erziehen, dann werden auch die Kinder so erzogen werden, wie es eigentlich sein sollte. Ich habe oftmals festgestellt, daß ein Kind folgsam, lammfromm und viel zufriedener war, wenn es aus irgendeinem Grund von der Mutter getrennt wurde. Nachdem die Mutter bei einer Geburt gestorben war, entwickelte sich ein ausgesprochen eigensinniges Kind, das nunmehr bei seiner Tante aufwuchs, zu einem liebenswerten und engelsgleichen Wesen. Um aber wieder auf unser irisches Mädchen zu sprechen zu kommen: durch jahrelange, geduldige und vorsichtige Bemühungen konnte die Mutter endlich davon überzeugt werden

Überbeschützung stärkt die Krankheitsbereitschaft

Bei schwierigen Kindern die Eltern gleich mitbehandeln

- allerdings mit taktvoller Unterstützung durch den Vater -, daß frische Luft und Abhärtung für ein Kind die wichtigsten Abwehrmaßnahmen gegen Erkältungen sind, besonders wenn eine Neigung zu Auszehrung oder Schwindsucht besteht. Es wurden bei dem Mädchen Hauttests vorgenommen, die die Diagnose bestätigten. Sie bekam TUBERCULINUM, was aber ziemlich wenig ausrichtete. Wegen ihrer nächtlichen Hustenanfälle, die sich im letzten Teil der Nacht immer verstärkten und ihren Vater aufweckten, erhielt sie dann DROSERA. Und siehe da, es verschwanden nicht nur der Husten und die rasselnden Geräusche sondern auch, ohne daß man damit gerechnet hätte, ihre Zornesausbrüche.

Tuberculinum ist nicht das einzige Mittel bei schwierigen Kindern!

Aufgrund einer rechtsseitigen Bronchitis mit stechenden Schmerzen, die am frühen Morgen schlimmer erschienen, bekam sie dann später KALIUM CARBONICUM. Daraufhin entwickelte sie sich von dem ehemals schwierigen, temperamentvollen Kind zu einem Mädchen, dessen Wesen von Ruhe und Gelassenheit geprägt war. Als sie dann einmal wegen einer eitrigen Mittelohrentzündung von ihren Eltern aus dem Internat genommen und zur Behandlung zu mir gebracht wurde, ließ sie sich bereitwillig von mir das Ohr untersuchen und behandeln – lediglich ein paar stille Tränen kullerten über ihre Wangen. Ihr ganzes Wesen hatte sich zu ihrem Vorteil verändert. Ich lernte daraus, daß DROSERA – ein tuberkulinisches Heilmittel – ebenfalls gut für ungestüme Kinder geeignet ist, vorausgesetzt die restlichen Symptome passen auch. Nebenbei soll noch erwähnt werden, daß durch einige Gaben SILICEA das Ohr aufhörte zu eitern und das perforierte Trommelfell in weniger als einem Monat geheilt war. Lokale Anwendungen kamen nicht zum Einsatz, das Ohr wurde nur immer dann vorsichtig ausgetrocknet, wenn es Eiter absonderte. Dies hörte aber nach einigen Tagen ganz auf. SILICEA ist ein Mittel, das mit tuberkulösen Zuständen und septischen Zuständen eng verbunden ist. Bei der Behandlung von vereiterten Ohren ist es deshalb eine große Hilfe, vorausgesetzt die Eiterung ist nicht zu agressiv – in diesem Fall können andere Mittel passender sein. Um DAS HEILMITTEL zu finden, das wirklich allen vorhandenen Symptomen entspricht, müssen also auch septische Zustände genau und individuell beobachtet werden.

Weitere Beispiele zur Behandlung schwieriger Kinder

Eine tuberkulöse Veranlagung scheint ursächlich für das ungestüme Temperament vieler Kinder zu sein. Der TUBERCULINUM-Typ ist gerne bei kaltem Wind draußen, er liebt es, mit dem Sturm zu kämpfen. Die physischen Vorlieben sind eng mit den geistigen Eigenheiten verbunden. Es finden sowohl innerlich als auch äußerlich heftige Stimmungsumschwünge, Wutanfälle und Kämpfe statt. Die richtige Arznei wird sie zum Verschwinden bringen. Zur gleichen Familie zählt das Heilmittel PHOSPHORUS. Ein Mensch, der dieses Mittel braucht, ist ebenfalls ungestüm, gerät leicht in Wut, ist jähzornig, ängstlich und fürchtet sich vor vielen Dingen. Ich erinnere mich an einen Jungen, der als Nachkömmling ungefähr achtzehn Jahre nach seinen zwei Geschwistern geboren worden war und deshalb praktisch wie ein Einzelkind aufwuchs. Natürlich drehte sich nun alles um ihn. Leider war er ein sehr zartes Kind und wurde deshalb etwas überbehütet und verzogen. Er entwickelte sich daher zu einem ziemlich widerspenstigen Kind und hatte in der Schule etliche Schwierigkeiten. Wenn er von seinen plötzlichen Wutanfällen erfaßt wurde, dann war nichts mehr mit ihm anzufangen. Er redete nicht mehr, rannte aus dem Zimmer und schloß sich im Badezimmer ein, weil dies der einzige Ort in der Wohnung dieser einfachen Leute war, in dem er ungestört allein sein konnte. Er weigerte sich, wieder herauszukommen oder seiner Mutter zu antworten, die ihn anflehte, wieder vernünftig zu sein. Wenn er sich fürchtete, fing er an zu zittern, zu schreien und zu kreischen. Er hatte Angst vor Menschen, Angst davor, allein zu sein und Angst vor der Dunkelheit. Bei einem Gewitter wurde er fast verrückt vor Angst. Die Schule und seine Freunde waren ihm gleichgültig; er lernte nur dann, wenn er Lust dazu hatte. Er weigerte sich, zum Arzt oder zur Behandlung seiner Anämie in eine Bestrahlungsklinik zu gehen. Seine Mutter war schon völlig verzweifelt. Sie sollte ihn in eine Klinik für psychische Erkrankungen bringen, aber sie konnte ihn nicht dorthin bekommen. Als er aus seinem Versteck herausgezogen wurde, schlug er um sich, trat mit den Füßen und schrie. Schließlich erklärte er sich bereit, zu mir zu kommen. Er war jetzt zwölf Jahre alt und kannte mich seit seiner Babyzeit. Vielleicht kam ich ihm deshalb nicht so furchterregend vor wie ein völlig Fremder. Er war überdurchschnittlich klein, schlank und dünn, hellhäutig und rothaarig, sehr geräusch- und berührungsempfindlich und überaus zappelig; er konnte nicht stillsitzen. Er reagierte äußerst empfindlich auf Kälte. Er brauchte viel Zuwendung und wollte im Mittelpunkt stehen. Er entsprach so vollkommen dem PHOSPHOR-Typ, daß ich eigentlich gleich auf dieses Mittel kam. In den Krankenunterlagen sah ich dann, daß er früher schon mal PHOSPHOR bekommen hatte. Von seiner Mutter wurde mir berichtet, daß es ihm mit diesem Mittel nach ein bis zwei Wochen immer schnell viel besser ging. Er änderte sich völlig, war zufrieden, lernte und machte bereitwillig das, was ihm aufgetragen wurde. Seine nervösen Ängste verschwanden völlig. Zwei oder drei Jahre lang kam er dann in unregelmäßigen Abständen zur Behandlung und zwar immer dann, wenn ihn wieder eine „nervliche Krise“ erfaßt hatte oder wenn er sich in der Schule eigensinnig und widerspenstig aufgeführt hatte.

Das „schwierige“ Phosphor-Kind

Wenn ihm weiterhin mit kleinen Gaben PHOSPHOR geholfen wird, so wird er diese Krisen mit der Zeit überwinden. Soweit ich weiß, kommt er zur Zeit in der Schule gut zurecht; er wird jetzt richtig groß und kräftig. Ich wünschte, seine Mutter würde ihn regelmäßiger, mindestens einmal im Monat, zur Behandlung bringen. Aber sie ist eine einfache, viel beschäftigte Frau aus der Arbeiterschicht und ehe der Junge sich nicht widerspenstig aufführt, läßt sie die Dinge laufen. Für den Jungen selbst ist das natürlich eigentlich sehr schade. So wird seine sensible Natur früher oder später ganz von seinen plötzlich auftretenden, unerklärlichen Ängsten beherrscht werden. Er wird unter sich selbst zu leiden haben und immer das Sorgenkind seiner Mutter bleiben – es sei denn, ein kluger Arzt weiß ihm mit den Kräften, die ihm die Homöopathie zur Verfügung stellt, zu helfen.

Mit TUBERCULINUM und PHOSPHOR eng verwandt ist SILICEA, obwohl es in vielerlei Hinsicht wieder ganz anders ist. SILICEA kommt ebenfalls für Menschen mit einem schwierigen Charakter in Frage. Mir fällt dazu ein kleiner Jungen ein, der etwas mißgebildet aussah und der auch vom Charakter her etwas absonderlich war. Er war dünn, von weißer, fast kalkfarbener, durchscheinender Hautfarbe und hatte einen, besonders im Stirnbereich, stark vergrößerten Kopf. Der Schädel war nach oben spitz zugewachsen – der Junge hatte einen Hydrocephalus (Wasserkopf). Das Kind sah aus, als wenn er an Skrofulose (Anm.:= tuberkulöse Haut- und Lymphknotenerkrankung bei Kindern), wie sie ältere Ärzte früher oft erlebt haben, und Rachitis litt: er hatte einen aufgeblähten,

Wasserkopf Rachitis

Spätes Laufenlernen

vorstehenden Bauch und schwache Beine, vor allem die Fußgelenke waren davon betroffen. Ich erfuhr, daß er erst mit etwa 18 Monaten laufen gelernt hatte. Konstitutionell war er nicht nur rachitisch, sondern auch schwächlich, ängstlich, zurückhaltend und neigte dazu, allem aus dem Weg zu gehen und nichts mitzumachen. Wenn man mit ihm redete, wurde er böse, schrie, war dickköpfig und halsstarrig. Je freundlicher man mit ihm sprach, desto mehr schrie er, wobei er die ganze Zeit am Rockzipfel seiner Mutter hing. Er machte einen furchtbaren Aufstand, als sein Hals untersucht werden sollte. Er schrie und trat nicht so viel wie ein TUBERCULINUM-Kind, er hatte eine mehr dickköpfige und zurückhaltende Art. „Ich mache nicht, was Sie mir sagen." Sein Mund war fest zusammengekniffen, seine ganze Haltung drückte Widerspenstigkeit aus. Schließlich fing er leise an zu weinen. Monatelang sprach er bei den wöchentlichen Besuchen bei mir kein einziges Wort. Eines Tages wurde er dann plötzlich mutig. Um mir zu beweisen, daß er mir freundlich gesinnt war, schubste er mich und gab mir einen Klaps ins Gesicht. Anschließend war er dann aber doch sehr verlegen und während der nächsten Besuche weigerte er sich wieder, mit mir zu sprechen. Jedesmal wenn er kam, bestand er – allerdings schweigend – darauf, gewogen zu werden. Er ging dann nicht eher, bis sich die Schwester um ihn gekümmert hatte. Er neigte dazu, am Kopf und an den Füßen zu schwitzen. Im Sommer trat besonders übelriechender Fußschweiß und Verstopfung, die sich aber zusammen mit den anderen Symptomen wieder besserte, auf. Er haßte es, angefaßt zu werden, bekam Wutanfälle und stritt mit seinem älteren Bruder. Sein rechtes Trommelfell wies mehrere Perforationen auf; sein Sternum (Brustbein) war gefurcht, er hatte eine geflügelte Scapula (Schulterblatt). Er war ein rechtes Sorgenkind und konnte schon von Kleinigkeiten umgeworfen werden. Er war sehr kälteempfindlich. Er litt unter häufig wiederkehrenden Erkältungen und war, als ich ihn am 11. April 1935 das erste Mal sah, gerade an einer Mandelentzündung erkrankt. Er bekam SILICEA C 30 und das Mittel wurde, so oft es nötig war, wiederholt. Am 5. September 1935 trat eine Bronchitis auf, mit Kopfschweiß und feuchten Geräuschen in der Lunge. Eine Woche lang erhielt er dreimal täglich SILICEA C 30.

Silicea – ein Fall von Entwicklungsverzögerung

Im Dezember 1935 traten bei ihm schwere Erstickungsanfälle auf, deretwegen zuerst dreimal täglich ANTIMONIUM TARTARICUM C 30 und später, nachdem die Bronchitis aufgehört hatte, SULPHUR C 30 verabreicht wurde. Über Weihnachten bekam er einen würgenden Husten und fieberte mehrere Tage. Sobald er ins

Freie ging, erkältete er sich. Wegen des Hustens wurde ihm nachts ARSENICUM C 30 gegeben.

23. Januar 1936: er ist sehr nervös und etwas verängstigt. Am Anfang der Behandlung sträubte er sich mehrere Monate lang dagegen, gewogen zu werden. Sein Gewicht beträgt 20,5 kg (er ist jetzt sechs Jahre alt). Zwischendurch wurde ihm TUBERCULINUM C 30 gegeben, da es gut mit SILICEA kombiniert werden kann. TUBERCULINUM wurde ihm wöchentlich verabreicht. Es belebte ihn, lud seine Energien auf und bewirkte, daß er nicht mehr so nervös war. Sein Gewicht blieb allerdings unverändert.

Zum Kombinieren homöopathischer Mittel ist viel Erfahrung notwendig

Am 18. Februar zog er sich wieder eine Erkältung zu. Am 25. Februar erkrankte er an Masern. Anschließend litt er unter krampfartigen, würgenden Hustenanfällen, weswegen er eine einmalige Gabe DROSERA C 30 erhielt. Die Masern waren dann schon in weniger als einer Woche überstanden. Am 12.März bekam er wieder DROSERA C 30. Sein Gewicht betrug 20,5 kg. Trotz der Masern hatte er nicht abgenommen. In der darauffolgenden Woche nahm er 227 g zu und wog am 2. April 21,2 kg. In drei Monaten hatte er also 681g zugenommen. Am 23. April betrug das Gewicht 21,4 kg; er bekam ein weiteres Mal DROSERA C 30. Am 14. Mai wog er dann 21,7 kg.

Auf dem Spielplatz hatte er Angst vor anderen Kindern gezeigt, und das Schwitzen am Kopf hatte wieder eingesetzt. Er wurde wieder mit SILICEA C 30 behandelt. 9. Juli: er war einen Monat in Clacton und er hat kein Gewicht mehr zugenommen. Die Form seines Kopfes ändert sich allmählich; er selbst macht einen munteren und lebendigen Eindruck. Er wurde weiterhin mit wiederholten Gaben von SILICEA behandelt, bis er am 17. September 1936 das Gewicht von 22,9 kg erreichte. Trotz der Masern und der Bronchitis hatte er somit innerhalb von 8 Monaten über 5 Pfund zugenommen.

Durch SILICEA erholte sich dieser Junge allmählich wieder. Wir stellten fest, daß er sich weiterentwickelte, wuchs, weniger babyhaft war und sich für sich selbst einsetzen konnte. Er erschien ohne seine Mutter zur Behandlung und redete und schwatzte mit den anderen Kindern. Jetzt, mit nunmehr acht Jahren, ist sein Körper wohlproportioniert, und er hat in diesem letzten Jahr gut 3,6 kg zugenommen. Er erkältet sich nicht mehr so oft wie früher. Er sieht nicht mehr so durchscheinend aus und ist ein richtig unabhängiger junger Mann geworden. Sein Kopf ist zwar immer noch etwas spitz und ziemlich groß. Auch seine Haut ist nach wie vor sehr blaß und hell, aber in der Familie sehen sie alle so aus.

Wenn er nicht homöopathisch behandelt worden wäre, dann

wäre er selbst als erwachsener Mann immer noch ängstlich, gehemmt und unsicher gewesen – wenn er nicht schon vorher an den Folgen einer Bronchitis gestorben wäre. Er hätte weiterhin keinen Mut und kein Selbstvertrauen entwickelt, sondern wäre schwach, leicht verwirrbar und ängstlich darauf bedacht gewesen, nur ja nichts auf eigene Verantwortung zu tun. SILICEA ist eine wundervolle Hilfe, um Körper und Geist gleichermaßen aufzubauen und zu stärken.

Geistig und körperlich retardiert – das Barium-carbonicum-Kind

Wir werden jetzt die Familie der tuberkulinischen Mittel verlassen und uns einer anderen Gruppe zuwenden.

Ein Kind, das dem BARIUM-CARBONICUM-Typ entspricht, ähnelt sowohl in seiner äußeren Erscheinung als auch in seinem Wesen dem SILICEA-Typ. Es hat einen großen Kopf, einen großen Bauch, und dünne Beine. Häufig treten vergrößerte Drüsen und vergrößerte Rachenmandeln auf. Die Mandeln sind nicht septisch oder eitrig, sondern bei jeder Erkältung mehr allgemein entzündet und vergrößert. So ein Kind ist furchtbar scheu und versteckt sich hinter seiner Mutter. Schon als Baby versteckt es sein Gesicht hinter beiden Händchen, so als ob es Angst habe oder sich schäme. Es traut sich nichts zu, ist unentschlossen, schüchtern, hat Angst vor Fremden und will nicht mit anderen Kindern spielen. Es sitzt ganz allein in einer Ecke und ist die ganze Zeit über sehr weinerlich. Wir hatten so einen Jungen in Behandlung. Er war sowohl vom Wuchs als auch vom Geist her zwergenhaft. Wenn man ihn ansprach, antwortete er nicht. Als ich ihn zum ersten Mal sah, war er acht Jahre alt. Er konnte oder wollte nicht lesen – ich war mir nie ganz sicher, welches der wahre Grund war. Er guckte mich einfach nur mit seinen braunen Augen an und eventuell brachte er dann nach fünf Minuten, wenn überhaupt, ein gestammeltes Wort heraus. So ging es wochenlang, wenn er überhaupt antwortete, dann stotterte er dabei. In der Schule war gar nichts mit ihm anzufangen. Er war sehr scheu und fürchtete sich vor allem. Er war ein bedauernswerter, geistig labiler Junge, der von seiner Schwester tyrannisiert wurde und selbst kurze Sätze nur unter Gestotter zustandebringen konnte. Was für Aussichten und was für ein Leben standen dem armen Kerl damit bevor! Mit BARIUM CARBONICUM konnte ihm sehr gut geholfen werden. Er wurde achtzehn Monate lang regelmäßig behandelt. Während dieser Zeit nahm er an Größe und Gewicht zu. Er hörte auf zu stottern und bewies, daß er lesen konnte. Er war offener im Umgang mit seinen Schulkameraden. Einmal wurde er sogar beobachtet, wie er sich mit einem Jungen auf der Straße raufte. Leider verlor ich ihn dann aus den Augen, da er im Zusammenhang mit

Umsiedlungsmaßnahmen zur Behebung schlechter Wohnverhältnisse mit seiner Familie aus der Gegend fortzog. Ich befürchte stark, daß seine Fortschritte ohne die anregende und aufbauende Wirkung von BARIUM CARBONICUM zum Stillstand kommen werden.

Ich erinnere mich auch an eine Kommilitonin, die unter äußerst quälenden Gefühlen von Schüchternheit und Insichgekehrtsein litt. Ich hatte wenig direkten Kontakt zu ihr, da sie einige Jahre älter und schon einige Semester weiter als ich war, aber ich habe nie gesehen, daß sie mit jemandem gesprochen hätte. Schon wenn ein Professor oder Arzt sie nur anguckte, wurde sie rot, sah zur Seite und antwortete nie. Im College wurden deshalb ständig Witze über sie gemacht. Ich weiß nicht, wie sie jemals genug Mut aufbrachte, um die Fragen ihrer Prüfer zu beantworten. Man erzählte sich, daß sie während der insgesamt fünf Jahre ihres Studiums kein einziges Wort mit ihren Mitstudenten gewechselt hätte. Wie sie es dennoch geschafft hat, als Ärztin in der Praxis tätig zu sein, wird mir ewig ein Rätsel bleiben!

Ohne Ursachenbehandlung hilft keine Diät!

Ich habe ein paar Seiten zuvor bereits die medizinische Geschichte eines kleinen vierjährigen Jungen beschrieben. Er war sechs Monate lang in der Klinik eines bekannten Kinderspezialisten mit Lebertran und Malz behandelt worden, ohne nennenswerte Wirkungen auf seine Nerven, sein Gewicht oder seine nicht ausgeheilte, rechtsseitige Pneumonie, die eine Folgeerkrankung von Scharlach und Diphtherie war. Im Oktober 1933 wog er 11,8 kg, im August 1934 betrug sein Gewicht 15,9 kg. Von einem schüchternen, nervösen Jungen, der keinen Fremden angucken mochte, nicht mit anderen Kindern spielen wollte, sich in einer Ecke versteckte und kein Wort sprach, entwickelte er sich zu einem aufgeweckten, fröhlichen und verspielten Kind, das wieder Spaß und Freude empfand. Aufgrund seiner nicht ausgeheilten, rechtsseitigen Pneumonie bekam er zuerst KALIUM CARBONICUM. Dann erhielt er einige Wochen lang morgens und abends BARIUM CARBONICUM C 6, gefolgt von BARIUM CARBONICUM M (1000).

Wegen seiner auffälligen Verhaltensweisen waren ihm zuvor psychologische Therapien und Beobachtung in einem Therapiezentrum empfohlen worden. Die homöopathische Behandlung belebte und veränderte ihn so, daß er in zehn Monaten 4 kg zunahm, sein Husten und seine Anfälligkeit für Lungenkrankheiten verschwanden und er seine ausgeprägte Angst und Scheu vor Fremden verlor. Es lohnt sich doch wirklich, als homöopathischer Psychologe tätig zu sein! Obwohl sie aus unserem Bezirk weggezogen sind, treffe ich noch manchmal die Mutter des Jungen, der inzwischen mit der

Schule sehr gut zurechtkommt und ein aufgewecktes, aktives Kind ist, das für alle Jungenstreiche zu haben ist.

Ohne Fleiß kein Preis

In meiner Zeit als Studentin oder während meiner Tätigkeit als Ärztin in der Ambulanz von Kinderkrankenhäusern habe ich niemals – bei Einsatz der üblichen Anwendungen, wie Lebensmittelzuteilung durch die Gemeinde, Strychnin und Chinin Mischungen, Öl und Malz oder anderes ungenießbares Gebräu – vergleichbare Erfolge in einer ähnlich kurzen Zeit beobachten können. Wenn ich dies getan hätte, dann hätte ich mir wohl nie die Mühe gemacht, die Homöopathie zu erlernen und zu studieren, was für mich bedeutete, daß meine Lampe etliche nächtliche Stunden brennen mußte, und ich wirklich hart und konzentriert arbeiten mußte. Aber wenn ich die Erfolge betrachte, dann ist es das wert gewesen. Mein einziger Wunsch ist, daß die Homöopathie noch mehr Verbreitung findet und noch mehr Ärzte ihre Vorurteile überwinden und sich diesem Studium widmen.

Ärzte, überwindet eure Vorurteile!

Nun wollen wir uns einem weiteren schüchternen und schwierigen Kind, das sich aber dennoch sehr von dem BARIUM-CARBONICUM-Typ unterscheidet, zuwenden. Es betrifft das Mittel NATRIUM MURIATICUM oder auch Speisesalz. Da Speisesalz im täglichen Leben allgemein und häufig verwendet wird, können und wollen sich viele Leute, insbesondere Ärzte, nicht vorstellen, daß es in den winzigen Gaben, in denen wir es verabreichen, von irgendeinem Nutzen sein soll. Dr. Burnett war geradezu begeistert von diesem Mittel und befaßte sich sehr ausführlich mit den Anwendungsbereichen von NATRIUM MUR. Er schrieb ein Buch über die dynamischen Anwendungsmöglichkeiten von NAT.MUR., wie wir es liebevoll und kurz nennen.

Das NAT.MUR.-Kind lernt spät laufen und sprechen. Mitunter ist es schon vier Jahre alt oder auch noch älter, bevor es das erste Mal den Mund aufmacht, um zu sprechen. Wenn dann eine besorgte Mutter mit so einem schweigsamen Kind zum Kinderarzt geht, dann wird ihr, soweit ich weiß, immer nur gesagt, daß kein Grund zur Sorge bestehe, es werde sich schon noch zurechtwachsen. In den meisten Fällen wird das auch so sein, aber es wird nur sehr langsam vor sich gehen. Wenn das Kind aber NAT.MUR. oder ein anderes Mittel, das aufgrund der Symptome angezeigt ist, bekommt, dann wird es ganz plötzlich seine Sprache entdecken und zu plappern anfangen, als wenn es schon immer so gewesen sei. Das NAT. MUR.-Kind ist für gewöhnlich blaß und hat eine fettige, glänzende, wächserne Haut. Es sieht abgemagert, schwach und dünn aus. Obwohl es gut ißt, nimmt es trotzdem nicht zu.

Das Natrium muriaticum-Kind ist abgemagert, zurückgeblieben, fast geistig behindert

Ich erinnere mich an so einen Jungen. Wie viele dieser Kinder wollte er nur in Ruhe gelassen werden. Sobald ihn jemand ansprach, drehte er sein Gesicht zur Wand. Wenn er wegen irgendetwas zurechtgewiesen wurde oder auch nur angesehen wurde, begann er bitterlich zu weinen. Wenn man ihn trösten wollte, weinte er nur um so mehr. Gewöhnlich weinte er, wenn er sich geärgert hatte. Durch Mitgefühl wurde es nur schlimmer mit ihm. Er haßte es, wenn man sich zu sehr um ihn kümmerte und konnte überaus wütend werden, so daß er vor Wut brüllte und schrie. In bezug aufs Lernen war er zurückgeblieben. Er war ein langsames, ängstliches Dummerchen, unbeholfen und ungeschickt, dauernd ließ er Dinge herunterfallen, ständig stolperte er. Laufen lernte er erst mit fast zwei Jahren und Sprechen erst mit knapp vier Jahren. Er fürchtete sich vor Einbrechern und schreckte bei Geräuschen zusammen, z.B. wenn er plötzlich das Öffnen einer Tür hörte. Er hatte Verlangen nach Salz, mochte aber kein Fett. Er fürchtete sich vor Donner. Seine Lippen sprangen leicht auf und bekamen Risse, besonders in der Mitte der Unterlippe. Mit neun Jahren entwickelte er einen starken divergierenden Strabismus (Schielen), weswegen ihn die Ärzte operieren wollten. Er ist sehr kälteempfindlich, und morgens ist er meistens in keiner guten Verfassung. Bevor der Tag sich nicht etwas aufgewärmt hat, was meistens so gegen 10 Uhr vormittags ist, wacht er nicht auf. In der Schule stellte er sich wirklich zu dumm an! NAT.MUR. bewirkte wahre Wunder bei ihm. Seine geistige und körperliche Ungeschicklichkeit verschwand. In der Schule wurde er viel aufgeweckter, plötzlich machte er im Unterricht große Fortschritte, und sogar sein Schielen besserte sich. Ich frage mich, ob das Schielen nicht vielleicht ganz verschwinden würde, wenn man ihm nur für weitere sechs Monate die Augenchirurgen vom Leib halten kann. Warum eigentlich nicht? Es sind schon ganz andere erstauniche Dinge passiert.

Schielen

Beim Schielen werden, bedingt durch eine Schwäche, die Muskeln in verschiedene Richtungen ungleichmäßig gezogen und gezerrt. Wenn die natürlichen Heilungskräfte durch das richtig angezeigte Heilmittel angeregt werden, wird die „vis medicatrix naturae" den Rest erledigen.

Ich habe schon mehrere Jungen, die abgemagert, zurückgeblieben in der Schule, fast schon geistig behindert, waren, mit NATRIUM MURIATICUM, dem dynamisierten Speisesalz, behandelt und sie alle haben enorme Fortschritte mit diesem Mittel gemacht. Um diese Fälle jetzt herauszufinden, müßte ich Hunderte von Krankenakten durchgehen, denn leider erinnere ich mich nicht mehr an die Namen, nur noch an die allgemeinen medizinischen Fakten und an die Gesichter. Wenn ich einmal etwas mehr Zeit habe, werde ich vielleicht noch mehr von diesen wahrhaft faszinierenden Salzfällen finden. Wenn man einmal bedenkt, daß Salz in physiologischen Gaben keinerlei Änderung bei einem Kind bewirkt, aber daß durch die hohen Potenzen – es wirkt, soweit ich weiß, nicht unter der 6. Centesimalverdünnung, am besten in der 30. – geistige und körperliche Veränderungen hervorgerufen werden. Man muß allerdings immer daran denken, daß die für Salz charkteristischen Merkmale vorhanden sein müssen. Man muß jeden Fall einzeln betrachten. Beobachten Sie jedes Kind, jeden Menschen, der zu Ihnen kommt, ganz genau. Kinder können sich oft noch nicht so gut ausdrücken, aber oftmals ist eine Mutter, die ihr Kind mit Liebe und Sorgfalt beobachtet, aufgeschlossen genug und fähig, Ihnen von den Eigenarten ihres Kindes zu berichten. Unter solchen Voraussetzungen werden sie bemerkenswerte Erfolge erzielen, die wesentlich deutlicher als bei Erwachsenen ausfallen, da deren Symptome oftmals durch viele verschiedene Einflüsse unterdrückt und verwischt wurden.

Die Werbung schaltet den gesunden Menschenverstand aus! Aspirin ein Paradebeispiel

Man wird wohl nicht oft auf so eine einfältige Mutter treffen, wie jene, die mir berichtete, daß sie ihrem Sohn jeden Abend vor dem Zubettgehen Aspirin in heißer Milch aufgelöst geben würde, damit er besser schlafen könne. „Aspirin!" rief ich völlig entsetzt aus, „aber das ist ein sehr starkes Medikament! Das Herz wird dadurch allmählich geschwächt, es hat einen ungünstigen Einfluß auf das Nervensystem und es unterdrückt alle Symptome. Der Sauerstoff in den Zellen oxydiert, wodurch die einzelnen Zellen absterben und der gesamte Organismus geschwächt wird." Natürlich glaubte sie mir kein Wort von all dem. Überall auf den Werbeplakaten wurden die Wohltaten, die bestimmte Allheilmittel all denen erwiesen, die es kauften, angepriesen. Dagegen bedeutete ihr die Tatsache, daß sie das Nervensystem und die Gesundheit ihres Kindes ruinierte, gar nichts. Sie sagte, daß das doch nur eine Marotte von mir wäre. Mit ihren eigenen Augen hätte sie schwarz auf weiß gesehen, was dieses Medikament alles bewirken könne. Nichts von dem, was ich gesagt hatte, könnte sie davon überzeugen, daß ich recht hätte. Natürlich sagte ich ihr ganz offen, daß ich ihrem Kind nicht helfen könnte und, solange sie dieses Medikament weiter benutzen würde, eine Behandlung ablehnen müsse. Sie ging den von ihr eingeschlagenen Weg ohne jede Reue weiter und wies meinen Ratschlag zurück. Arme, fehlgeleitete Mutter und bedauernswertes Kind, das mit so einer blinden Mutter geschlagen war. Ich kann nur vor den vielen verschiedenen Schmerzmitteln warnen, die schon oft durch unwissentliche Überdosierungen, unbeabsichtigte Selbsttötungen verursacht haben. Man sollte sie alle miteinander in das tiefste Meer werfen, wo sie dann nur noch Fische umbringen können (*), anstatt die Gesundheit und die Lebenskraft so vieler nützlicher Seelen langsam zu zerstören und zu töten. Die angezeigte homöopathische Arznei wird bessere Resultate erzielen als alle Schlaf- und Schmerzmittel zusammen.

Nun wollen wir uns aber wieder mit den besonderen Schwierigkeiten bei Kindern befassen. Im Oktober 1935 kam ein neunjähriger Junge zu mir, der folgende Symptome aufwies: er machte seinen Eltern viel Kummer und Sorgen. Er war grausam und gemein, eifersüchtig und extrem mißtrauisch. Er mißhandelte und quälte Katzen und Hunde. Einmal schikanierte und schlug er aus Eifersucht seine jüngere Schwester so sehr, daß sie fast daran gestorben wäre. Er war ein kleiner Ausreißer und hatte schon ein oder zweimal versucht, von zu Hause wegzulaufen. Er knabberte an den Nägeln; gelegentlich trat nächtliche Enuresis (Bettnässen) auf. Bis vor kurzem hatte er noch seine Hosen eingekotet, bis ihm erklärt wurde, er würde keinen Sonntagsanzug bekommen und er müßte seine dreckigen Hosen so lange tragen, bis er sich gebessert hätte. Da er ziemlich eitel war, entschloß er sich schnell, wieder artig zu sein. Es handelte sich bei ihm nur um reine Ungezogenheit, er war nicht geistig gestört. Er bekam auch Wutanfälle, dann schrie und kreischte er, biß und gab den Leuten alle möglichen Schimpfnamen. Wenn er angesprochen wurde, antwortete er in grober und unverschämter Weise. Er war sehr albern und kicherig und konnte zeitweise ganz unmotiviert über gar nichts in Gelächter ausbrechen. Dann wieder bekam er Anfälle von Zärtlichkeit und küßte jeden. Er liebte neue Sachen, beschäftigte sich viel und gab gerne an. Fremden gegenüber war er nicht scheu, sondern nur ruhig und wohlerzogen – ganz besonders, wenn er zu mir kam. Lediglich ein mißtrauischer Seitenblick streifte mich, wenn ich mit ihm redete. Er wollte wissen, warum er sich ausziehen sollte und entschied dann aber, daß er nicht untersucht werden wollte. In der Schule stahl er alles, was er bekommen konnte. Er ging in die Speisekammer, um sich selbst etwas zu essen zu holen; er liebte Zucker, Süßigkeiten und Marmelade. Vor vier Jahren hatte er einen Unfall, bei dem er sich die Finger in einer Autotür quetschte; seitdem fürchtet er sich vor

(*) Anm.d.Übers.: Das geht heute natürlich nicht mehr. Medikamente werden als Sondermüll behandelt.

Autos. Er hatte Angst davor, allein zu sein, Angst vor einem Spiegel, Angst davor, nahe ans Wasser zu gehen, Angst vor Gewitter. Alle diese Symptome findet man bei STRAMONIUM, und so bekam er STRAMONIUM C 30. Ich muß noch hinzufügen, daß er in der Schule sehr schlecht mitkam; mit dem Rechnen hatte er besondere Schwierigkeiten. Phasenweise hatte er in der Schule regelrechte „Blackouts". Ich glaube, er mußte zwei- oder dreimal die Schule wechseln, weil er zu schwierig und sonderbar war. Er war kälteempfindlich und schwitzte leicht an Händen und Füßen. Ende November kommt er wieder zur Behandlung. Er kennt kein Verantwortungsgefühl, ist gehässig und schlägt seine Schwester ins Gesicht. Er ist impulsiv, reißt und zieht ihr Haare aus. Wenn er nicht bekommt, was er will, kriegt er Schreianfälle. In der Schule ist er grob und heftig, er tritt nach anderen Kindern. Er wird von plötzlichen Wutanfällen attackiert. STRAMONIUM C 30 wird wiederholt.

Häufige Mittelwiederholung setzt Verantwortungsbewußtsein und Selbstvertrauen voraus!

Dezember 1935. Er haßt Widerspruch, schreit, wenn ihm ein Strich durch die Rechnung gemacht wird, hat kein Gefühl für Recht oder Unrecht, ist bösartig. Er bekommt morgens und abends STRAMONIUM C 30. – 8. Januar 1936: ich habe herausbekommen, daß es in der Familie Tuberkulosefälle gab; außerdem gibt es Schwierigkeiten mit den Rachenmandeln und den Polypen. Er macht einen viel ausgeglicheneren und aufgeweckteren Eindruck, ist nicht mehr so ängstlich und mißtrauisch. Zum ersten Mal war es möglich, ihn zu untersuchen. Endlich eine Besserung! Er bekommt jetzt gelegentliche Gaben TUBERCULINUM C 30 und jeden Morgen STRAMONIUM C 30. – 27. Januar 1936: Eine wesentliche Verbesserung, er ist viel fröhlicher, gibt intelligente Antworten. TUBERCULINUM C 30 wird weiter gegeben, sowie STRAMONIUM C 30 jeden Morgen nach dem Aufstehen. – 3. März 1936: Nachmittags ist er oft sehr müde; er lacht dauernd, kann nicht aufhören zu lachen; wenn man ihm widerspricht, schreit er wie verrückt. Er hat Angst vor Federn und Spinnen, hat kein Zahlenverständnis. Mikrozephalie (Anm.: = abnorme Kleinheit des Kopfes). STRAMONIUM 48 M (48.000) wird wöchentlich gegeben. – 25. April 1936: er kommt gut in der Schule zurecht, ist immer noch eifersüchtig auf seine Schwester und regt sich schnell auf, hat Angst vor Gewitter. STRAMONIUM 48 M, wöchentlich, wird wiederholt. – 17. Juni 1936: Insgesamt wesentliche Verbesserungen. STRAMONIUM 48 M wird einen Monat lang halbwöchentlich gegeben. – 17. Juli 1936: Weitere deutliche Verbesserungen. Er ist allerdings noch immer sehr mürrisch und haßt seine Schwester und seine Mutter. Er bekommt ACIDUM FLUORICUM C 30.

Seitdem habe ich den Jungen nicht mehr gesehen, aber durch einen Außenstehenden habe ich gehört, daß er sich gut entwickelt und hervorragend mit der Schule zurechtkommt.

Haß auf die Familie – Acidum fluoricum

Er war ein STRAMONIUM-Kind mit all den für STRAMONIUM typischen Eigenheiten, aber das angezeigte Heilmittel, STRAMONIUM, konnte nicht wirken, ehe nicht die zugrundeliegende Konstitution – Tuberkulose – behandelt worden war. Dann allerdings begann die Behandlung sehr schnell zu fruchten. Später dann kam der tiefsitzende Haß auf die Familie zum Vorschein, woraufhin ACIDUM FLUORICUM verordnet wurde. Ob der Fall nun damit abgeschlossen und der Junge endgültig geheilt war, weiß ich allerdings nicht genau. Die Leute haben leider oftmals die ärgerliche Angewohnheit, einem darüber nichts mitzuteilen, so daß diese Frage für mich unbeantwortet blieb. Das Kind war so schwierig und unumgänglich gewesen, daß es von der Schule gewiesen werden sollte. Nachdem es STRAMONIUM bekommen hatte, besserten sich die Berichte der Schule und er durfte dort bleiben. Meine Vermutung geht dahin, daß diese Besserung weiter anhielt.

Eine Freundin von mir beanstandete, daß das CHAMOMILLA-Kind gar nicht unter den „schwierigen Kindern" mitaufgeführt sei. Sie hatte gleich nach CHAMOMILLA gesucht und verwirrt festgestellt, daß sich keinerlei Hinweis darauf fand.

Das Chamomilla-Kind

Der Grund, warum ich CHAMOMILLA bis jetzt weggelassen habe und das CHAMOMILLA-Kind nicht als „schwieriges Kind" erwähne, ist allerdings gewichtig. Um deutlich zu machen, was ich meine, werde ich einmal ganz genau die charakterischen Merkmale von CHAMOMILLA schildern. Bei einem CHAMOMILLA-Kind sehen wir ein boshaftes, gemeines Naturell. Es ist reizbar, leicht verärgert und launenhaft. Es läßt nicht mit sich reden, will nicht berührt werden, ist eigensinnig, widerspenstig und leicht gekränkt. Das wichtigste Merkmal aber ist, daß es eine ganz bestimmte körperliche Ursache für all dies boshafte, häßliche Verhalten, für all den Verdruß, den Ärger und die Reizbarkeit gibt. CHAMOMILLA ist ein akutes Heilmittel und die CHAMOMILLA-Symptome entwickeln sich nur, wenn gleichzeitig S c h m e r z vorhanden ist. All die für CHAMOMILLA typischen Eigenheiten findet man z.B. bei zahnenden Kindern, sowohl im Säuglingsalter als auch in der zweiten Zahnungsperiode, bei Koliken während der Zahnung, bei Ohrenschmerzen, bei Neuralgien, bei Kopfschmerzen, bei Menstruationsbeschwerden und bei den Geburtsschmerzen einer gebärenden Frau. Das auffallendste Merkmal ist die Überempfindlichkeit gegenüber Schmerzen, der Kranke ist schroff vor Schmerzen und leidet sehr stark, selbst unter dem leichtesten Schmerz. „ Diese Schmerzen sind mehr, als ich ertragen kann. Kann man denn nicht irgendetwas dagegen tun!“ so hört man rufen. Ein CHAMOMILLA-Kind, das unter den Schmerzen eines gerade durchbrechenden Zahnes leidet, will erst, daß Papa es herumträgt, dann streckt es die Arme nach seiner Mama aus, dann wieder will es zu seinem Kindermädchen oder wieder zurück zu Papa. Falls es schon sprechen kann, verlangt es nach seinem Teddybär, und wenn es ihn dann bekommt, wirft es ihn in die nächste Ecke. „Den will ich nicht, ich will meine Eisenbahn.“ Was man ihm gibt, wirft es wieder fort. Es möchte etwas zu essen haben und schleudert dann seinen Teller über den Tisch. Nichts gefällt ihm, nichts ist ihm recht. Wenn es nicht getragen wird, schreit es gellend und heult. Seine Wangen sind rot, manchmal ist nur eine Seite des Gesichts rot. Das Gesicht ist heiß, während der übrige Körper kalt ist. Es schwitzt am Kopf. Nach 9 Uhr abends, von 9 Uhr bis Mitternacht und manchmal um 9 Uhr morgens verschlimmern sich die Schmerzen und die Wutanfälle immer. Der CHAMOMILLA-Typ gehört nicht zu denjenigen, die still ihre Schmerzen ertragen. Jeder muß an seinem Leiden Anteil haben. Nachts schreit das Kind so durchdringend, daß es die Geduld seines Vaters erschöpft. In den Arbeitervierteln kommt es vor, daß Freunde und Nachbarn eine Mißhandlung des armen Kindes vermuten und einen Beamten von der Institution „Gewalt gegen Kinder“ alarmieren. Die armen, unschuldigen Eltern müssen nun mit dieser kompromittierenden Tatsache, daß der „Gewalt gegen Kinder“ -Beamte sie besucht hat, fertig werden. Sie werden also nicht nur gekränkt, sondern auch noch beschimpft! Kein Wunder also, daß eine derart geplagte Mutter so schnell wie möglich die Ambulanz des nächsten Krankenhauses aufsucht, um dort um ein Beruhigungsmittel zu bitten! In den meisten Fällen wird sie dann Chloral bekommen, das den gewünschten Erfolg bringt: es wirkt auf die Gehirnzellen und ist eine starke Droge.

Natürlich können Homöopathen die Anwendung dieses Medikaments nicht gutheißen, da es die Nervenzellen des Gehirns und des Rückenmarks betäubt und zumindest zeitweilig lähmt. Unsere Heilmittel haben eine viel einfachere Wirkungsweise, sie sind unschädlich und helfen genauso gut, wenn nicht besser, ohne die Zellkerne der grauen Hirnsubstanz, die von immenser Bedeutung sind, zu vergiften und zu schädigen. Ich wünschte wirklich, die Vertreter des ärztlichen Berufsstandes würden sich einmal dazu herablassen unsere Pharmakopöe (Arzneibuch) zu lesen und unsere Heilmittel auszuprobieren.

Es ist schon erstaunlich, wie verschieden die Menschen auf Schmerz reagieren. Am besten kann man es daran sehen, wie sich Frauen während der Wehen verhalten. Ich erinnere mich an eine Frau, die eine stoische Ruhe ausstrahlte. Sie ging ruhig im Zimmer hin und her, biß die Zähne zusammen und ließ keinen Muckser hören. Nicht einmal der leiseste Seufzer entwich ihr, außer ganz am Ende, als ihr ein leichtes Stöhnen entfuhr, für das sie sich entschuldigte. Und sie war eine einfache Gemüseverkäuferin! Ich bewunderte ihre Selbstbeherrschung. Ganz anders ist dagegen die CHAMOMILLA-Frau. Sie reagiert überempfindlich auf die Schmerzen und sie macht kein Hehl daraus. Sie schreit, brüllt, wirft sich umher, schlägt um sich, zieht den wohlmeinenden Helfer an den Haaren, bis der arme Arzt oder die Krankenschwester überall grün und blau sind. Sie leidet so unter der Heftigkeit der sie quälenden Schmerzen, daß sie nicht mehr weiß, was sie tut. Sobald sie aber CHAMOMILLA bekommt, ändert sie sich sofort. Sie wird fügsam und ruhig, die Wehen scheinen viel leichter zu werden und die geistige Unruhe und Reizbarkeit sind verschwunden. Der für CHAMOMILLA typische Ärger und die Reizbarkeit lassen mich an einen plötzlichen Schauer und Sturm im April denken: kurz und heftig, solange er andauert, wobei es immer schlimmer wird. Sehr schnell aber ist das Ganze vorbei, und die Sonne lacht wieder vom Himmel. Ein Säugling oder ein Kleinkind, das unter Zahnungsschmerzen und Koliken leidet, wird seine Schmerzen und Leiden schnell vergessen haben, sobald sie wieder fort sind. Sein Gesichtchen wird wieder ein Lächeln zeigen, und es wird strahlen, besonders wenn es ein wenig CHAMOMILLA bekommt. In Ländern, in denen viel Kaffee getrunken wird, wie in den Vereinigten Staaten, Deutschland und Frankreich, trifft man oft auf CHAMOMILLA-Symptome und CHAMOMILLA-Patienten. Kaffee und CHAMOMILLA antidotieren sich gegenseitig.

Chamomilla für die Gebärende

. . . bei Zahnungsbeschwerden

. . . bei Koliken

Ich betone also noch einmal, daß die CHAMOMILLA-Symptome zusammen mit Schmerzen auftreten und daß ein Kind, das CHAMOMILLA benötigt, kein eigentlich „schwieriges" Kind ist. Sobald die Ursache beseitigt ist, sobald der Zahn durchgebrochen ist, läßt der Schmerz nach, die Reizbarkeit verschwindet wieder – der Sturm ist überstanden.

Ich bekam noch weitere Kritik zu hören, und zwar aus Amerika. Diesmal wurde ich darauf hingewiesen, daß die Bezeichnung für schwierige Kinder dort „Problemkinder" lautet. Ich gestehe diesen Fehler durchaus ein, denn die offizielle Bezeichnung für solche Kinder heißt unter Psychologen tatsächlich „Problemkinder", und das deshalb, weil die Kinder aus Psychologensicht ziemlich ernste

Homöopathie – die praxisnahe Wesenspsychologie

Probleme aufweisen. Bevor ein Psychologe einen Therapievorschlag machen kann, muß er ein Kind und sein Verhalten erst über einen langen Zeitraum hinweg beobachten und studieren. Ein Allgemeinarzt kann, soweit er keine Zusatzausbildung in Psychologie hat, sehr wenig ausrichten, außer mit den Schultern zu zucken und darauf zu verweisen, daß das Kind aus diesen entwicklungsbedingten Schwierigkeiten herauswachsen werde. Ich stelle die Behauptung auf, daß die Homöopathen bessere Psychologen sind als die Psychologen selbst. Denn einem Homöopathen wurde schon lange, bevor der übrige Berufsstand es für angebracht hielt, beigebracht, daß jedes Induviduum als Einheit zu betrachten ist, die jede für sich und individuell wahrgenommen, beobachtet und untersucht werden muß. Mit den jeweils angezeigten homöopathischen Arzneien verfügen sie auch über sichere, eindeutige Mittel, die die psychologischen Probleme heilen können. Hahnemann, der Begründer der Homöopathie, lehrte seine Schüler, besondere Aufmerksamkeit auf die Gemütssymptome, wie er sie nannte, zu verwenden. Diese Gemütssymptome entsprechen dem, was man heutzutage psychologische Reaktionen nennt. So sind wir im Besitz einer umfangreichen Sammlung psychologischer Symptome, die bei den gesunden Prüfern einer Arznei hervorgerufen wurden und die den Prinzipien des Gesetzes „Ähnliches wird durch Ähnliches geheilt“ folgen. Wenn man nun dieselben Symptome bei Kranken, was in diesem Falle geistig oder psychisch Kranke oder abnorm veranlagte Menschen sind, vorfindet, so wird dieselbe Arznei sie heilen. Aus diesem Grund stellt sich für einen wahren Anhänger Hahnmanns ein „schwieriges“ Kind nicht so als „Problem“ dar, wie es das für den Psychologen tut.

Ich werde von einigen solchen Problemkindern, wenn Sie sie so nennen wollen, berichten. Manche Kinder werden schwierig durch die Umgebung, in der sie aufwachsen oder durch falsche Erziehungsmethoden, durch zuwenig Erziehung oder zuwenig Disziplin. Andere wiederum sind „erblich belastet“ – sie haben eine erblich bedingte Schwäche, die durch den Vater oder die Mutter weitergegeben wurde. Ich erinnere mich an einen sehr traurigen Fall, von dem ich in meiner Kindheit hörte – ich glaube, ich war ein Kind, das überall „lange Ohren“ machte und mehr hörte, als ich eigentlich sollte. Der Fall, den ich meine, handelt von einer jungen Mutter, die aus guter Familie kam und die, entgegen den Vorstellungen ihrer Familie, unter ihrem Stand heiratete. Das Ergebnis war, daß die Familie sie verstieß. Unglücklicherweise verlor der junge Ehemann kurz darauf seinen Arbeitsplatz, und das junge Paar mußte oft mit dem Hunger kämpfen und machte eine harte Zeit durch. Es ging ihnen so schlecht, daß die junge Frau häufig vor der Bäckerei und den Hotels stand, mit dem heißen Wunsch, einfach hineinzulaufen und sich Essen zu stehlen, damit sie ihren Hunger stillen könnte. Dann wurde ihr kleiner Sohn geboren. Er wuchs heran, und als er ungefähr vier oder fünf Jahre alt war, begann er zu stehlen und nichts konnte ihn daran hindern. Weder Bestrafung noch gutgemeinte Ermahnungen richteten etwas aus – er blieb ein kleiner Langfinger. Je älter er wurde, desto ausgeprägter wurde sein Hang zum Stehlen. Die Mutter hatte sich inzwischen mit ihren Eltern versöhnt, und ihre Kinder zeigten, bis auf den unglückseligen Erstgeborenen, keine unnormalen Verhaltensweisen. Man konnte einfach nicht mit ihm zurechtkommen. Er mußte sich vor den Behörden verantworten und wurde dann in eine Besserungsanstalt geschickt. Ich kann mich nicht mehr erinnern, ob dieser unglückliche soziale Außenseiter mit Hilfe der strengen Disziplin der staatlichen Schule seine angeborenen Neigungen überwand. Durch eine homöopathische Behandlung allerdings hätte er geheilt werden können. Bei Kleptomanie kommen fünfzehn verschiedene Heilmittel in Frage. Ich hatte persönlich noch nicht mit Fällen von unwiderstehlichem Drang zum Stehlen zu tun. Aber wenn ich einmal damit konfrontiert sein sollte, dann wüßte ich genau, wie ich damit umzugehen hätte.

Kleptomanie ist homöopatisch behandelbar

Seitdem ich über den Status einer homöopathischen Anfängerin hinaus bin, hatte ich schon des öfteren mit psychischen Außenseitern zu tun.

Ein kleines Mädchen kam das erste Mal im Alter von zwei Jahren und sechs Monaten zu mir. Sie wog nur 10,4 kg, hatte also 3 kg Untergewicht. Sie hatte achtzehn Monate in einem großen Kinderkrankenhaus gelegen, wo sie wegen Rachitis behandelt worden war. Sie trug immer noch orthopädische Schienen, die Grünholzbrüche (*) in ihren Beinen korrigieren sollten. Sie war ein ungepflegtes Kind, das keinerlei Erziehung genossen hatte und ein ziemlich scheußliches Benehmen hatte. Sie bekam häufig Wutanfälle und war geistig so zurückgeblieben, daß sie nicht verstand, was man zu ihr sagte. Sie sollte zweimal täglich einen Löffel voll Lebertran bekommen, was ihre Pflegemutter peinlichst genau ausführte. Das Kind war eines jener ungewollten, eltern- und heimatlosen Kinder dieser Welt. Die Mutter war mit einer Geschlechtskrankheit infiziert gewesen und das Kind war in einem Gefängniskrankenhaus zur

(*) Grünholzbruch: unvollständiger Bruch langer Röhrenknochen bei Kindern, ohne Verletzung der Knochenhaut.

Welt gekommen. Die Pflegemutter war eine der wirklichen Heiligen, die es auf unserer Erde gibt. Sie liebte Kinder über alles und hatte in ihrem Kinderheim lauter unerwünschte, ungewollte Kinder aufgenommen, die ihr von verschiedenen Hilfsorganisationen zugewiesen wurden. Unablässig bemühte sie sich, diese Kinder zu gesunden Jungen und Mädchen heranzuziehen. Leider hatte sie damit nur wenig Erfolg! Dieser kleine Unglückswurm wog nun mit drei Jahren und acht Monaten nur 12,2 kg. Das Mädchen hatte zwar einen enormen Appetit, so daß sie zu den Mahlzeiten immer große Portionen verzehrte, dennoch blieb es bei den 3 kg Untergewicht für ihr Alter. Aufgrund dieser Symptome bekam sie eine Zeitlang SULFUR C 30, aber drei Monate später war ihr Gewicht noch unverändert, obwohl sie in der Zwischenzeit reichlich Milch, viel gutes Essen und täglich drei Teelöffel Lebertran bekommen hatte. Drei Monate danach berichtete die Pflegemutter, daß das Kind, nachdem es vier Jahre alt geworden war, sehr verschlossen wurde und sich zerstörerisch zeigte. Sie zerkratzte die Fenster mit Steinen, log, stahl Sachen aus Schubladen, versteckte sie und leugnete anschließend alles.

Streiten, beißen, stehlen, lügen, zündeln – das richtige Mittel, hilft immer!

Ich sah sie dann erst Anfang Oktober 1937 wieder. Die Pflegemutter erzählte mir, daß das Mädchen immer noch stahl und mit Feuer herumzündeln würde. Ich erinnerte mich an die syphilitische Infektion in ihrer familiären Vorgeschichte und bat, sie zu einer Untersuchung zu mir zu bringen. Sie war nun etwas mehr als fünf Jahre alt und wog 15 kg. Sie hatte immer noch 4 kg Untergewicht, sah blaß und für ihr Alter zu klein aus, war allerdings ein sehr guter Esser. Der psychologische Bericht besagt, daß sie andere Kinder beißt, Sachen aus dem Fenster wirft, streitsüchtig ist, lügt, in der Schule Dinge stiehlt und zu Hause dauernd irgendwelche Gegenstände anzündet. Durch die syphilitische Familiengeschichte und die Neigung, Dinge in Brand zu setzen, sowie ihr ungezogenes, freches Benehmen und ihre Streitlust wurde ich auf das richtige Heilmittel, nämlich HEPAR SULFURIS, gebracht. Bei der Diät oder der geistigen Behandlung wurden keine Änderungen vorgenommen. Am 6. Januar 1938 sah ich sie dann wieder. Sie hatte in drei Monaten 1 kg zugenommen! Vorher hatte sie acht Monate gebraucht, um 1 kg zuzunehmen. Ihr ganzer Stoffwechsel schien jetzt allgemein besser zu funktionieren. Das Kind sah gut aus, hatte eine gesunde Hautfarbe und war viel aufgeschlossener. Sie hatte nicht mehr mit Streichhölzern herumgespielt und auch nicht mehr versucht, das Haus anzuzünden. Die Pflegemutter konnte es kaum glauben und dachte, es läge daran, daß man besser auf sie aufgepaßt hatte. Das Mädchen bekam mehrere Gaben HEPAR SULFURIS in hoher Potenz.

Pyromanie

Die Behandlung muß natürlich noch weitergeführt werden, aber der unerfreulichen Neigung, mit Feuer herumzuspielen, konnte Einhalt geboten werden. Die anderen Auffälligkeiten, wie ihre Vorliebe, Süßigkeiten und Leckereien zu stehlen, werden sicherlich auch bald eingeschränkt werden können. Es ist wirklich faszinierend zu beobachten, wie schnell die Homöopathie hilft, wenn das richtige Heilmittel gefunden wurde. Dieses arme Kind mit seiner syphilitischen Mutter und einem Vater, der selten nüchtern ist, ist ein sehr bedauernswerter Fall, da bei ihm wenig Substanz vorhanden ist, die man verbessern und auf der man aufbauen kann. Menschen, die unter der Neigung zu Brandstiftung leiden, müssen sich eigentlich in psychologische Behandlung begeben. Ich weiß allerdings nicht, wieviel Zeit benötigt wird, bevor man von einer Heilung reden kann. Nach meiner Erfahrung braucht man in diesen Fällen mit psychologischer Betreuung mehrere Jahre, bevor eine nennenswerte Besserung erzielt werden kann. Ich kann natürlich auch Unrecht haben, aber ich bin davon überzeugt, daß die Homöopathie im Hinblick auf die Zeit, die zur Heilung benötigt wird, wesentlich besser abschneidet.

Homöopathische Hilfe bei frauenspezifischen Beschwerden

Jedes Jahr werden in England viele unglückliche Frauen mit unnötigen Operationen, deren Zahl in die Tausende gehen muß, traktiert. Gerade heute traf ich eine bedauernswerte, blaß, blutleer und hager aussehende Frau, die mir eine wahrhaft mitleiderregende Geschichte erzählte. Seit der Geburt ihres Kindes vor achtzehn Monaten hatte sie sich ständig schlecht gefühlt. Sie hatte unter häufigen Blutungen gelitten und deshalb schon einige Male mehrere Wochen im Krankenhaus verbracht. Ihr Inneres sei dabei mehrmals „ausgeputzt" worden, wie sie es nannte. Nun war sie nach Hause geschickt worden, um sich für die nächste große Operation, bei der wieder ein paar von ihren Organen entfernt werden sollten, zu erholen. Sie betrachtete das Ganze als Selbstverständlichkeit und war sogar fast stolz darauf. Ihr Fall war nicht einmal etwas besonderes, sondern nur einer von vielen.

Unnötige Operationen mit Homöopathie vermeiden

Daß die Homöopathie diesen armen, leidgeplagten Frauen, selbst in offenbar aussichtslosen Fällen, eine große Hilfe sein kann, habe ich schon vor langer Zeit erfahren. Vor vielen Jahren, als ich noch jünger war und noch nicht viele Patienten hatte, wurde eine Frau von ihren Freunden zu mir gebracht. Sie stand kurz davor zu kollabieren. Sie war eine dünne, ältere Frau mit fahler Gesichtsfarbe. Das Leiden und der Schmerz hatten tiefe Furchen in ihr Gesicht gegraben; sie hatte eine typisch uterine Gesichtsfarbe. Ich überlegte im Stillen, was ich wohl für sie tun könnte. So fragte ich sie dann, was sie für Beschwerden hätte. Sie klagte über eine schrecklich große Schwellung in der Leistengegend, die es ihr nahezu unmöglich mache, zu gehen oder sich hinzusetzen. Als ich sie untersuchte, entdeckte ich in ihrem Unterleib einen Klumpen, der größer als ein Kricketball war. Es handelte sich um einen vollständigen Prolaps (Vorfall) der weiblichen Geschlechtsorgane. Sie war bereits etliche Male in einem nahegelegenen großen Allgemeinen Krankenhaus gewesen, wo ihr Fall die chirurgischen Assistenten und jungen Ärzte fast zur Verzweiflung brachte. Das Pessar, das zur Stützung der Gebärmutter morgens eingelegt wurde, war meistens schon am

Uterus prolaps

Abend des gleichen Tages wieder herausgerutscht. Als Stütze bekam sie die größten Pessare eingelegt, die vorrätig waren, aber kein einziges „blieb eingelegt". Dann war bei ihr eine Operation angeordnet worden, bei der die prolabierten Organe vernäht werden sollten, aber sie hatte dies rundheraus abgelehnt. Nun wollte sie sich von mir helfen lassen.

Ich fühlte mich wie in einer Zwickmühle. Obwohl ich mir von meiner medizinischen Ausbildung her sagte, daß eine Operation die einzige Möglichkeit sei, so hörte ich doch, wie mir mein Wissen von den homöopathischen Arzneien zuflüsterte: „Versuche es mit dem angezeigten Heilmittel." Das Organ wurde also wieder an die richtige Stelle plaziert und das Pessar wurde eingesetzt. Mit Bangen und Zittern gab ich der Patientin dann aufgrund ihrer Vorgeschichte und der wenigen Symptome, die ich aus der armen, gequälten und schmerzgeplagten Frau herausbekommen konnte, eine Gabe SEPIA C 1000. Wichtig waren für mich hauptsächlich ihre körperlichen Merkmale, die gelben Leberflecke im Gesicht, sowie ihre depressive Grundstimmung, ihre Reizbarkeit und ihre starke Empfindlichkeit gegenüber Kälte.

Ich rechnete damit, daß sie sehr bald wieder bei mir erscheinen würde. Aber es passierte gar nichts. Ein Tag nach dem anderen verstrich, aber sie kam nicht wieder, so daß ich schließlich annahm, sie wäre ins Krankenhaus gegangen, um sich dort doch noch operieren zu lassen. Drei Monate später erschien bei mir eine blendend aussehende Frau mittleren Alters, mit rosig-weißer Gesichtsfarbe, um mir zwei neue Patienten vorzustellen. „Können Sie sich noch an mich erinnern?" Es war tatsächlich die gleiche Frau, die ich als Wrack mit einem Prolaps in Erinnerung hatte. „Sind Sie inzwischen operiert worden?" „Oh, nein!" antwortete sie. „Das Pessar liegt immer noch gut. Ich selbst fühle mich ganz verändert – so richtig glücklich und voller Energie."

Ich glaubte kaum, meinen Augen zu trauen. Das, was unmöglich erschien, war nun doch erreicht worden. Die Bänder und Muskeln des Beckenbodens hatten sich fest zusammengezogen und so das Pessar innen gehalten. Sie trug das Pessar dann noch ungefähr sechs Monate, danach konnten wir ganz darauf verzichten. In der Zeit, in der ich sie kannte – ungefähr sieben Jahre – trat der Prolaps nie wieder auf. Was hatte es diese Frau nun gekostet, vor einer gefährlichen Operation und einer ermüdenden und langwierigen Rekonvaleszenz bewahrt zu werden? Nichts weiter als eine einzige Gabe SEPIA 1000, die dann lediglich alle sechs Monate einmal wiederholt werden mußte.

Nach dieser Erfahrung bestand meine Arbeit zum größten Teil darin, meinen Patienten unnötige chirurgische Eingriffe zu ersparen. So kam ein etwa 19 oder 20 Jahre altes, dunkelhaariges, kräftiges junges Mädchen, das unter schwacher Menstruation und starken, herabziehenden Schmerzen im Abdomen (Unterleib) litt, zu mir. Ihr Uterus war verlagert. Starke Schmerzen in der Stirn mit Sehstörungen sowie Schmerzen am unteren Rücken, dem Kreuzbein, quälten sie. Während ihrer Periode litt sie unter besonders starken Schmerzen, hatte ein Gefühl von großer Hitze im Kopf, ihr Magen fühlte sich leer an und ihre Fußsohlen waren heiß. Alle ihre Symptome erinnerten sehr an SULFUR. Sie war aber dabei reizbar, war nicht fähig, an irgendjemanden ein freundliches Wort zu richten, selbst im Büro nicht, konnte kein Mitgefühl ertragen. Außerdem ähnelte sie einer PULSATILLA-Patientin – da sie es in einem warmen Zimmer nicht aushielt und sich lieber draußen in der Kälte aufhielt. Ein Chirurg hatte der Patientin erklärt, daß zur Behebung der starken Menstruationsschmerzen eine Kürettage (Ausschabung) notwendig sei und später dann eventuell eine Operation zur Fixierung des verlagerten Uterus. Durch ein oder zwei Gaben LILIUM TIGRINUM konnte sie von ihren Schmerzen befreit werden, so daß sie wieder ihrer Arbeit nachgehen konnte und der Gedanke an eine Operation ihr nur noch ein Lachen entlockte. Um das individuelle Heilmittel zu finden, muß man also vergleichen und gegenüberstellen.

Ein Kügelchen Lilium tigrinum statt Ausschabung und Operation

Wie soll man den vielen jungen Mädchen helfen, die unter heftigen Menstruationsschmerzen, mit Übelkeit, Erbrechen oder schwachen Monatsblutungen leiden, die sich zeitweise im Stillen damit herumquälen und bitter ihr Schicksal beklagen, das ihnen Monat für Monat diese kaum auszuhaltenden Schmerzen aufgehalst hat? Was empfiehlt man solchen armen, unglücklichen Wesen normalerweise? Wiederum eine Operation – die vielleicht für fünf oder sechs Monate Ruhe bringt. Danach geht es wieder von neuem mit den Schmerzen los. In sehr vielen Fällen wäre das einzige, was man wirklich braucht – wenn die unglücklich Leidenden es nur wissen würden – ein oder zwei Gaben PULSATILLA, SULFUR oder SEPIA, und das ohne irgendwelche demütigenden Untersuchungen ertragen zu müssen.

Der Leser muß jetzt allerdings nicht annehmen, daß die beschriebenen Heilungen irgendwelche außergewöhnlichen Merkmale aufgewiesen hätten oder daß sie außergewöhnliche Fähigkeiten von Seiten des Behandlers erforderten. In seinem Buch *„Miracles of Healing“* (= Wunder der Heilung) hat Ellis Barker Hunderte von ähnlichen Heilungen bei gynäkologischen und anderen Erkrankungen, die von mehr als hundert homöopathischen Ärzten erzielt wurden, gesammelt. Solche Erfolge gehören zum Alltag eines Homöopathen, und ich bin mir sicher, daß es Dutzende von Homöopathen gibt, die es genausogut wie ich hätten machen können. Weiterhin sollte ich erwähnen, daß es nicht unbedingt notwendig ist, in so einem Fall nur eine einzige Gabe oder nur einige wenige Gaben des Heilmittels in hoher Potenz zu geben. Genausogut können mehrere Gaben in einer niedrigen oder mittleren Potenz wirken.

Erst kommt das Ähnlichkeitsprinzip, dann die Wiederholungsgesetzmäßigkeiten

Eigentlich sollte der Chirurgie nur eine Art Hilfestellung in der Medizin zukommen. In früherer Zeit, ungefähr bis zu den achtziger Jahren des neunzehnten Jahrhunderts, genoß der Arzt ein höheres Ansehen als der ihm verwandte Chirurg. Es war sogar so, daß der sich ungeheuer wichtig fühlende Arzt, mit seiner ganzen Ausstattung wie der Schnupftabaksdose zur Abwehr schlechter Körpersäfte und Fieber, seiner Perücke sowie Spazierstock mit Goldknauf, auf den Baderchirurg herabsah. Er benötigte ihn lediglich zur Ausführung der niederen Arbeiten, wie z.B. für die zu der Zeit üblichen, häufigen Aderlässe und eventuell auch für Operationen, bei denen Blasensteine zertrümmert wurden. Im übrigen wußte man noch wenig über die Chirurgie. Sie kam meistens nur dann zur Anwendung, wenn sich jemand auf den Schlachtfeldern des Krieges Schußverletzungen und Knochenbrüche zugezogen hatte und nun amputiert werden mußte. Meistens gingen diese Operationen nicht erfolgreich aus, da eine große Zahl der Patienten an Wundfieber starb, das, wie wir heute wissen, durch Sepsis verursacht wird.

Vom Bader zum Chirurgen

So war es kein Wunder, daß ein Chirurg erst dann gerufen wurde, wenn kein anderer Ausweg mehr blieb. Dies änderte sich allerdings völlig, nachdem ein paar hervorragende Männer einige bahnbrechende Entdeckungen machten. In Wien entdeckte Semmelweis die Ursache für das Kindbettfieber, das damals in den Entbindungsstationen der Krankenhäuser wütete. Pasteur entdeckte die Bakterien. Durch Lister waren Operationen nicht länger ein gefährliches Spiel mit dem Zufall, denn er führte Antiseptika ein, mit denen die lebensbedrohenden Bakterien vernichtet werden konnten. Anästhetika verdanken wir Simpson, womit dem Patienten die schreckliche Erfahrung, den Schmerz bei vollem Bewußtsein erleben zu müssen, erspart blieb. Die Auswirkungen all dieser Entdeckungen zusammen brachte die Chirurgie ein ganzes Stück weiter. Da die Patienten nun die Eingriffe überlebten, gingen die

Chirurgen bald immer gewagtere Wege. Immer ausgefallenere Operationen wurden entwickelt, die Technik wurde verbessert, so daß die Chirurgie heutzutage ihren Höhepunkt erreicht zu haben scheint.

Aus der Sicht des Chirurgen werden also heute täglich Operationen am Herzen, an den Lungen, der Milz und dem Gehirn erfolgreich durchgeführt. Es ist inzwischen eine Arbeit, die fast so automatisch wie am Fließband durchgeführt wird, und man fragt sich dabei, ob nicht der Patient selbst oft nur noch von geringer Bedeutung ist. Nach der Operation sind seine Schmerzen und Körperbehinderungen oftmals genauso, wenn nicht sogar schlimmer als vor der Operation. Ein Patient weist z.B. einige unbestimmte Symptome auf. Ihm wird erklärt, daß er sich irgendwo einen Krankheitserreger geholt hat oder daß sein Blinddarm entfernt werden muß. Er wird operiert. Es vergehen Monate. Die gleichen unbestimmten Symptome treten wieder auf. Nun wird die Gallenblase als die Schuldige auserkoren. Es kann natürlich auch umgekehrt verlaufen. Auf jeden Fall geht man auch mit ihr sehr gründlich um. Der Patient aber fühlt sich noch immer krank oder nie ganz gesund. Also wird man einen anderen Teil seines Körpers untersuchen und für wertlos, wenn nicht sogar lebensbedrohend erklären. Es können dann noch seine Mandeln sein, seine Stirnhöhle oder ein Großteil seines Darms, die auf dem Altar dieser alles verschlingenden Macht geopfert werden müssen. Und so geht die fröhliche Jagd nach dem Übeltäter weiter. Leider ist es so, daß bei viel zu vielen Beschwerden die Chirurgie als einzige Rettung in Betracht gezogen wird. Dadurch werden aber nur die Krankheitsprodukte mit dem Skalpell entfernt, die eigentliche Ursache für all diese Beschwerden wird davon nicht im mindesten berührt, so daß sie auch nach der Operation noch genauso vorhanden und wirksam ist. Man muß sich aber auch nicht wundern, daß sich so viele junge Ärzte der Chirurgie zuwenden, verspricht sie doch schnellstmöglichen Ruhm und vermittelt den Eindruck, etwas Endgültiges bewirkt zu haben. Bis vor kurzem gab es noch sehr wenig Behandlungsmöglichkeiten für medizinische Fälle, außer dem Rat: „Wenden Sie sich an einen Chirurgen."

Krankheitsursachen können nicht wegoperiert werden

Vor etlichen Jahren äußerte sich einmal ein sehr bekannter, brillanter Chirurg aus Dublin, der für seine ungewöhnlichen und gewagten Operationen bekannt war, mir gegenüber sehr verächtlich über die Nutzlosigkeit von Arzneien. „Die taugen doch alle nichts und sollten am besten abgeschafft werden, mit Ausnahme von ein oder zwei schmerzstillenden Medikamenten. Sie glauben doch nicht etwa an Medikamente, oder?", fragte er mich, die ich damals als junge Anfängerin gerade von der Schule gekommen war. Ich nehme an, daß er den leicht zweifelnden Ausdruck in meinem Gesicht gesehen hatte. „Oh, nein,“ beeilte ich mich zu antworten, allerdings mit einem Vorbehalt, den ich für mich behielt – es gehörte sich natürlich nicht, so einen berühmten Mann durch Widerspruch zu beleidigen. Denn natürlich glaubte ich nicht an die Wirksamkeit der Medikamente, deren Anwendung ich auf den Stationen des bekannten Krankenhauses, in dem ich ausgebildet wurde, beobachten konnte. Genausogut hätte man sie auch nicht zu geben brauchen. Die Methode des Abwartens oder einfach nichts zu tun und der Natur ihren Lauf zu lassen, wirkte genausogut und war oftmals besser als krasse Überdosierung.

Die Chirurgie erscheint als eine glanzvolle Kunst, aber wenn man weiß, wie Krankheiten und Operationen vermieden werden können, dann ist dies in der Medizin eine Fähigkeit, die viel mehr zu bewundern ist.

Viele Operationen werden unnötigerweise durchgeführt. Selbst neu entstandene Wucherungen und Tumore können wieder verschwinden, ohne daß ein Skalpell zum Einsatz kommen muß. Das ist wahrhaftig keine Übertreibung oder einfach nur eine unbewiesene Behauptung.

In unserer homöopathischen Literatur findet man eine Fülle von Beispielen dafür, daß Tumore auch früher schon geheilt wurden. Heute ist die Heilung von Tumoren eine Angelegenheit geworden, die jeden Tag vorkommt. Wenn man der Homöopathie mehr Gelegenheit dazu geben würde, dann könnten sicher noch viel mehr geheilt werden. Aber die chirurgischen Techniken sind inzwischen derart verfeinert worden, daß für jede Art von Wucherungen und Tumoren nur mehr eine chirurgische Lösung in Betracht gezogen wird.

„Sie müssen sich operieren lassen,“ so wird dem Patienten gesagt. Falls er oder sie es wagt, auch nur schwach und vorsichtig Einwände vorzubringen, so heißt es: „So ein Quatsch. Durch Medikamente kann das nicht entfernt werden.“ So geht man einfach über ihre Bedenken hinweg und ehe sie sich versehen, liegen sie auch schon im Krankenhaus. Die Chirurgen vergessen aber die Tatsache, daß mit der Entfernung des Tumors noch nicht die zugrundeliegende Ursache, die den Tumor in erster Linie hervorgerufen hat, beseitigt oder geheilt ist. Genau das kann aber nur dadurch erreicht werden, daß jeder Patient individuell behandelt wird und die ganze Krankengeschichte in allen Einzelheiten aufgenommen wird. Indem man seine Konstitution aufbaut und in die richtigen Bahnen lenkt, wird der Patient wieder gesund und stark. Die tumorbildende Tendenz wird korrigiert und häufig, wenn nicht sogar in der Mehrzahl der Fälle, wird sogar der Tumor selbst verschwinden und nie wieder auftauchen. In seltenen Fällen kann es dann doch noch angebracht sein, den Tumor chirurgisch zu entfernen, aber da der Patient inzwischen durch den Aufbau seiner allgemeinen Konstitution in einer gesunden und kräftigen Verfassung ist, wird er die Operation viel besser überstehen.

Vor vielen Jahren machte ich einmal die Bekanntschaft einer solchen Frau. Sie war eine Patientin des inzwischen verstorbenen Dr. Ridpath, der ein leidenschaftlicher Anhänger der Homöopathie war. Sie war von ihm wegen eines großen Fibroms (*) im Uterus behandelt worden und sie unterschied sich völlig von allen Fibrompatienten, die ich je gesehen hatte. Sie machte einen vollkommen gesunden Eindruck, wirkte strahlend und wohlauf. Sie hatte zwar Blutungen und einen beschleunigten Puls gehabt, aber beides hatte sich inzwischen wieder normalisiert. Es gab keinerlei konstitutionelle Symptome mehr, lediglich der Fremdkörper, das große Fibrom, war übrig geblieben. Sie blieb drei Wochen lang im Krankenhaus, und es schien ihr überhaupt nichts auszumachen. Ich glaube, ich habe noch keinen Patienten gesehen, der sich so schnell und leicht von einer Operation erholte, wie sie. Dr. Ridpath muß ein phantastischer Homöopath gewesen sein, wenn er seinen Patienten zu so viel Selbstvertrauen verhelfen und ihre Gesundheit so stärken konnte, daß sie Operationen derart gut verkrafteten. Ich muß etwas ungläubig gelächelt haben, als mir diese Patientin von anderen Fällen erzählte, bei denen Fibrome ohne Operation geheilt wurden – aber die Jugend ist oft vorschnell mit ihren Beurteilungen zur Hand.

Ich war selber ein „ungläubiger Thomas“

Mit zunehmender Erfahrung kam ich dann zu dem Schluß, daß es möglich ist, Fibrome und andere Tumore mit Arzneimitteln zu heilen. Man braucht nur sehr viel Zeit und Geduld dafür. Der Patient muß sich dazu bereiterklären, bei dieser Art der Behandlung zu bleiben und alle Anweisungen genau zu befolgen. Der verstorbene Dr. Burnett kann es sich als Verdienst anrechnen, eine Vielzahl von Tumoren der Brust, des Uterus oder anderer Körperteile, ganz hervorragend geheilt zu haben. Seine Schriften darüber sind sehr aufschlußreich. Er berichtet von der Heilung eines sehr großen Fibroms mit homöopathischen Mitteln, bei der es insgesamt drei Jahre dauerte, bis das Fibrom völlig verschwunden war. Wahr-

(*) Fibrom: gutartige Geschwulst aus Bindegewebe. Myom: gutartige Geschwulst aus Muskelfasern

scheinlich wäre es schneller gegangen, wenn die Dame nicht so reiselustig gewesen wäre und aus diesem Grund oft monatelang fort war. Ein anderer Fall zog sich über gut zwei Jahre hin. Sicherlich wäre eine Operation schneller gewesen, aber oft wird die Tatsache vergessen, daß eine Operation häufig mit Invalidität endet. Viele Menschen werden nach einer Operation nie wieder so sein, wie sie vorher waren. „Ist es nicht besser, einen Patienten unversehrt an Leib und Seele zu lassen, als daß man einer Frau in Bausch und Bogen ihre Geschlechtsorgane entfernt und sie verstümmelt und schwach zurückläßt?"

Homöopathie kann das Skalpell ersetzen

Ich führe dazu folgende Fallgeschichte an:

. . . Fallbeispiele: Uterusfibrome

Patientin Mrs.B., 41 Jahre alt, kam zum ersten Mal Ende Oktober 1935. Sie klagt über sehr starke monatliche Blutungen. Ihr praktischer Arzt stellte Fibrome im Uterus fest und riet ihr zu einer Operation. Stattdessen kam sie jetzt, um sich homöopathisch behandeln zu lassen, da sie gehört hatte, daß die Homöopathie helfen könne. Die Patientin ist eine blasse, blutleere, dünne und müde wirkende Frau mit roten Lippen und runden, gebeugten Schultern. Die monatliche Regel dauert 6 Tage, der Zyklus 26 Tage. Sehr starker Monatsfluß (++) von hellroter Farbe mit dunkelroten Klumpen. Wegen eines Prolapses des Abdomens trägt sie schon seit Jahren einen Leibgurt. Sie reagiert sehr empfindlich auf Monatsbinden, die ihre Haut stark reizen. Sie leidet unter Kurzatmigkeit, die sich durch Anstrengung und durch Treppensteigen verschlimmert. Sie ißt kein fettes Fleisch. Gegen 11 Uhr vormittags fühlt sie sich schlechter. Bei sommerlicher Hitze geht es ihr schlechter. Sie hat Rückenschmerzen in Höhe der Schulterblattmitte, die durch Ausruhen und Hinlegen besser werden. Weitere Symptome: Verdauungsbeschwerden, Blähungen. Nach dem Essen fühlt sie sich angeschwollen und aufgebläht, was durch Aufstoßen besser wird; um das zu erreichen, muß sie doppelkohlensaures Natron nehmen. Starke Verstopfung, nimmt Normacol. Bei der Untersuchung werden mehrere kleine Fibrome festgestellt. Der Uterus selbst ist sehr schwer, anteflektiert und fibrotisch und fast drei Fingerbreit über das Schambein (Symphyse) ausgedehnt. Auf diese allgemeinen Symptome hin verschrieb ich ihr SULFUR C 6, dreimal täglich.

7. Januar 1936 (zwei Monate später). Die monatliche Regel dauert jetzt nur noch vier Tage und ist weniger klumpig. Die Verdauungsstörungen haben sich wesentlich gebessert, nach dem Essen fühlt sie sich nicht mehr so angeschwollen. Der Uterus ist kleiner geworden, er dehnt sich nur noch knapp über das Schambein aus, und die Knoten sind nicht mehr so ausgeprägt. Ich erfuhr heute

zum ersten Mal, daß eine Neigung zu Tuberkulose bestand. Sie war wegen einer apikalen (=Lungenspitzen betreffend) Tuberkulose in einem Sanatorium gewesen. Sie verträgt keinen Lebertran.

Sie bekommt folgende Mittel:

1) TUBERCULINUM C 30 .

Vier Gaben in wöchentlichen Abständen gegeben.

2) FRAXINUS AMERICANA URTINKTUR.

Fünf Tropfen abends und morgens.

FRAXINUS ist eines von Dr. Burnetts Organmitteln, dessen Anwendung er von Rademacher übernommen hat und mit dem er viele uterine (Uterus = Gebärmutter) Fibrome und Fälle von schwerer Subinvolution (= unvollständige Rückbildung) des Uterus heilte.

Die Patientin kam sechs Monate lang nicht mehr. Am 11. Juli 1936 erschien sie wieder in der Sprechstunde.

Ihre Periode ist jetzt weniger stark, sie fühlt sich besser während der Regel. Seit Ende März ist sie nicht mehr behandelt worden. Die Verstopfungsneigung hat sich gebessert, sie nimmt kein Normacol mehr, was sie früher häufig nachts nehmen mußte. Im Mai wurde Sputum (= Auswurf, Sekret der Luftwege) untersucht und dabei wurden keine Spuren von Tuberkulose festgestellt. Im April war sie an Grippe erkrankt und hustete noch Wochen danach.

Die Periode kommt jetzt regelmäßig, Monatsfluß unverändert, dauert 4 Tage, der Zyklus 26 Tage. Der Uterus ist kleiner geworden.

Im April war sie von dem praktischen Arzt, der die Fibrome zuerst entdeckt hatte, untersucht worden. Er mußte zu seiner großen Verwunderung feststellen, daß die Fibrome fast vollständig verschwunden waren. Die Verdauungsstörungen sind viel besser geworden. Sie kann jetzt wieder alles essen, ohne daß sie anschließend Natron einnehmen muß, da das Völlegefühl, das sonst nach den Mahlzeiten auftrat, verschwunden ist. Sie genießt es nun, einmal richtig zum Essen auszugehen.

Sie bekommt weiterhin FRAXINUS AMERICANA URTINKTUR, abends und morgens.

11. Dezember 1936. Der Patientin geht es wesentlich besser. Der Uterus ist wieder klein, die Fibrome scheinen endgültig verschwunden zu sein. Sie muß nicht mehr so häufig Wasser lassen und hat keine Verdauungsbeschwerden mehr. Vor der Regel leidet sie jetzt aber unter Kopfschmerzen mit Übelkeit. Sie friert nun leicht. Durch Mitgefühl geht es ihr schlechter, durch Gesellschaft von anderen fühlt sie sich besser. Sie hat Angst vor Gewitter und Angst davor, allein im Haus zu sein. Morgens fühlt sie sich schlechter. Auf die all-

gemeinen Symptome hin und wegen der Kopfschmerzen mit Übelkeit, die ein altes und jetzt wieder aufgetauchtes Symptom sind, erhält sie NAT.MUR. C 30.

Sie ist noch nicht ganz über den Berg, denn ihre konstitutionelle Verfassung ist noch nicht ganz so stark, wie sie sein sollte. Die Fibrome allerdings sind völlig verschwunden.

Leider ist ihr tägliches Leben so arbeitsreich, daß sie sich nicht so um ihre Beschwerden kümmern kann, wie sie eigentlich sollte. Wäre sie regelmäßiger zur Behandlung gekommen, so hätten sich ihre konstitutionellen Symptome wahrscheinlich sehr viel schneller gebessert. Daß Fibrome innerhalb von vierzehn Monaten geheilt wurden und gleichzeitig die allgemeine Gesundheit dieser Frau so gebessert wurde, daß sie ihr Leben mehr als jemals zuvor genießen konnte, ist ein Erfolg, der allein der Homöopathie zu verdanken ist. Ich habe mir sagen lassen, diese Frau sei überglücklich, einer Operation entgangen zu sein.

Erst vor kurzem war sie wieder bei mir, und der Erfolg dieser Behandlung hält weiterhin an.

Beschwerden der Wechseljahre

Über die Zeit des „Wechsels“ wird eine ganze Menge Unsinn geschrieben und erzählt.

Ein Arzt sagte zu einer meiner Patientinnen: „Wenn eine Frau die Vierzig überschritten hat, dann ist sie verbraucht.“ Ich konnte nicht ganz nachvollziehen, was er damit meinte. Wollte er damit sagen, daß eine Frau über vierzig keine Kinder mehr bekommen könne und deshalb nur noch eine nutzlose Last für den Mann darstelle, oder unterstellte er damit, daß Frauen, die sich in der Menopause befinden, dadurch automatisch als invalide eingestuft werden können und deshalb aufgebraucht und von keinem Nutzen mehr für die Gemeinschaft sind? Ich kann diesem Arzt mit seiner männlichen Betrachtungsweise in keinem Punkt recht geben, denn ich kenne durchaus Frauen, die noch Kinder bekommen haben, obwohl sie die Vierzig schon weit überschritten hatten.

Homöopathie würdigt den Menschen

Ich erinnere mich an eine Frau, die mit 39 Jahren heiratete und während der nächsten drei Jahre drei Kinder bekam. Bei einer anderen Frau, die wegen sogenannter „Beeinträchtigungen aufgrund der Wechseljahre“ gekommen war, stellte ich fest, daß sie nach einer Pause von fünfundzwanzig Jahren jetzt im fünften Monat schwanger war. Sie war 53 Jahre alt und bereits seit einigen Jahren Großmutter! Sie wäre fast handgreiflich gegen mich geworden, was für mich wohl mit ernsten Folgen verbunden gewesen wäre, da sie eine recht kräftige Marktfrau war, die gewohnt war ihre Fäuste zu gebrauchen. Ich konnte die gute Frau dann damit beruhigen, daß ich ihr anbot, darum zu wetten, ob ich im Recht sei. Zu meiner großen Erleichterung siegte dann ihr sportlicher Ehrgeiz über ihren Ärger. Am Ende verstanden wir uns dann doch noch recht gut. Der kräftige und gesunde Junge, dem sie zu gegebener Zeit das Leben schenkte, wurde von der ganzen Familie sehr bewundert. Ich bekam zwar nie meinen Wetteinsatz von 5 Schilling, aber ich hatte immerhin meinen guten Ruf gerettet, und das war mir mehr wert.

Und was ist mit den vielen Frauen, die die mittleren Jahre schon überschritten haben und wertvolle Arbeit als Beamtinnen, in sozialen Ausschüssen oder anderen Komitees, die so zahlreich sind, daß man sie hier gar nicht alle aufzählen kann, leisten? Würden Sie diese Arbeit wirklich nutzlos nennen? Es stimmt schon, daß Frauen während dieser Zeit leiden, viele leiden sogar sehr während dieser

Phase der Veränderung. Durch zu viele und falsche Medikamente wird ihrer Gesundheit oftmals ein nicht wieder gut zu machender Schaden zugefügt. Wenn sie wüßten, was man wirklich tun kann, so könnten ihnen viele Jahre des Leidens erspart bleiben. Wovor man sich hüten sollte, sind Patentrezepte. Finger weg von den unzähligen Schlafmitteln! Alkohol in jeder Form sollte während dieser verhängnisvollen Jahre ganz gemieden werden. Manche Frauen werden häufig von einem ganz eigenartigen Gefühl der Erschöpfung befallen. Aus lauter Verzweiflung trinken sie dann einen kleinen „Tropfen", nur um sich zu stärken, und um diese Schwäche zu überwinden. „ Ah, das tut gut. Ich fühle mich schon ganz stumpfsinnig, und dies hier hilft genau dagegen," pflegte eine Frau, die aus Lancashire kam, zu mir zu sagen. Es handelt sich hierbei um eine Angewohnheit, die äußerst bedenklich werden kann. Aus einem Tropfen wird ein Glas, und aus einem Glas wird schon bald eine ganze Flasche. Dann beginnt die gefährliche Gewohnheit, regelmäßig einen zur Brust zu nehmen. Durch diesen ersten kleinen „Tropfen" sind schon mehr Fälle von Trunksucht bei Frauen ausgelöst worden, als durch irgendwelche anderen Ursachen.

Verhängnisvolle Folgen „schneller Hilfsmittel"

Aber was soll man denn nun eigentlich tun, wenn diese Beschwerden wie Erschöpfung, die schrecklichen Hitzewallungen und die berstenden Kopfschmerzen, die die Wechseljahre nur allzu oft begleiten, auftreten?

Wieder einmal erweist sich die Homöopathie als ein Verbündeter von unschätzbarem Wert. Sie heilt schnell und auf einfache Art und Weise, ohne daß eine Frau den gefährlichen Nebenwirkungen solcher Medikamente, wie z.B. Barbituraten, ausgesetzt ist. Von diesen Medikamenten gibt es eine große Anzahl, die vielleicht zuerst Erleichterung bringen, aber bald gewöhnt sich der Körper an die Wirkung. Die Dosis muß ständig erhöht werden und nur allzu leicht wird eine Überdosis genommen, was dann folgt ist oftmals nur noch eine Gerichtsverhandlung zur Feststellung der Todesursache.

Wir sollten uns vor Augen führen, daß in unserer homöopathischen Materia Medica eine Fülle von Mitteln beschrieben sind, die sich für die Menopause eignen.

Da gibt es z.B. den homöopathischen Schwefel, das berühmte Polychrest SULFUR. Bei diesem Mittel finden wir die folgenden Symptome: „Hitzegefühl auf dem Scheitel, errötendes Gesicht. Durch Blutandrang im Kopf fühlt sich die Patientin niedergedrückt. Fenster und Türen möchte sie weit geöffnet haben. Vormittags um 11 Uhr fühlt sie sich besonders schwach, sie leidet unter einem

Gefühl von Leere und Schwäche im Magen." Weder Portwein oder Brandy oder Whisky werden benötigt. Eine kleine Gabe SULFUR oder eine kurze Behandlung mit SULFUR wird diese Symptome innerhalb weniger Tage hinweg zaubern.

Mir fällt dazu eine Frau ein, die vor einiger Zeit bei mir gewesen war. Sie wies genau die oben beschriebenen Symptome auf, die ich ihr allerdings nur äußerst zähflüssig entlocken konnte. Alles, worüber sie sich beklagte, war, daß „sie so müde" sei. Sie konnte nichts mehr tun, mußte sich hinsetzen und ausruhen. Ihre Periode hatte aufgehört, sie hatte abgenommen, ihre Haut war rauh und neigte dazu, schmutzig auszusehen. Normalerweise war sie eine sehr tatkräftige Frau, aber als ich in ihr Haus kam, bemerkte ich, wie unordentlich dort alles war. Die Familie war erst vor kurzem in ein neues Haus eingezogen. Wochen später wirkte alles noch genauso unfertig, wie es bei meinem ersten Besuch eine Woche nach dem Umzug ausgesehen hatte – überall standen unausgepackte Umzugskartons und ähnliches herum. Mittags um 12 Uhr waren die Betten noch immer ungemacht, alles war unbeschreiblich schmutzig und unordentlich. Die Kinder waren nicht richtig gewaschen, ihre Kleidung wies Risse und Löcher auf. Überall in dem Haus sprang mir nur SULFUR in die Augen. Die Patientin bekam also das Mittel. Die Veränderung, die ich dann einige Zeit später zu sehen bekam, war bemerkenswert. Überall waren Gardinen aufgehängt worden, es gab neue Möbel, die Umzugskartons waren alle verschwunden, die Betten waren gemacht, die Wäsche war sauber und an der Sauberkeit der Kinder war nichts mehr auszusetzen. Die Frau selbst sah wieder rosig aus, mit frischen, geröteten Wangen. Über Müdigkeit könne sie sich nicht mehr beklagen. Im ganzen Haus herrschte eine Atmosphäre von Behaglichkeit und Wohlbefinden.

Sulfur für übermüdete, überbeanspruchte, ungepflegte Frauen

SULFUR ist eine große Hilfe für übermüdete, überbeanspruchte Frauen in den Vierzigern.

Man darf jetzt allerdings nicht den Fehler machen und annehmen, daß SULFUR das einzige Mittel ist, das in der Menopause in Frage kommt. Wie bei jedem anderen Leiden muß man auch hier auf die individuellen Merkmale des jeweiligen Menschen achten. Zur Verdeutlichung werde ich einige Fälle anführen. Eine Patientin saß vor mir, um mir ihre Symptome zu schildern. Als sie dann begann, mir von ihren sehr störenden, plötzlichen, heißen Schweißausbrüchen, die sie in geschlossenen warmen Räumen bekam, zu erzählen, bemerkte ich, wie sich ihre Augen mit Tränen füllten. Ohne daß sie mir noch mehr sagen mußte, wußte ich, daß für sie nur PULSATILLA in Frage kam. Von ihren Kollegen im Büro hörte ich, daß sie sehr reizbar, launisch und empfindlich war, was wiederum meine Diagnose bestätigte. PULSATILLA, in der für sie passenden Menge verabreicht, bewirkte bald ausgezeichnete Erfolge: ihre Stimmung, ihr Charakter wurden angenehmer, sanfter, die Schweißausbrüche ließen nach und zur allgemeinen Freude verbesserte sich ihr Gesundheitszustand innerhalb kurzer Zeit erheblich. „Man kann jetzt viel besser mit ihr zurechtkommen," so wurde mir gesagt.

Ich habe schon an mir selbst und auch an anderen festgestellt, daß die Homöopathie eine ganz hervorragende „Charakter"-Medizin ist. Da war z.B. ein kleines Mädchen, das wegen einer Krankheit, die sie sehr reizbar gemacht hatte, einige Pillen von mir bekommen hatte. Als es nun seinen Vater bei einem Zornesausbruch beobachtete, holte sie ihre Pillenschachtel herbei und bot sie ihrem Vater mit den Worten an: „Hier, Daddy, nimm eine von meinen Pillen, davon bekomme ich immer ganz schnell wieder gute Laune,". Aber eigentlich sprechen wir ja gar nicht über schlechte Laune, deshalb wenden wir uns jetzt wieder unserem eigentlichen Thema zu.

Die „Gute-Laune-Macher-Pillen"

Ein anderes Mal konsultierte mich eine Dame mittleren Alters wegen ihrer heftigen Kopfschmerzen. Sie hatte dabei das schreckliche Gefühl, als wenn das obere Ende ihres Kopfes abgerissen würde. Sie war sehr nervös und hysterisch. Ihren Ehemann brachte sie sowohl tagsüber als auch nachts mit ihrer Unruhe zur Raserei. Auf welche Seite sie sich auch nachts legte, es fing dort an zu stechen und hinderte sie so am Schlafen. Ihre Nackenmuskeln taten schon so weh und waren gequetscht, daß sie ihren Kopf ganz steif zurückgezogen hielt. Freunde hatten ihr zu einer osteopathischen Behandlung geraten. Ich konnte allerdings nur feststellen, daß mit ihrer Wirbelsäule alles in Ordnung war. Ich konnte ihr aber mit Sicherheit in Aussicht stellen, daß ihre Nervenkrisen bald der Vergangenheit angehören, ihre Kopfschmerzen verschwinden und die rheumatischen Beschwerden aufhören würden. Als homöopathisches Mittel bekam sie CIMICIFUGA, eine amerikanische Pflanze, und wurde damit umgehend wieder gesund. Sehr zu meiner Erleichterung, muß ich sagen, denn sie redete anfangs so viel, daß ich sie kaum wieder loswerden konnte. Nun aber war sie so ruhig geworden, es gab kaum noch etwas über sie selbst zu berichten. All ihre Launen und Einbildungen hatten sich in Nichts aufgelöst. Zuerst hatte ich bei ihr an ein anderes Heilmittel, nämlich LACHESIS gedacht, da auch dieses Mittel für „redselige" Typen in Frage kommt, aber wegen ihrer Kopfschmerzen paßte es dann überhaupt nicht. Die Art der rheumatischen Schmerzen wies dann so eindeutig auf CIMICI-

FUGA hin, daß es in diesem Fall kein anderes Mittel mehr sein konnte.

Da ich gerade LACHESIS erwähnt habe, könnten wir eigentlich gleich mit diesem Mittel fortfahren, denn es handelt sich hierbei um eine Arznei, die besonders häufig bei klimakterischen Beschwerden angezeigt ist. Jemand, der LACHESIS braucht, ist sehr leicht an bestimmten, charakteristischen Merkmalen zu erkennen. Gerade bei den verschiedensten Arten von Frauenbeschwerden trifft dieses Mittel sehr oft zu. Da eine Behandlung dieser Beschwerden normalerweise sehr langwierig ist, ist es eigentlich sehr schade, daß in der Schulmedizin nichts über die Wirksamkeit dieses Mittels bekannt ist und wahrscheinlich auch nie sein wird. Es sei denn, ein risikofreudiger Arzneimittelhersteller würde davon erfahren und es mit großem Werbeaufwand auf den Markt bringen. In der Zwischenzeit aber können die normalen Ärzte ruhig so viel darüber spotten, wie sie wollen und verkünden, daß LACHESIS oder Schlangengift – es wird aus dem südamerikanischen Buschmeister gewonnen – nichts Gutes bewirken könne oder wahrscheinlich auch nicht schaden könne, da es völlig von den Magensäften aufgelöst würde, besonders wenn es in solch kleinen Dosen verabreicht wird, wie wir es tun. Die Menschen, die durch LACHESIS von ihren Krankheiten geheilt wurden, würden mit Freuden seine Wirksamkeit bezeugen, wenn man sie danach fragen würde.

Kopfschmerzen

Ich werde ein oder zwei Beispiele dafür anführen: Anfang September letzten Jahres fiel mir auf, daß die Mutter eines meiner kleinen Patienten sehr blaß und ihr Gesicht schmerzverzogen aussah. Sie gestand mir dann, daß sie unter sehr starken Kopfschmerzen litt, die sie ungefähr alle zehn Tage überfielen. Sie kamen in Wellen, fingen am Hinterkopf an und wanderten bis zur Stirn. Dabei litt sie zusätzlich unter qualvollem Herzklopfen und Pulsieren im ganzen Körper. Ich brauchte gar nicht nach weiteren Einzelheiten zu fragen. Mir war völlig klar, was sie brauchte.

Können Sie sich vorstellen, daß ich ihr etwas Kopfschmerzpulver gegeben hätte, so wie es jeder schulmedizinisch ausgebildete Arzt oder eine Krankenschwester oder ein Apotheker oder sogar die meisten Laien – denn diese schlechte und schädliche Art der Selbstmedikation ist schon bis in alle Kreise der Bevölkerung vorgedrungen – getan hätte? Nein, natürlich nicht, diese Frau bekam das für sie angezeigte Heilmittel. Sie erhielt eine Gabe LACHESIS 30, wobei ihr aber nicht gesagt wurde, was sie damit zu erwarten hätte. Sie wußte lediglich, daß sie etwas bekommen hatte, was den Schmerz beseitigen könne. Ich traf sie einen Monat später wieder.

Sie hatte sich auffallend verändert, lächelte mich an und erzählte, daß sie seit ihrem letzten Besuch keine Kopfschmerzen mehr gehabt hätte. Seit Jahren schon hatte sie dieses ungewohnte Glück nicht mehr gekannt, selbst wenn sie Aspirin genommen hatte, war es nie so gewesen. Seit Jahren schon hatte sie unter diesen Kopfschmerzen gelitten, die immer schlimmer geworden waren. Mit Beginn der Wechseljahre waren sie fast unerträglich geworden. Als sich sechs Wochen nach der ersten Gabe noch einmal leichte Symptome bei ihr zeigten, bekam sie eine weitere Gabe LACHESIS. Das war vor vier Monaten. Ich sehe sie in regelmäßigen Abständen, und die Kopfschmerzen und das Herzklopfen sind nicht wieder aufgetreten sind. Auch ihr Schlaf ist ungestört und sie selbst sieht Jahre jünger aus.

Natürliches Kosmetikum

Sie können natürlich sagen, daß sei alles nur Zufall, die Kopfschmerzen hätten sowieso aufgehört, wie es oft vorkommt, wenn die Menstruation aufhört. Das könnte natürlich sein, aber die monatlichen Blutungen kamen wieder regelmäßiger und für die Frau hatte ein völlig neues Leben begonnen. Haben Sie etwas Vergleichbares schon einmal nach der Einnahme von Aspirin beobachtet? Wenn Sie ganz ehrlich sind, dann müssen Sie mit mir übereinstimmen, daß Aspirin den Kopfschmerz zwar vorübergehend beseitigt, jedoch jegliche Schmerzen, wogegen Aspirin genommen wurde, immer wiederkehren. Man muß immer größere Mengen davon nehmen, bis man schließlich zu sehr viel stärkeren Analgetika oder schmerzstillenden Mitteln übergeht. Aber bestimmt haben Sie noch nie beobachten können, daß schmerzstillende Mittel einer Frau in den mittleren Jahren ihre jugendliche Frische zurückgegeben haben – wohlgemerkt ohne die künstliche Hilfe von Kosmetika. Aber dieses Wunder wird man immer wieder mit eigenen Augen sehen, und zwar dann, wenn das richtige, angezeigte Heilmittel eingenommen wurde.

Da ich jedoch hier keinen Vortrag über Schönheitschirurgie halten will, so werden wir lieber wieder „revenons a nos moutons" (uns unserem Thema zuwenden), wie man jenseits des Ärmelkanals sagt.

Da wir uns gerade mit Kopfschmerzen während der Wechseljahre befassen, fällt mir dazu ein anderes Opfer ein, das unter diesen quälenden Beschwerden der „verrückten Vierziger" litt. Die Frau arbeitete in einem Beruf, der genaue und anstrengende geistige Arbeit von ihr verlangte. In einem heißen Sommer war sie besonders stark von berstenden Kopfschmerzen geplagt worden. Sie beschrieb sie mir folgendermaßen: „Wellenartig auftretendes Pulsieren und Hämmern im Kopf, das sie fast in den Wahnsinn treibt. Im warmen

Raum und in der Sonnenhitze ist es wesentlich schlimmer. Öffnen des Fensters verschafft Erleichterung. Kann nicht im Bett liegen, muß sich im Bett aufsetzen, um überhaupt etwas Schlaf zu bekommen." Außerdem war sie sehr beunruhigt darüber, daß sie Anfälle von Herzklopfen bekam, wenn sie bergauf ging. Durch GLONOINUM (oder TRINITRIN), das all diese beunruhigenden Symptome beinhaltet, fand sie sehr schnell zu ihrer alten Energie zurück, so daß sie sich wieder auf ihre langen Zahlenreihen konzentrieren konnte. Für Beschwerden, die in der Menopause auftreten, kann natürlich auch irgendeines der häufiger vorkommenden Heilmittel in Frage kommen. In den umfangreichen Repertorien werden allein unter der Rubrik „Menopause" so um die vierzig Heilmittel aufgeführt. Darin enthalten sind noch nicht einmal die Mittel, die man vielleicht heraussuchen muß, um in speziellen Fällen individuell zu helfen.

Kopfschmerzen durch die Sonne : Glonoinum

Ein anderes äußerst beunruhigendes Symptom, das die Energie noch mehr lähmt und mit dem wir uns jetzt befassen wollen, sind Blutungen. Den unglücklichen Frauen, die darunter zu leiden haben, kann die konventionelle Medizin keine effektive Behandlung anbieten. Die amerikanische eklektische Schule, die in unserem Land aber so gut wie unbekannt ist, kennt für vikariierende (= Zwischenblutungen) und sehr starke Blutungen verschiedene Heilkräuter. Genauso verhält es sich bei Heilkundigen der allgemeinen und Gartenheilkräuter. In den Regalen der schulmedizinischen Medikamente findet man hierzu allerdings gar nichts.

Zu lange und heftige Regelblutungen

Leider will die Mehrzahl der Schulmediziner, selbst in unserer heutigen aufgeklärten Zeit, nichts von Homöopathie wissen und verurteilt sie, ohne sich je damit befaßt zu haben. Allein schon der Name „Homöopathie" ist für sie ein rotes Tuch. Dadurch entgehen ihnen natürlich viele Möglichkeiten, Krankheiten zu heilen, für die sie selbst keine Aussicht auf Heilung sehen können und wo eine Behandlung nur noch durch das chirurgische Messer erfolgt. Ein typischer Fall spielt sich folgendermaßen ab: eine berufstätige Frau, die ihren Lebensunterhalt von ihrem eigenen Einkommen bestritt, war ernsthaft durch das beeinträchtigt, was man mit dem Fachausdruck Menorrhagie (= verlängerte u. verstärkte Regelblutung) bezeichnet. Über längere Zeit hinweg wurde ihr Ergot, fast das einzige Medikament, das konventionell behandelnde Ärzte für Blutungen kennen, verordnet. Als sich dann herausstellte, daß damit absolut nichts erreicht worden war, schickte man sie zu einem Chirurgen, wo sie umgehend kürettiert wurde. Die Beschwerden hielten aber weiterhin an, und so landete sie kurze Zeit später wieder auf dem Operationstisch, wo man ihr den Großteil ihrer

Fortpflanzungsorgane herausnahm. Noch Monate danach war sie krank und konnte sich kaum von dieser gräßlichen und unnötigen Erschütterung ihrer körperlichen und geistigen Konstitution erholen.

Endlose Kosten und Qualen hätten dieser Frau erspart werden können, wenn sie sich in die Obhut eines homöopathischen Arztes begeben hätte. Ihre Gesundheit wäre um ein Hundertfaches besser gewesen. Sie werden jetzt vielleicht sagen, daß das eine etwas übertriebene Behauptung sei, aber ich kann darauf hinweisen, daß in der homöopathischen Literatur über Heilungen berichtet wird, die viel phantastischer gewesen sind, als die vergleichsweise einfache Heilung und Beendigung von Blutungen. Unter der Rubrik „Blutungen im Klimakterium" findet man allein 22 Heilmittel. Viele von ihnen helfen erstaunlich schnell, vorausgesetzt, die Patientin ist zur Mitarbeit bereit und gibt dem Arzt die Möglichkeit, ihre Vorgeschichte und ihre Symptome vollständig aufzunehmen. Selbst die kleinsten Einzelheiten können von großer Wichtigkeit sein. Dann steht einer Heilung nichts mehr im Wege. Jedes der bereits erwähnten Heilmittel kann theoretisch zur Anwendung kommen. Es kann sein, daß eine menorrhagische Patientin SULFUR benötigt; in diesem Fall würden eindeutige SULFUR-Symptome vorhanden sein. Oder die Patientin braucht LACHESIS, dann würde man bei ihr LACHESIS-Symptome festgestellt haben.

Vor längerer Zeit hatte ich einmal eine LACHESIS-Patientin, die unter Blutungen litt. Wie alle LACHESIS-Menschen hatte sie sehr viel über sich selbst zu erzählen. Sie litt unter den berstenden Kopfschmerzen, die ich bereits an früherer Stelle beschrieben habe. Auf Berührung reagierte sie überempfindlich, ihr Gesicht sah etwas fleckig aus. Sie litt unter der Hitze und hatte in einem warmen Raum das Gefühl, fast zu ersticken. Die Blutung aus der Gebärmutter war dunkel, fast schwarz. Wenn die Blutung einsetzte, verschwanden damit auch all ihre Symptome. An dem Tag also, an dem sie blutete, hörten auch ihre Kopfschmerzen auf. Am nächsten Tag hatte sie dann wieder Kopfschmerzen, aber keine Blutung. Sie fühlte sich also die ganze Zeit über schlecht. Nach ein paar Wochen mit LACHESIS hatten sich all ihre Beschwerden in nichts aufgelöst. Nachdem sie sich in der Vergangenheit schon so lange wie eine Invalidin gefühlt hatte, konnte sie nun ihr früheres Leben und ihre früheren Aufgaben mit frischer Energie und neuer Freude wieder aufnehmen. Der Aufwand für sie selbst war kaum der Rede wert. Auf jeden Fall war weder eine kostspielige Operation notwendig, noch mußte sie eine darauffolgende lange Rekonvaleszenz durchmachen. Finden Sie nicht auch, daß so eine Behandlung in jedem Fall die bessere Wahl ist?

Die Sepia-Frau

Bis jetzt habe ich noch nichts über die SEPIA-Patientin gesagt, was vielleicht etwas nachlässig war, denn gerade SEPIA ist bei den typischen Frauenbeschwerden besonders oft angezeigt. In diesen Fällen ist die Blutung aus der Gebärmutter im allgemeinen mit einem Prolaps des Uterus und mit herabdrängenden Schmerzen verbunden. Frauen, die SEPIA brauchen, sind meistens groß und dünn. Sie wirken leicht deprimiert, kühl, frostig und boshaft. Sie sind ihrer Leiden überdrüssig, mögen aber auch kein Mitgefühl. Frauen wie diesen kann man täglich in allen Bereichen des Lebens begegnen. Ihr Gesicht weist zudem eine ganz spezielle fahle, gelblich-braune Verfärbung auf, mit einem gelben Sattel – so wird es auch in der Materia Medica beschrieben – über der Nase. Wenn dies alles bei einer Frau zutrifft, dann kann man eigentlich völlig sicher sein, daß sie eine Gabe SEPIA braucht, mit der all ihre Leiden schnell ein Ende haben werden. Ich selbst möchte SEPIA jedenfalls nicht missen. Es bietet uns Frauen, ob nun alt oder jung, die Möglichkeit einer echten Hilfe.

Die Calcium-carbonicum-Frau

Auch das Mittel CALCIUM CARBONICUM sollte unbedingt erwähnt werden. Sie haben bestimmt nicht gewußt, daß Kalk für den homöopathischen Arzt einen wertvollen Verbündeten darstellt, oder? Frauen, die CALCIUM CARBONICUM benötigen, sind blaß und machen einen schlappen, milden, kühlen und zurückhaltenden Eindruck. Im allgemeinen sind es Menschen, die sehr viel arbeiten, die aber jetzt durch Überarbeitung müde geworden sind. Wenn ich mir die verschiedenen Typen vor Augen rufe, die während der Wechseljahre unter starken und anhaltenden Blutungen leiden, dann ist die Patientin, die CALCIUM CARBONICUM benötigt, diejenige mit den stärksten Blutungen. Die Symptome solcher Patientinnen weisen also eindeutig auf CALCIUM CARBONICUM hin. Sobald sie dann einige Gaben Kalk bekommen haben, werden sie das kalkweiße Aussehen verlieren. Die Muskeln festigen sich wieder, die Blutungen werden weniger und auf jeden Fall ist es nicht mehr nötig, einen Chirurgen zu bemühen.

Die Blutungen bei der Nux vomica-Frau

Zur Zeit habe ich eine andere Patientin in Behandlung, die ebenfalls ohne Operation geheilt werden konnte. Das für sie zutreffende Heilmittel war, und ist auch heute noch, NUX VOMICA. Sie litt unter ständigen, reichhaltigen Blutungen. Auf alles, was von ihrer Umwelt kam, reagierte sie sehr empfindlich, war äußerst reizbar, wenn nicht sogar jähzornig. Ständig fing sie Streit mit ihren Kollegen an, war aber gleichzeitig furchtbar schnell verletzt. Sie war äußerst kälteempfindlich und vertrug keine Zugluft. Sie litt ebenfalls ständig unter Dyspepsie (=Verdauungsstörungen), die sie als wahren Fluch empfand. Nach dem Essen wurde sie ungefähr eine Stunde später von starken Schmerzen befallen. Sie nahm unentwegt Mittel gegen Verstopfung. Mit NUX VOMICA machte sie schon nach kurzer Zeit einen sehr viel besser gelaunten Eindruck und die Blutungen hörten auf. An diesem Beispiel können Sie sehen, daß man den NUX-Patienten eigentlich sehr leicht erkennen kann.

Blutungen bei der Sabina-Frau

Es gibt natürlich noch verschiedene andere Heilmittel, die für Blutungen im Klimakterium in Frage kommen können. Eines von ihnen ist SABINA. In Fällen, wo SABINA benötigt wird, ist das Blut hellrot und die Patientin hat heftige Schmerzen, die vom Sacrum (=Kreuzbein) nach vorne schießen oder von der Schamgegend zum Nabel. Wenn Sie eine Frau mit derartigen Schmerzen und mit solchem hellroten Blutfluß behandeln, dann sollten sie anstelle des konventionell und routinemäßig verabreichten Ergot, einen Versuch mit einigen Gaben SABINA unternehmen. Sie werden überrascht sein, wie schnell die Blutung dadurch gestoppt werden kann. Die Patientin wird wahrscheinlich vermuten, daß die Blutung ganz von allein wieder aufgehört hätte. SABINA ist ein Heilmittel für akute Fälle. Falls es sich um Blutungen handelt, die immer wiederkehren, so braucht man, abgestimmt auf die Symptome, solche Heilmittel, die als chronische Mittel bezeichnet werden, wie z.B. SULFUR, CALCIUM etc.

Blutungen bei der Crocus-Frau

Bei einer Frau im Klimakterium, die CROCUS benötigt, sind wiederum ganz andere Symptome vorhanden. Sie macht einen fast schon hysterischen Eindruck. Ihre Blutungen kommen mit dunklen Klumpen und im unteren Teil des Abdomens hat sie ein so ausgeprägtes Gefühl von Schwere, daß sie dadurch davon überzeugt ist, ein Baby zu bekommen. Sie läßt sich auch nicht durch den Arzt vom Gegenteil überzeugen. „Ich spüre aber ganz genau, wie mein Baby sich bewegt, Frau Doktor." Eine Mutter war so fest davon überzeugt, daß sie schon ein Kindermädchen gesucht hatte, obwohl ich mich redlich bemüht hatte, sie vom Nichtvorhandensein einer Schwangerschaft zu überzeugen. Ich war vollkommen sicher, daß ich mich nicht geirrt hatte und so versprach ich ihr fünf Englische Pfund, falls das Baby doch zu dem von ihr festgelegten Termin geboren werden sollte. Dann bekam sie einige Gaben CROCUS, woraufhin ihre vorherigen Einbildungen schnell verschwanden und sie dem Kindermädchen absagte.

Eine andere Mutter war von den gleichen Vorstellungen besessen. Zwei Jahre lang versuchte sie alle Krankenhäuser in der näheren Umgebung davon zu überzeugen, daß sie schwanger sei. Am Ende gab sie sich in diesem ungleichen Kampf geschlagen und nahm sich das Leben, indem sie sich mit Gas vergiftete. Ich war darüber sehr erschüttert, aber da sie nicht meine Patientin gewesen war, hatte ich ihr nicht helfen können. Wenn sie homöopathisch behandelt worden wäre, hätte ihr Leben sicher gerettet werden können. In einem Fall wie dem eben beschriebenen hat ein homöopathischer Arzt, der aber nicht der behandelnde Arzt ist, einen wesentlichen Nachteil gegenüber dem Laien. Der Arzt kann nur zusehen und darf sich nicht dazu äußern, der Laie hingegen kann seine Meinung dazu sagen, er kann eine andere Behandlung oder auch einen anderen Arzt vorschlagen.

Die Chirurgie hat durchaus ihren Stellenwert

Für Blutungen während der Wechseljahre können wir unter einer Vielzahl von Mittel auswählen. Im Gegensatz zu den Allopathen müssen wir uns nicht nur auf eine einzige Arznei, wie z.B. Ergot, beschränken. Wenn dieses Medikament nicht hilft, kann nur noch eine Operation empfohlen werden. Der bedauernswerten Patientin werden damit unnötige Verstümmelungen und endlose Schmerzen zugefügt. Wieviel mehr kann dagegen von einem echten Heilkundigen erreicht werden, dessen Heilmittel aus Heilkräutern, Metallen oder auch Metallsalzen gewonnen und nach feststehenden Regeln verabreicht werden. Nur sehr selten lassen uns diese Heilmittel im Stich und wenn, dann liegt es meistens daran, daß man das richtige Mittel nicht herausgefunden hat. In so einem Fall sollte man die Hilfe eines anderen Fachkundigen in Anspruch nehmen, der vielleicht noch genauer über die Heilmittel Bescheid weiß. Mit vereinten Kräften wird man dann das zuerst unmöglich Erscheinende in den meisten Fällen doch noch erreichen. Einen Chirurgen sollte man nur dann in Anspruch nehmen, wenn es sich um einen absoluten Notfall handelt.

Tumoren

Allein die Vorstellung, daß eine kleine, erbsengroße Zyste auf der Zunge durch die Einnahme von Arzneien entfernt werden könnte, brachte einen Chirurgen zum Lachen. Er hatte sich durch sein Lachen aber in eine angreifbare Position gebracht. Denn gerade bei Tumoren, die man sehen und ertasten kann und somit objektiv feststellbar sind, kann man die Tatsache, daß sie durch Einwirkung von Medizin verschwunden sind, nicht mit einem Lachen abtun und als „Heilung durch Glauben" oder „Gesundbeten" bezeichnen. Auch kann man das Phänomen nicht nur auf das Verschwinden rein subjektiv empfundener Symptome abschieben, wie es z.B. bei Rheumatismus und ähnlichen Krankheiten der Fall ist. Es ist schon merkwürdig, daß ein Mann, der die Macht, eines so winzigen Organismus wie eines Typhusbazillus oder eines Streptococcus oder eines ultramikroskopisch kleinen Virus, der z.B. Masern oder Keuchhusten hervorruft, fürchtet, nicht an die Kraft und Wirksamkeit, die eine verdünnte Arznei gegenüber einem Tumor zeigt, glauben kann oder sogar ableugnet. „Es gibt aber zwischen Himmel und Erde mehr Dinge, als du in deinen Vorstellungen jemals für möglich hältst."

Unter Homöopathen erzählt man sich von einer lange zurück liegenden Begebenheit, die es wert ist, hier wiedererzählt zu werden, da sie eine „aus Stein gewonnene Weisheit" enthält und den Wahrheitsgehalt unserer Ähnlichkeitsregel bestätigt. Und so hat sich die Geschichte zugetragen: einem gewissem Dr. Garth Wilkinson, der sich in Island aufhielt, fiel auf, daß Tiere, die auf den mit feinem Aschestaub aus der Lava des Mount Hecla bedeckten Weiden grasten, unter außergewöhnlich großen Knochentumoren des Kiefers litten. Er nahm etwas von dieser Asche mit nach England zurück, triturierte sie, stellte Pillen daraus her und setzte diese sodann zur Heilung von Exostosen und anderen Knochentumoren, sowohl bei Pferden als auch bei Menschen, ein. Einige andere homöopathische Ärzte, wie z.B. Dr. Burnett, folgten seinem Beispiel. Seitdem hat sich HEKLA LAVA – das Mittel wird immer noch so genannt – als ein bewährtes Heilmittel bei bestimmten Arten von porösen Knochentumoren, die unter dem Einfluß des Mittels sehr rasch verschwinden, etabliert.

Am häufigsten wird es in den niederen Potenzen verwendet, wie zum Beispiel in der 3. Dezimalen, das bedeutet Gaben von 1 : 1.000 Gran, oder in der 2. Dezimalen, was Gaben von 1 : 10.000 Gran bedeutet.

Nierentumor

Ich erinnere mich an einen interessanten Fall, den ich vor einigen Jahren in Behandlung hatte. Eine etwa fünfzig Jahre alte Frau litt unter einem sehr unangenehmen Nierentumor. Sie wurde an einen Chirurgen überwiesen, der den Tumor entfernte und die Patientin anschließend als geheilt entließ. Zwölf Monate später erschien sie wieder mit einem Rezidiv (Rückfall) der Krankheit und wurde erneut an den Chirurgen überwiesen. Dieser allerdings weigerte sich zu operieren, gab aber der Patientin aufgrund der starken Schmerzen eine hohe Dosis Morphium. Die Schmerzen wurden dann aber so heftig, daß selbst beachtliche Mengen von Morphium sie nicht mehr lindern konnten. So kam sie zu mir zurück mit der Bitte, ob es nicht irgendetwas gäbe, was ihr vielleicht doch noch helfen könnte. So wurde ich dazu veranlaßt, gegen Ende dieses Tages noch einmal einen Versuch zu starten, der zeigen sollte, wozu die Homöopathie fähig ist. Das Morphium wurde abgesetzt und die Patientin bekam dreimal täglich HEKLA LAVA D3. Unter dem Einfluß von HEKLA LAVA hörten die Schmerzen ganz und gar auf.

Hekla lava wirksamer als Morphium

Die Frau hatte ein typisch malignes Aussehen. Sie war blaß, ausgezehrt, erschöpft und nur noch ein Schatten ihrer selbst. Es grenzte fast an ein Wunder, wie rasch sie sich jetzt wieder erholte. Ihr Gesicht bekam wieder Farbe, das Schwächegefühl verschwand und sie fing an, ihren Haushalt wieder selbst zu versorgen, was soweit ging, daß sie die Wäsche wieder allein erledigte – sie wusch sogar die Bettwäsche selbst. Der Tumor wurde immer kleiner. Der Chirurg hatte ihr eigentlich nur noch drei Monate zu leben gegeben. Fünfzehn Monate später schickte ich sie – immer noch am Leben und nur noch mit einem winzigen Rest des Tumors – erneut zu ihm. Leider zog sie dann fort und kam nicht mehr in meine Sprechstunde, so daß ich nicht weiß, was aus ihr geworden ist. Auf jeden Fall steht fest, daß sie über den gesamten Zeitraum von fünfzehn Monaten nie mehr unter Schmerzen litt, daß ihr Tumor praktisch verschwunden war und sie sich selbst wieder gesund genug fühlte, um ihren häuslichen Arbeiten nachzugehen. Natürlich handelt es sich hierbei nicht um einen vollkommen in sich abgeschlossenen Fall, da ich letztendlich nicht weiß, wie er weiter- und ausgegangen ist. Aber was ich sicher weiß, ist, daß HEKLA LAVA dort Linderung erreichen konnte, wo Morphium nichts mehr ausrichten konnte.

Brusttumor

Mir fällt eine andere Frau Ende dreißig ein, die von Beruf Zirkusreiterin war. Sie kam zu mir wegen einer steinharten, kindskopfgroßen Geschwulst in ihrer rechten Brust. Das Mittel CONIUM MACULATUM besitzt die Kraft, solche harten Tumore zum Vorschein zu bringen. Aus diesem Grund kann und wird es genauso zur Heilung von Tumoren eingesetzt. Sie bekam also CONIUM oder Schierling, wie der allgemeinverständliche Name lautet. Ich weiß nicht mehr ganz genau, in welcher Potenz, aber ich glaube, es war die dreißigste Potenz. Nach viermonatiger Behandlung war die harte Geschwulst in der rechten Brust verschwunden. War es vielleicht doch nur eine Mastitis (Brustdrüsenentzündung) gewesen? Ich hatte schon vorher Brusttumore durch Tasten untersucht und muß sagen, daß die Härte der Brust, die man bei einer gewöhnlichen Mastitis fühlt, nichts war im Vergleich zu der steinernen Härte dieser Geschwulst. Eine steinharte Geschwulst wird normalerweise als ein typisches Anzeichen für Krebs angesehen. Und nun war sie verschwunden! Selbst als die Patientin ein Jahr später wieder in meiner Sprechstunde erschien, war kein Rückfall feststellbar.

Brustzyste

Ich hatte außerdem eine unverheiratete Frau Anfang vierzig in Behandlung. Sie war dünn, wirkte säuerlich und verbissen. Sie war äußerst beunruhigt über eine Geschwulst von der Größe einer Mandarine in ihrer linken Brust. Es hätte zwar auch nur eine Zyste sein können, ich versuchte es aber dennoch mit PHYTOLACCA, der Kermesbeere, in der 30. Potenz bei ihr. Später bekam sie es in der 900. und der 1000. Dilution. Außerdem verordnete ich äußerliche Kompressen mit PHYTOLACCA Urtinktur während der Nacht. Ich behandelte sie sechs Monate lang und in dieser Zeit verschwand die Geschwulst, bei der es sich sowohl um eine Mastitis als auch um eine maligne Zyste gehandelt haben konnte, vollständig. Als ich sie fünf Jahre später wiedersah, hatte sie bis dahin keinen Rückfall gehabt.

Phytolacca ersetzt Operation

Eine andere meiner Patientinnen, die auf die Fünfzig zuging, war sehr verschreckt über einen „Klumpen“ in ihrer linken Brust, der sich weich anfühlte. In ihrer rechten Achsel befanden sich vergrößerte Drüsen. Durch PHYTOLACCA C6, dreimal täglich eingenommen, und PHYTOLACCA Kompressen verschwanden der Klumpen, die vergrößerten Drüsen und die Ängste der Patientin. Das liegt jetzt schon vier bis fünf Jahre zurück und bis jetzt ist keine Operation nötig gewesen!

Brustknoten

Patientin Nummer vier war ebenfalls unverheiratet und hatte einen deutlich fühlbaren Knoten, der mit dem Symptom einer eingezogenen Brustwarze verbunden war, in der linken Brust. Eine Drüsenkette reichte bis zur linken Achsel; in der Achsel selbst war ein Drüsenklumpen tastbar. Auch sie erhielt das bewährte PHYTOLACCA. PHYTOLACCA hat eine spezifische Wirkung auf die Brust. Burnett spricht von einer „Organarznei“. Als ich die Patientin sechs Monate später untersuchte, suchte ich vergeblich nach irgendwelchen Anzeichen für einen Tumor oder für vergrößerte Drüsen.

Natürlich kann es sich bei diesen Fällen immer nur um harmlose Zysten gehandelt haben – keine kanzerösen Gewächse – ich habe keinen Schnitt vorgenommen, um die Art der Wucherung herauszufinden. Für mich war es allerdings ein zufriedenstellender Erfolg, daß sie unter dem Einfluß des angezeigten Heilmittels wieder verschwanden. Vor vielen Jahren hatte ich einmal einen Fall, der ganz anders verlief. Meine Patientin war eine einfache, hart arbeitende Witwe. Sie arbeitete als Putzfrau und war eine ungemein nette und natürliche Frau. Ich stellte bei ihr eine überaus bösartige Form von Brustkrebs fest. Bis heute mache ich mir noch Vorwürfe und kann es mir nicht verzeihen, daß ich ihr sagte, sie hätte Brustkrebs. Sie suchte daraufhin einen Chirurgen auf, der die Geschwulst entfernte. Es gab keine Aussicht auf Heilung mehr für sie, vielleicht weil sie sich selbst aufgegeben hatte. Weniger als neun Monate später starb sie unter qualvollen Schmerzen an Metastasen in der Wirbelsäule. Sie tat mir unendlich leid, aber sie hatte sich zu spät an einen Arzt gewandt. Zu der Zeit wußte ich auch leider noch nicht genug über die Kraft der homöopathischen Heilmittel, die, selbst wenn sie einmal nicht mehr heilen können, doch Schmerzen lindern und beseitigen können, so daß dem Patienten wenigsten ein friedliches Ende ermöglicht wird. Durch Morphium wird ein Patient betäubt und teilnahmslos. Es heißt, daß das Verabreichen von Morphium als Zeichen menschlicher Güte zu werten ist. Wenn wir unsere Heilmittel einsetzen, stellt man allerdings fest, daß kein Morphium benötigt wird. Es ist beeindruckend, wie friedlich ein Mensch durch die Einnahme homöopathischer Arzneien ist.

Ein friedliches Ende ohne Morphium

Graphites bei Grützbeuteln

Auch für die Heilung einfacher Tumore durch unsere Behandlungsweise kann ich einige Beispiele anführen. Vor etwa vier Jahren kam ein junger Mann mit multiplen Balggeschwülsten (Grützbeutel) am Kopf zu mir. Er hatte sie schon mindestens zweimal chirurgisch entfernen lassen, aber sie bildeten sich immer wieder neu. Ich entfernte zwei Geschwulste bei ihm; das eine vom Umfang einer großer Bohne, das andere etwa walnußgroß. Dann verordnete ich ihm GRAPHITES 1 M, das er über einen längeren Zeitraum einnahm. Seither sind keine Balggeschwülste mehr bei ihm aufgetreten. Es könnte sich hierbei natürlich auch wieder nur um einen Zufall handeln, allerdings ist es eine anerkannte Tatsache, daß GRAPHITES eine heilende Wirkung auf Balggeschwülste hat und auch ein erneutes Auftreten verhindert.

Vor kurzem hatte ich eine Reihe von Patienten mit Meibomschen Zysten in Behandlung. Hierbei handelt es sich um kleine Zysten am oberen Augenlid. Üblicherweise wird als Behandlung eine chirurgische Entfernung vorgeschlagen. Bei einer fünfzigjährigen Freundin von mir entwickelte sich so eine Zyste am linken oberen Augenlid. Sie war quasi über Nacht gekommen und so schnell gewachsen, daß das linke Auge schon fast ganz zugeschwollen war. Ich schlug ihr vor, zwecks Entfernung der Zyste einen Augenchirurgen aufzusuchen. Meine Freundin allerdings wollte mich herausfordern und fragte mich: „Kann man diese Zyste nicht auch ohne Operation durch eine deiner wundervollen Arzneien heilen?“ Ich zögerte erst etwas, gab dann aber zu, daß es durchaus im Bereich des Möglichen läge. Diese Art der Behandlung würde allerdings eine etwas längere Zeit in Anspruch nehmen als die chirurgische Methode. Der Chirurg könnte die Sache in wenigen Minuten erledigen, während eine homöopathische Arznei Tage oder möglicherweise Wochen brauchen könnte.

Meibomsche Zysten

Mir fiel dann ein, daß meine Freundin schon mehrmals geimpft worden war. Auf ihren Armen waren große, häßliche Impfnarben zu sehen und die letzten ein oder zwei Male war die Impfung nicht angegangen. Das war für mich ein wichtiger Hinweis. Es konnte sich hier um einen Fall von Vakzinose handeln, bei dem es oft, wie Dr. Burnett behauptet, als Spätfolge zur Entwicklung von Zysten kommt. Auf jeden Fall erschien es mir sinnvoll, zuerst einmal THUJA als Antidot zu verabreichen. Es handelte sich um eine Zyste auf der linken Körperseite. Am frühen Morgen fühlte sich die Patientin nie besonders gut; bevor der Tag nicht richtig begonnen hatte, wachte sie nicht auf. Dazu kam die Vorgeschichte wiederholter Impfungen. Hier hatte ich die drei Standbeine, auf denen man eine homöopathische Verschreibung aufbauen kann. Und es funktionierte. Nachdem THUJA 30 gegeben wurde, begann die Zyste ganz langsam zu schrumpfen. Das zuerst gefürchtete Größerwerden der Zyste und Zuschwellen des Auges trat nicht ein, statt dessen verschwand die Zyste, ohne irgendwelche Schmerzen oder sonstigen Beschwerden zu verursachen. Bald war keine Spur mehr von ihr zu entdecken. Es war so, als wäre sie „spurlos versenkt“ worden, die Kraft von THUJA hatte sie sozusagen aufgesogen. Während des Heilungsprozesses entwickelte sich bei dieser Patientin ein ziemlich lästiger Ausschlag an den Füßen. Er begann an der Innenseite des Fußgewölbes und breitete sich dann über die Sohlen zu den Gelenken hin aus. Dieser Hautausschlag stellte sie wirklich auf eine harte Probe. Es juckte und brannte ohne Ende, besonders wenn sie in der Nähe eines Feuers saß oder wenn sie ihre Strümpfe auszog. Die Nächte waren besonders qualvoll. Sobald die Füße warm wur-

Zyste als Impfschaden

den, entstand das Reizgefühl. Sie wachte davon auf und saß dann die halbe Nacht in ihrem Bett, um ihre Füße zu kratzen. Um es überhaupt im Bett auszuhalten, und um wenigstens etwas Schlaf zu bekommen, mußte sie schließlich die Füße aus dem Bett hängen lassen. Jede Nacht mußte ihr Bett nun so zurecht gemacht werden, daß Bettdecke und Bettücher nur bis zu ihren Knöcheln reichten. Die Behandlung schlug also in der homöopathisch richtigen Weise an: die Heilung vollzog sich von innen nach außen. Ein spezielles Toxin (= Gift), in diesem Fall die Vakzinose, wird dabei über die Haut wieder ausgeschieden. Da diese Patientin sich mit der Behandlungsweise der Homöopathie auskannte, benutzte sie keine äußerlich anzuwendenden Heilmittel, wie z.B. Lotionen oder Salben, die die Krankheit nur wieder nach innen treiben. Sie fragte mich stattdessen nach einem Heilmittel, das diese Dermatitis heilen könnte. Ich gab ihr SULFUR C30 aufgrund der Symptome: Hitze verschlimmert die Reizung, Verschlimmerung durch Ausziehen, Besserung durch Hängenlassen der Füße aus dem Bett. Es trat allerdings keine Änderung ein, der Zustand blieb derselbe. Bei einer weiteren, genauen Betrachtung der Symptome fiel mir auf, daß ich bestimmte charakteristische Merkmale übersehen hatte: beim Essen von Fleisch neigte die Patientin dazu, sehr penibel alles Fett vom Fleisch zu entfernen; sie war empfindlich und leicht reizbar, wollte gerne Mitgefühl. Dieses, zusammen mit ihrer großen Abneigung gegen Hitze und ihrer Erschöpfung, sowie der allgemeinen Verschlechterung aller Symptome bei Hitze, vervollständigte das Bild von PULSATILLA. Durch PULSATILLA, in hoher Potenz, zuerst in der 30. Potenz, später in der 1 M, konnte der Hautausschlag beseitigt werden.

Wie ich vorhergesagt hatte, nahm die Heilung insgesamt einige Wochen in Anspruch. Die Zeit war es aber wert gewesen, denn ein Chirurg hätte zwar den Fremdkörper, die Zyste als äußerliches Symptom der inneren Krankheit entfernen können, die tatsächliche Ursache, die innere Krankheit, welche die Zyste hervorgebracht hatte, wäre davon aber unberührt geblieben. Durch die homöopathische Behandlung wurden nicht allein die äußeren Krankheitsanzeichen, sondern auch die innere Krankheit, indem sie über die Haut ausgeschieden wurde, beseitigt. Eine weitere Arznei – in diesem Fall PULSATILLA – setzte den Heilungsprozeß fort und schloß ihn ab.

Ungefähr zur gleichen Zeit bekam ich noch eine Patientin, die ebenfalls an einer Meibomschen Zyste erkrankt war. Die Frau, die in den Dreißigern war, hatte diese Schwellung schon seit Monaten. Sie beeinträchtigte sie eigentlich nur unter kosmetischen Gesichtspunkten. Zwecks Entfernung der Zyste gab ich ihr eine Überweisung an die Augenklinik. Sie ging dann aber doch nicht dorthin, da sie so beschäftigt war, daß sie nie die Zeit dazu fand. So war ich mehr oder weniger gezwungen, die Heilkraft unserer Mittel auszuprobieren. Zur Vorgeschichte der Patientin gehörten Fälle von Tuberkulose in ihrer Familie. Sie selbst war dünn, zog sich leicht Erkältungen und Husten zu und war sehr kälteempfindlich. Aus diesem Grund begann ich die Behandlung mit wöchentlichen Gaben von TUBERCULINUM C30. Da sie oft unter Nasenkatarrhen und unter leicht fiebrigen Erkältungen litt, bekam sie außerdem verschiedene, dem jeweiligen Zustand entsprechende Heilmittel. Bei einem Fieberanfall erhielt sie wiederholte Gaben PULSATILLA. Ein anhaltender trockener Husten mit Schmerzen hinter dem Sternum (=Brustbein) und großem Durst bei einem späteren Anfall erforderte BRYONIA. Ich erfuhr von meiner Patientin, daß sie diesen Husten normalerweise den ganzen Winter über hatte. BRYONIA konnte den Bronchialkatarrh erheblich mildern, allerdings nicht ganz beseitigen.

Raucherentwöhnung mit Caladium

Als ich sie weiter befragte, stellte sich heraus, daß sie eine eingefleischte Raucherin war. Sie rauchte über vierzig Zigaretten am Tag, hatte dabei aber nur eine gehaltvolle Mahlzeit, so daß die Zigaretten ihr das Essen ersetzten. Sie litt daher unter einer chronischen Tabakvergiftung, die erst einmal antidotiert werden mußte. Es gibt eine Arznei, die nicht nur Tabak antidotiert, sondern auch das Verlangen danach stoppt. Es ist CALADIUM, ein südamerikanisches Arongewächs. Als ich in der Materia Medica dieses Mittel nachschlug, fand ich hier genau die geistigen Symptome meiner Patientin. Dazu gehörten ihre Vergeßlichkeit und Geistesabwesenheit, so daß sie Gegenstände an falschen Orten weglegte oder verlor; ihre nervöse Erregung; immer war sie in Hast und Eile – alles wurde in großer Hektik erledigt – ständig rannte sie herum. Ich verordnete ihr CALADIUM C 6, das sie jeden Abend und jeden Morgen nehmen sollte. Erstaunlicherweise berichtete sie mir ein oder zwei Wochen später, daß sie das Rauchen jetzt gar nicht mehr genießen würde. Sie könnte nur noch drei oder vier Zigaretten pro Tag anstelle von vierzig oder fünfzig rauchen. Die beiden kleinen Zysten, die sie am oberen Augenlid gehabt hatte, waren verschwunden. Mit der Zeit werden dann auch die nervösen Symptome nicht mehr auftreten. Insgesamt hatte die Heilung der Zysten sechs Monate gedauert. Das ist vielleicht wirklich ein langsames Voranschreiten, aber es wird eben dabei die ganze Patientin behandelt, und so eine konstitutionelle Behandlung kann manchmal sehr lange dauern.

Thuja bei Impffolgen

Nun aber zurück zu meinem Fall Nr.3. Das war die Dame mittleren Alters, die so oft geimpft worden war und bei welcher die letzten beiden Impfungen nicht angegangen waren. Auf diese Symptome hin bekam sie THUJA C 30 und wurde ihre Zysten in bemerkenswert schneller Zeit wieder los. Mittlerweile nimmt sie THUJA seit ungefähr sechs Wochen, und man kann keinerlei Anzeichen einer Schwellung mehr entdecken. Bis jetzt sind keine unangenehmen Symptome, wie z.B. Hautausschläge oder ähnliche Beeinträchtigungen, aufgetreten. Solche Dinge müssen auch nicht unbedingt als Folge einer homöopathischen Behandlung einsetzen. Heilungsprozesse laufen genauso oft ohne begleitende äußerliche Symptome ab. Man sollte sich aber merken, daß man, falls einmal Hautausschläge in der Zeit der Arzneimitteleinnahme auftauchen sollten, diese auf keinen Fall mit irgendwelchen Salben oder Lotionen unterdrücken darf. Lediglich der behandelnde homöopathische Arzt muß darüber informiert werden. Sodann wird er den Hautausschlag mit homöopathischen Mitteln behandeln und von innen her heilen.

Ich habe anhand einiger weniger Beispiele dargestellt, wie kraftvoll die richtig gewählte Arznei auf äußere Erscheinungsformen innerer Krankheiten, z.B. Tumore wirken. In der homöopathischen Literatur findet man eine Vielzahl von Beispielen, die die Heilung von Zysten und anderen Tumoren durch homöopathische Arzneien beschreiben wie in dem Buch *„Homöopathie in Medizin und Chirurgie“* von Carleton. Auch Burnett beschreibt verschiedene weitere Fälle in einigen seiner Veröffentlichungen. Und was schon in früheren Zeiten erreicht werden konnte, sollte auch heute keine Schwierigkeiten bereiten. Aus diesem Grund rät Burnett: „Mach’s nach, und mach’s besser.“ (Anm.d.Übers.: Zitat wörtlich aus dem engl.Text) Man könnte auch sagen, „Nachahmung gilt als wünschenswert und schmeichelhaft und soweit Sie in der Lage dazu sind versuchen Sie, es noch besser zu machen.“

Colitis

(DICKDARMENTZÜNDUNG)

Vor vielen Jahren las ich in einer bekannten medizinischen Zeitschrift den hilfesuchenden Brief eines älteren Arztes, in welchem er seine Kollegen um Vorschläge zur Behandlung seiner Colitis bat. Er würde schon seit Jahren durch sie beeinträchtigt, aber mittlerweile sei es so schlimm, daß er überhaupt nicht mehr praktizieren könne. „Arzt, heile dich selbst", ging mir dazu durch den Kopf. Welch eine Verzweiflung über die eigene Unwissenheit! Noch Wochen danach forschte ich in den in Frage kommenden Ausgaben der Zeitschrift, um zu sehen, ob dem armen Doktor irgendwelche Hilfe angeboten werden würde. Es kamen nur sehr wenige Antworten, von denen die meisten nicht sehr ermutigend waren. Sie kamen fast ausschließlich von Leidensgenossen, die sich darüber ausließen, was sie nicht schon alles ausprobiert hätten, allerdings ohne den geringsten Erfolg. Ich war zwar noch zu jung und hatte nicht genügend Selbstvertrauen, aber dennoch mache ich mir heute noch Vorwürfe, daß ich damals nicht meine Hilfe angeboten habe. Es ist nämlich so, daß es eine Vielzahl von homöopathischen Mitteln gibt, die bei Colitis helfen können. Man muß also nicht an dieser Krankheit verzweifeln. Es ist sozusagen ein Glücksfall, daß ich gerade erst kürzlich einige Colitis-Fälle behandelt habe. Ein Glücksfall insofern, als ich nun die damit verbundenen erfreulichen Neuigkeiten an andere Opfer dieser Krankheit weitergeben kann.

Mir war eine bedauernswerte junge Frau aufgefallen, die im Verlauf von ein oder zwei Jahren immer dünner und blasser wurde. Da sie aber in einem Krankenhaus behandelt wurde, konnte ich nichts für sie tun. Ihre Krankheit hatte einen sehr traurigen Hintergrund. Ihr Ehemann war schon seit Jahren arbeitslos und sie hatten sieben Kinder. Der Mann bekam keine Arbeitslosenunterstützung mehr, so daß die ganze Familie auf die Fürsorge angewiesen war. Damit das Essen länger für die Kinder reichte, kam die Mutter immer zu kurz. Das Ergebnis dieser Unterernährung war eine Colitis. Ihr Fall war eigentlich eine durch Armut verursachte Krankheit.

Eines Tages hatte sie das Gefühl, sie könnte die Last, die das Leben ihr aufgebürdet hatte, nicht mehr tragen. Wenn sie nur gesund genug wäre, um zu arbeiten und einige Schillinge zur Aufbesserung ihres mageren Einkommens dazu zu verdienen. Aber sie konnte sich überhaupt nicht dazu aufraffen. Jeden Morgen wurde sie um fünf Uhr von einem dringenden Bedürfnis aus dem Bett getrieben. Sie mußte regelrecht dorthin stürzen, um es noch rechtzeitig zu schaffen. Dann schied sie literweise weißen, geleeartigen Stuhl aus. Den ganzen Morgen über ging es dann so weiter; ja – um sich nicht zu gefährden, konnte sie das Haus nicht vor dem Nachmittag verlassen.

Colitis ulcerosa

Dabei litt sie auch noch unter schrecklichen Schmerzen. Es kamen auch Mengen von Blut, die mehrere Schüsseln gefüllt hätten. Kein Wunder, daß sie sich so elend fühlte! Durch die Medizin, die sie vom Krankenhaus bekam, ging es ihr eigentlich immer nur wesentlich schlechter. Nach jeder Einnahme stöhnte und klagte sie und litt furchtbare Qualen. Die Sozialarbeiterin des Krankenhauses hatte versucht, ihr Trost zu spenden, indem sie ihr von einer Freundin erzählte, die ebenfalls jahrelang unter Colitis gelitten hatte. Die einzige Linderung ihrer Leiden, die sie erfahren hatte, war durch das Wundermittel eines Quacksalbers erreicht worden. Man kann es kaum glauben, daß die Sozialarbeiterin eines Krankenhauses so weit aus der Rolle fällt, einer Patientin das wertlose Zeug irgendeines „Wunderheilers“ zu empfehlen und durch ihre Aussage, daß hier eine Colitis eigentlich durch nichts geheilt werden könne, die Ärzte ihres eigenen Krankenhauses bloßstellt! So ist es also um diese Dinge bestellt! Aber man braucht sich überhaupt nicht darüber zu wundern, denn die konventionelle Medizin hat tatsächlich nichts zur Behandlung von Colitis anzubieten außer vielleicht einem ganzen Haufen gutgemeinter Empfehlungen. Jeder hat andere Vorstellungen davon, wie man es anstellen muß, um diese Krankheit zu heilen. Schon allein daraus kann man schließen, daß nicht der Arzt die Krankheit, sondern die Krankheit den Arzt besiegt hat. Der eine Arzt schlägt verschiedene Injektionen vor, der nächste empfiehlt etwas ganz anderes und ein dritter schwört wiederum auf etwas völlig neues. Ein ehrlicher Arzt hingegen wird wohl nur mit den Achseln zucken und gar nichts empfehlen.

Gratismahlzeiten als Lockmittel zur Heilung

Nun aber zurück zu meiner Geschichte. Ich wandte mich an die Frau und fragte sie ganz unverblümt: „Warum wollen Sie eigentlich diese Krankenhausmedizin weiternehmen, wenn sie Ihnen doch offensichtlich nicht gut tut und es Ihnen damit nur soviel schlechter geht?“ Sie war so verblüfft, daß sie gar nichts darauf antworten konnte. Ich bot ihr, vielleicht etwas vorschnell, an, sie zu heilen, wenn sie sich für einige Zeit in meine Behandlung begeben würde. Da sie etwas zögerte, versuchte ich sie mit der Aussicht auf Krankenmahlzeiten zu verlocken. Haupsächlich wegen des großzügigen Geschenks der kostenlosen Mahlzeiten willigte sie dann ein. Sie versprach auch, meine Mittel zu schlucken, obwohl sie offensichtlich nicht allzuviel Vertrauen dazu fassen konnte. Wie viele einfache Leute war sie eben sehr krankenhausgläubig. Meistens ist es dann so, daß diese Menschen den Worten irgendeines jungen, unerfahrenen Krankenhausarztes mehr Glauben schenken, als den Ratschlägen eines erfahrenen praktischen Arztes.

Ich ging also nach Hause und schaute mir die Fülle von Allgemeinsymptomen (*) an, die ich von ihr erhalten hatte. Daraufhin hätte ich mich beinahe dafür ohrfeigen können, daß ich ihr mein Wort gegeben hatte, sie zu heilen. Als ich die Symptome im Repertorium nachschlug, stellte ich fest, daß verschiedene Mittel in Frage kommen konnten. Für mich deuteten die Symptome sehr stark auf SULFUR hin, aber auch bei HYDRASTIS, sowie bei einigen anderen Mitteln, gab es das Ausscheiden von großen Mengen weißen Schleims. Ich entschied mich dann aber doch für SULFUR und zwar aufgrund des Symptoms: „eilt am frühen Morgen aus dem Bett.“ Auf jeden Fall würde es erst einmal für eine innere Reinigung sorgen und weitere, deutliche Symptome herausbringen. Unter Berücksichtigung der Vielzahl von starken Medikamenten, die sie im Krankenhaus bekommen hatte, war das eine wichtige Maßnahme. Ich verordnete ihr also SULFUR C 30 und hoffte auf gute Erfolge. Die Patientin wurde außerdem gewogen. Im letzten Jahr hatte sie gut 12 Kilo an Gewicht verloren. Eine besondere Diät konnte ich ihr nicht verordnen, da es für sie keine großen Möglichkeiten zur Auswahl gab. Sie mußte das essen, was sie bekam. Außer mittags, wenn ich selbst ihr ein Milch-Ei-Diät-Essen besorgte.

Sulfur reinigt den Körper nach chemischen Medikamenten

Die Erfolge übertrafen selbst meine kühnsten Hoffnungen. In der ersten Woche nahm sie ein halbes Pfund zu. Der Durchfall besserte sich, der Schleim war fast sofort verschwunden. Vierzehn Tage später berichtete sie mir, daß sie nur noch viermal, anstatt ein dutzend Mal, am Tag Stuhlgang habe. Die Schmerzen waren so gut wie weg und so ließ ich den Dingen weiter ihren Lauf.

Nach sechs Wochen hatte sie 4 Pfund zugenommen. Einen weiteren Monat später erschien sie wieder mit einer neuen Erfolgsmeldung: der Durchfall, die Colitis und die Schmerzen waren völlig verschwunden. Sie selbst hatte über 8 Pfund zugenommen. Im März, knapp vier Monate nach Beginn der Behandlung, kam es zu einem leichten Wiederaufflammen der Blutungen, wobei sie sich inzwischen wieder normal ernährte bzw. mangelernährte. Sie erhielt

*) Allgemeinsymptome bedeutet: gewöhnliche oder allgemeine Symptome, die immer bei einer bestimmten Krankheit vorkommen.

eine Gabe SULFUR 1 M (1000). Im Mai kam es zu einem Rückfall von Colitis, nachdem ihr unter Vollnarkose einige Zähne gezogen worden waren. Allerdinge wurden die Zähne erst gezogen, als der Durchfall bereits aufgehört hatte. Die Patientin bekam daraufhin eine Woche lang morgens und abends SULFUR C 6. Seit Anfang Januar fühlte diese wahrhaft tapfere Frau sich wieder gesund genug, um eine Arbeit aufzunehmen. Es hatte sich in ihrem Fall also beileibe nicht um Arbeitsunlust gehandelt. Wir haben also hier eine Frau vor uns, die dreizehn Monate lang an Colitis und Darmblutungen litt. In dieser Zeit hatte sie unter herkömmlicher medizinischer Behandlung zwölf Kilo an Gewicht verloren. Ohne jegliche Diät oder Anstrengung ihrerseits konnte sie in wenigen Wochen geheilt werden.

Ein Rheumafall und wie Natrium muriaticum Überdosen von Chinin antidotiert

Nun zu einem anderen Fall, bei dem ich nicht einmal wußte, daß die Patientin unter einer Colitis litt. Diese Frau dachte noch ganz im Sinne der alten, konservativen Erziehung, derzufolge etwas so Unaussprechliches wie innere Organe gar nicht erst erwähnt werden. Sie hatte sich in den Tropen aufgehalten. Dort hatte sie eine große Menge Chinin eingenommen und sich die Ruhr zugezogen. Jetzt litt sie unter einem Kropf. Zu mir war sie gekommen, weil sie unter schmerzhaftem Rheumatismus in ihrem Handgelenk und in den Fingergelenken litt, den sie gerne mit Bestrahlungen behandelt haben wollte. Mehr oder weniger versuchsweise verschrieb ich dann zuerst NATRIUM MUR., das als Antidot bei Überdosen von Chinin wirkt, in der 6. Centesimalpotenz. Später wurde mehrere Wochen lang NATRIUM MUR. in der 12. Centesimalpotenz einmal täglich gegeben. Schon wenige Monate später erfuhr ich von ihr, daß sie so vollständig von ihren rheumatischen Beschwerden befreit worden war, wie sie es nie für möglich gehalten hätte.

Man braucht nur die wichtigsten Symptome zu kennen

Wunderbarerweise war gleichzeitig auch die Colitis, unter der sie gelitten hatte, verschwunden. Es müssen also nicht unbedingt alle Beschwerden in der Diagnose mit enthalten sein. Es genügt, wenn man einige Symptome, vorzugsweise die wichtigsten, kennt. Dann ist man in der Lage, den Patienten oder die Patientin von allen Beschwerden zu heilen, auch die, von denen der behandelnde Arzt zuerst gar nichts wußte. In unserem speziellen Fall bekam die Patientin zwar zusätzlich Bestrahlungen mit künstlichem Sonnenlicht, aber diese hatten eigentlich wenig Einfluß auf die Heilung. Sie bekam die Bestrahlung nur etwa alle vierzehn Tage, da sie auf dem Lande lebte und nicht öfter in die Stadt kommen konnte. Nein, die Heilung beruhte ganz allein auf der Einnahme der kleinen Globuli.

Nun zu Fall Nr.3. Hierbei handelte es sich um eine andere Art von Colitis, die nur bei Säuglingen vorkommt. Diese Colitis ist kongenital, also angeboren, und wird durch eine enorme Erweiterung des Colons (= Dickdarm) verursacht. Der Dickdarm ist aufgebläht wie ein Ballon. Sobald der Darminhalt den Dünndarm passiert, wird er nach unten entleert. Das arme Kind befindet sich in einem Dauerzustand der Entleerung und sieht bemitleidenswert dünn aus, mit abgemagerten Extremitäten und einem dicken Bauch. Normalerweise kann so einem Kind nicht geholfen werden. Ich selbst erinnere mich an vier Fälle, in denen Kinder an dieser unangenehmen Krankheit litten. Das erste Kind starb im Krankenhaus, nachdem ein Chirurg das Risiko einer Operation eingegangen war! Das zweite Kind ist schon seit drei Jahren im Krankenhaus. Ich vermute, daß der Chirurg abwarten will, bis das Kind alt genug für eine Operation ist. Er wird dann einige Meter Darm entfernen und hoffen, daß die Krankheit damit behoben werden kann. In der Zwischenzeit leidet das bedauernswerte Kind weiterhin unter Durchfall und seinem aufgeblähten Bauch. Das dritte Kind habe ich ganz aus den Augen verloren. Möglicherweise ist es inzwischen schon gestorben, oder aber es fristet ein erbarmungswürdiges Dasein auf irgendeiner Krankenhausstation, wo es die Zeit bis zu einem operativen Eingriff abwarten muß.

Angeborene Dickdarm-erweiterung

Nachdem ich also das oben erwähnte Kind das erste Mal zu Gesicht bekam, führte ich ein offenes Gespräch mit der Mutter, wobei ich ihr anbot, ihr Baby zu heilen – vorausgesetzt, sie würde es über mehrere Monate hinweg ganz meiner Behandlung anvertrauen. Das Kind war zu dem Zeitpunkt vier Monate alt, wog 11 Pfund und hatte einen Bauchumfang von 45,7 cm, um den Nabel herum gemessen. Es war wirklich furchtbar aufgebläht. Der Umfang seines Bäuchleins betrug ungefähr soviel wie seine Körperlänge. Sobald es anfing an der Brust zu trinken, begannen seine Gedärme zu arbeiten. Wie aus einem Hydranten schoß eine grüne, wässrige Flüssigkeit mit großer Wucht aus seinem Darm. Um nicht ständig von dieser großen Flüssigkeitsmenge durchnäßt zu werden, nahm die Mutter das Baby nur mit einem unter ihm befestigten Töpfchen auf den Schoß.

Es braucht Geduld bei der Behandlung genetisch bedingter Krankheiten

Unsere ersten Behandlungsversuche mit verschiedenen Heilmitteln zeigten nacheinander wenig bis gar keinen Erfolg. Nach wie vor setzte die Darmtätigkeit ein, sobald das Baby gefüttert wurde.

Einige Freunde der Familie drangen darauf, daß das Kind im Krankenhaus behandelt würde. Die Mutter aber ließ sich nicht beirren und schließlich wurde ihre Ausdauer belohnt. Am 17. Oktober bekam der Junge eine Gabe MAGNESIUM CARBONICUM 30. Der Bauchumfang wurde mit 48,3 cm gemessen. Die Mutter war sehr froh darüber, daß der Stuhl jetzt etwas gelblicher und nicht mehr froschlaichähnlich aussah. Ende Oktober erhielt er eine weitere Gabe derselben Arznei. In einem Zeitraum von vier Monaten, bis Mitte Februar, wurden ungefähr ein halbes Dutzend Gaben MAGNESIUM CARBONICUM verabreicht. Seitdem hat er keine Schwierigkeiten mehr gehabt, es sind keinerlei Beschwerden mehr aufgetreten. Auch beim Zahnen gab es keine Probleme. Mit sieben Monaten bekam er seinen ersten Zahn. Mit acht Monaten hatte er sechs, mit elf Monaten acht Zähne und war 71 cm groß. Im Alter von einem Jahr wog er 22 Pfund und konnte ganz stolz bereits zehn Zähne vorweisen. Seine Colitis ist nach und nach verschwunden. Als sein Stuhl das erste Mal gelb und fest war, lief seine Mutter zu den Nachbarn, um sie an ihrer Freude über diese großartige Neuigkeit teilhaben zu lassen. Zu dem Zeitpunkt war der Junge sieben Monate alt.

Mit dreizehn Monaten ist aus ihm ein völlig gesundes, kräftiges, rosiges, lebendiges und ausgelassenes Kind geworden. Er kann bereits seit einigen Wochen laufen, er spricht – und er hat keine Colitis mehr! Was ist aus der angeborenen Erweiterung des Dickdarms geworden? Sie ist tatsächlich weg, vollkommen verschwunden und trat nie wieder auf. Jetzt werden Sie wahrscheinlich sagen, daß so etwas nicht möglich ist, oder daß ich, gelinde gesagt, sehr zur Übertreibung neige. Aber man braucht nur die Mutter oder die Nachbarn oder die Gemeindeschwester, die das Kind wöchentlich gewogen hat, zu befragen. Sie alle werden den Verlauf dieser Heilung bestätigen. Das ganze Wunder wurde einzig und allein durch einige Gaben eines homöopathischen Heilmittels hervorgebracht. Ich danke auch Gott dafür, daß er seinem Schützling Hahnemann die Fähigkeit des Sehens und Erkennens gab, durch die auch wir, als seine Schüler, wissen, auf welche Art und Weise und mit welch einfachen Mitteln wir die Kranken heilen können.

Es gibt verschiedene Arten von Colitis. Einige verlaufen langwierig und chronisch, andere wiederum treten sehr akut auf und können sehr schnell zum Tode führen. Ich will sie hier aber nicht mit wissenschaftlichen Erörterungen der verschiedenen Arten oder mit pathologischen Details langweilen. Stattdessen werde ich in die Bilder meiner Erinnerungen tauchen und Ihnen von einigen erlebten Fällen berichten. Als ich noch eine ziemlich unerfahrene, junge Ärztin in meiner ersten Krankenhausstelle war, hatten wir auf unserer Station einen älteren Mann, der an Colitis ulcerosa litt. Große

Mengen an Eiter und Blut wurden von ihm ausgeschieden. Die Krankheitsursache war unbekannt. Welche Art von Behandlung er bekam, weiß ich allerdings nicht mehr genau. Auf jeden Fall standen selbst die Oberärzte vor einem Rätsel. Es konnte nichts für den Patienten getan werden. Als der Patient dann zu gegebener Zeit zu seinen Ahnen abberufen worden war, fiel mir die unangenehme Aufgabe einer post-mortem-Untersuchung zu. Ich fand den Sitz der krankhaften Veränderungen und die besondere Art der Colitis heraus. Ich hatte meine Untersuchungen offenbar zu eingehend betrieben und mußte für meine Unvorsichtigkeit mit einem heftigen und schmerzhaften Anfall von Colitis bezahlen. Ich bekam 40° Fieber und litt unter starkem Durchfall, bei dem eine Menge Blut und Eiter ausgeschieden wurde.

Wie ich einmal und nie wieder einer Roßkur unterzogen wurde

Ich mußte im Bett bleiben und bekam von meinem behandelnden Arzt ein Bismuth-Gemisch verabreicht, welches den gewünschten Erfolg erzielte, indem es Verstopfung auslöste. Dann allerdings kam es zu völliger Verstopfung, was wiederum mit einer Portion Rizinusöl behoben werden sollte. Das war das einzige Mal in meinem Leben, daß ich Rizinusöl genommen habe, und selbst das nur unter heftigem Protest. Ich erinnere mich, daß ich mich dabei sehr widerspenstig anstellte, so daß die Schwestern es nicht schafften, das Zeug in meinen Magen zu bekommen. Die würdevolle Oberschwester mußte sich selbst an mein Bett bemühen. Sie mischte den unseligen Arzneitrank, verabreichte ihn mir zwischen zwei großen Schlucken schwarzen Kaffees und wartete, bis ich ihn hinuntergeschluckt hatte. Ich mußte zugeben, daß er eigentlich nach nichts schmeckte – aber die Folgen waren um so heftiger. „Erst sorgen Sie für eine Verstopfung und dann lösen Sie wieder den Durchfall aus. Diese Art von Behandlung erscheint mir absolut sinnlos!“ schimpfte ich. Eine Woche lang war ich krank. Ich war ein Opfer meines Berufes geworden, angesteckt in Ausübung meiner Pflichten. Ärzte gehen oftmals ein hohes Risiko ein, aber die meisten von ihnen machen das frohgemut und ohne Bedauern, weil sie dabei ständig das Wohl so vieler Menschen vor Augen haben. Ich aber hatte für mich eine wichtige Lektion gelernt: niemals würde ich einen Patienten so behandeln, wie ich hier behandelt worden war.

Was du nicht willst, das man dir tut, das füg auch keinem andern zu

Viele Jahre später wurde ich noch einmal von einem Colitis Anfall heimgesucht. Dieses Mal erwischte es mich in der Schweiz. Ich hatte Kirschen gegessen und, weil ich von meinen langen Wanderungen erhitzt und müde war, eiskaltes Wasser direkt aus den kleinen, plätschernden Gebirgsbächen getrunken. Diese Bäche sind aber manchmal wahre Brutstätten für Infektionskrankheiten, da sie durch das Vieh und ihre Hirten verschmutzt werden. Man soll das Wasser auch eigentlich nur trinken, wenn man es vorher abgekocht hat. Meine Symptome waren folgende: gelbe, wässrige Stühle mit Flatulenz (Blähungen), schmerzlos, treten schlimmer nach dem Essen auf. Nachdem mir der Auslöser für die Beschwerden, nämlich der Verzehr von Obst, klar war, wußte ich auch , welches das richtige Heilmittel war. Es handelte sich um CHINA. Ich nahm also CHINA 1 M und nach einer Gabe ging es mir wieder gut. Weder wurde eine nachfolgende Verstopfung ausgelöst noch war es nötig, so ein gräßliches Gebräu wie Rizinusöl einzunehmen. Es ging alles ganz einfach und unkompliziert vonstatten, sehr viel angenehner als bei der konventionellen Behandlungsmethode.

Colitis nach Kirschen: China

Eine Freundin, die mit mir reiste, bekam ebenfalls Colitis. Am Anfang erzählte sie gar nichts davon und versuchte, sich selbst zu kurieren. Sie hatte ziemlich starke Schmerzen und schied große Mengen Schleim und weichen Stuhl aus. Als ich bei ihr eine Colitis diagnostizierte, jagte ich ihr damit einen fürchterlichen Schrecken ein. Wie so oft, wurde auch hier einem einzelnen Begriff zuviel Bedeutung beigemessen. Alle möglichen Leute wußten ihr von jemandem zu berichten, der schon jahrelang an Colitis litt. Sie hatte daraufhin schon fast eine Phobie deswegen entwickelt. Das war vielleicht auch der Grund, warum sie mir in diesem Fall ihre Symptome nicht so eindeutig schildern konnte wie sonst. Auf jeden Fall hatten wir sehr viel Mühe damit, die Sache wieder in Ordnung zu bringen. Beinahe hätte sie ihr Vertrauen in mich verloren.

Diagnosen lösen oft unnötige Ängste aus

Schließlich ließ ich eine Vakzine aus den Ausscheidungen herstellen. Aus dem speziellen Bazillus, der die Colitis verursacht hatte, wurde eine homöopathische Verdünnung hergestellt. Von dieser erhielt meine Freundin allmählich gesteigerte Gaben, und zwar nicht auf die äußerst schmerzhafte Art einer Injektion, sondern oral, durch den Mund. Ich finde diese Art der Verabreichung sehr geeignet, auch wenn sich einige Pathologen äußerst geringschätzig darüber äußern und die Meinung vertreten, daß Vakzine, die auf diese Weise eingenommen werden, keinerlei Wirkung oder Erfolg hervorbringen können. In unserem Fall allerdings funktionierte es hervorragend – BAZILLUS MORGAN, in der 30.Verdünnung verabreicht, beseitigte die Colitis.Die Behandlung mit diesem Mittel belief sich nur auf einen kurzen Zeitraum, danach kam wieder das konstitutionelle Mittel, nämlich PULSATILLA, zum Einsatz und rundete die Behandlung ab. Es war interessant zu beobachten, wie das Mittel jetzt wirkte, nachdem der Einfluß des Bazillus antidotiert war. Vorher hatte es nichts bei der Colitis ausrichten können.

Potenzierte Bakterien als Heilmittel

Jeder Fall hat natürlich seine ganz spezielle Problematik und man muß jeden Patienten für sich betrachten. Nur weil ein bestimmter Mensch z.B. durch CHINA von seiner Colitis geheilt wurde, bedeutet das noch lange nicht, daß bei jeder Colitis CHINA benötigt wird. Das wäre eine völlig falsche Schlußfolgerung. Bei einer Colitis kommen eine Vielzahl von Arzneien in Frage. Bevor das richtige Heilmittel gefunden ist, sind oftmals viele Stunden intensiver Arbeit und genauer Erforschung notwendig. Vor mir liegt ein schon etwas älteres Buch von Bell über *„Diarrhoe und Dysenterie"*. 150 Seiten handeln von Diarrhoe. Es werden die Wirkungsweisen von 108 Heilmitteln im Hinblick auf diese Darmerkrankung beschrieben. Colitis ist nur ein relativ neuer Begriff für diese Krankheit, bei der die Diarrhoe nur ein Symptom von vielen ist. Ältere Autoren legten noch nicht so viel Wert auf die Verwendung pathologischer Begriffe, wie es die heutigen Medizin-Absolventen tun. Diese 108 Arzneien sind dennoch bei weitem nicht alle Heilmittel, die man in Betracht ziehen muß, bevor dann das endgültig richtige gefunden ist. Es ist sogar möglich, daß ein Mittel verordnet wird, das aus einem ganz anderen Bereich kommt, als dieses Buch umfaßt.

Zur Verdeutlichung werde ich einen weiteren Fall beschreiben. Vor einiger Zeit kam eine Patientin zu mir, die sich wegen rheumatischer Beschwerden in ihren Handgelenken und -flächen, und eigentlich gar nicht wegen Colitis, behandeln lassen wollte. Sie hatte etliche Jahre in den Tropen gelebt und war eine etwas steife und konservative Dame. So etwas wie Colitis hätte man, aus ihrer Sicht, niemals erwähnen können. Wegen ihrer Schmerzen bat sie um ultraviolette Bestrahlung. Sie wurde dann auch behandelt, allerdings in ziemlich unregelmäßigen Abständen, da ihr ein regelmäßiger Besuch der Stadt nicht möglich war. Da sich ihr Rheumatismus nur sehr langsam besserte, schlug ich schließlich eine medikamentöse Behandlung vor. Aufgrund ihrer medizinischen Vorgeschichte, nach der sie wegen eines Kropfes mit Radium behandelt worden war, und der Annahme, daß sie wahrscheinlich eine Überdosis Radium erhalten hatte, die auch für die rheumatischen Beschwerden in den Händen verantwortlich war, verschrieb ich ihr RADIUM BROMATUM, in der 12. Centesimal Verdünnung. Die Erfolge waren beeindruckend. Die rheumatischen Beschwerden verschwanden ungewöhnlich schnell. Sie erzählte, daß sie sich schon seit Jahren nicht mehr so gut gefühlt hätte. Dann kam sie damit heraus, daß ihre Colitis, unter der sie seit einem Indienaufenthalt schon jahrelang gelitten hatte, gleichzeitig mit dem Rheumatismus verschwunden

Rheumatismus nach radioaktiver Bestrahlung

sei. Wenn Sie also eine Arznei nach den homöopathischen Grundsätzen verordnen, so wie ich es in diesem Fall tat, werden Sie feststellen, daß man nicht über alle pathologischen Leiden, die einen Patienten quälen, Bescheid wissen muß. Der Rheumatismus war durch hohe Dosen Radium verursacht worden. Indem nun diese Überdosen Radium durch sehr kleine Mengen des gut verschüttelten und verdünnten Radiums antidotiert wurden, wurde gleichzeitig die im Hintergrund aktive Krankheit geheilt. Alles in allem ein äußerst erfreuliches Ergebnis. Diese Patientin hatte fast die gleichen Symptome, wie die Patientin, von der ich auf Seite 105 berichte und die durch NATRIUM MURIATICUM geheilt wurde. Dadurch wurde das früher einmal eingenommene Chinin antidotiert. Gleichzeitig aber wurden damit die verschiedenen anderen Beschwerden, nämlich der Rheumatismus und die Colitis, behandelt. Wenn NATRIUM MURIATICUM schon einige Jahre zuvor gegeben worden wäre, dann hätte damit auch der Kropf geheilt werden können. Man hat oft genug beobachtet, daß ein Kropf allein durch Arznei geheilt wurde, wobei es sich natürlich nicht immer notwendigerweise um NATRIUM MURIATICUM handeln muß. Andere Heilmittel können ebensogut in Frage kommen.

Kropf

Nun komme ich zu einem anderen Fall, bei dem ich allerdings nicht so erfolgreich war. In diesem Fall trafen eine Vielzahl von Schwierigkeiten zusammen. Von einfachen Leuten bekommt man oft auf die Frage, woran z.B. ein Verwandter gestorben sei, die verschwommen geheimnisvolle Antwort, er oder sie sei an „Komplikationen" gestorben. Damit ist gemeint, daß ein Mensch unter mehreren, von einander verschiedenen Krankheiten gelitten hat. Meine Patientin war ein Fall solcher Komplikationen. Die arme Frau hatte mehr als nur ein Kreuz zu tragen. Sie litt an Lupus (= tuberkulöse Erkrankung der Haut mit entstellender Narbenbildung) des Gesichts, der Nase und der Augen, an Gastritis und Colitis und an gelegentlichen Anfällen von Phlebitis (= Venenentzündung). Zudem war sie unheilbar mit den Launen einer Künstlerin geschlagen. Ständig kam sie zu spät oder hinkte hinterher; ihre Fehler und Versäumnisse entschuldigte sie äußerst wortreich. Abends sprühte sie vor Leben und Anteilnahme, am Morgen allerdings war sie zu nichts zu gebrauchen. Sie hatte ein typisch tuberkulinisches Aussehen, groß, schlank und mit totenähnlicher Blässe. Man fragte sich immer, wie lange sie noch durchhalten würde oder ob die nächste Kaltwetterperiode ihr den Rest geben würde, da sie im Winter regelrecht in sich zusammenfiel. Aber – Unkraut vergeht nicht – sie rappelte sich jedesmal wieder auf und erschien dann plötzlich wie-

Mysteriöse „Komplikationen" als Todesursache

Eine tuberkulinische Künstlernatur

der auf der Bildfläche, mit neuen Ideen, wie sie Geld verdienen könnte und brachte es fertig, einen für ihre Ideen und Pläne zu begeistern. Sie hatte wirklich mit einer unglücklichen Veranlagung zu kämpfen.

Wir versuchten ihre Beschwerden mit den verschiedensten Mitteln zu beeinflussen. Einmal bekam sie zur Behandlung ihrer Colitis LACHESIS, da der Stuhl übelriechend war und sich Durchfall und Verstopfung abwechselten. Die Symptome verschlechterten sich im Frühjahr; ihre Schwatzhaftigkeit war so schlimm, daß sie mir auf die Nerven ging. LACHESIS löste einen beängstigenden Anfall von Purpura (= Blutfleckenkrankheit) an den unteren Extremitäten, erst am linken, dann am rechten Bein, sowie heftige Schmerzen, aus. Ich verordnete ihr eine sechswöchige Bettruhe, wodurch sich ihr Allgemeinbefinden verbesserte. Dann verließ sie die Stadt, da sie die Angewohnheit hatte, in bestimmten Abständen einfach zu verschwinden, und ich hörte monatelang gar nichts von ihr.

Als sie wieder zurück war, hatte sie folgende Symptome: Diarrhoe, die nach dem Genuß von Obst und Kaffee auftrat; unwiderstehlicher Stuhldrang am frühen Morgen. Katarrhalische Symptome wie: dicker, gelber Schleim in Nase und Augen, mit einem Brennen in der Nase. Ich verordnete ihr daher CISTUS CANADENSIS, ein Mittel, das all die tuberkulinischen Absonderungen in seinem Bild hat. Meine Freundin reagierte auf alle Arzneien äußerst empfindlich. Prombt bekam sie wieder eine Verschlechterung in Form eines akuten Katarrhs mit Fieber. Wiederum mußte sie das Bett hüten, aber diesmal nicht so lange. Es wird eine Zeit dauern, bis sie von ihrer ererbten Schwäche geheilt werden kann. Wenn sie sich nur konstant behandeln lassen würde, könnte man viel mehr für sie tun. Dummerweise leidet sie aber zudem noch an einem Übermaß an Stolz und an einem Mangel an Geld, was eine wirklich unglückliche Kombination ist.

Nachsatz:

Strahlenvergiftung führt zum Exitus

Aus finanziellen Gründen war diese Dame zwei Jahre lang nicht mehr in meine Behandlung gekommen. Dann versuchte sie mich zu erreichen, aber ich war zu dem Zeitpunkt gerade verreist. Da sie mich nicht finden konnte, ging sie ins Krankenhaus um den Grund ihrer jüngsten Beschwerden, einen kleinen Tumor in der Brust, behandeln zu lassen. Ich erfuhr davon allerdings erst sechs Monate später. Leider war sie bis dahin bereits mit so großen Mengen Radium behandelt worden, daß ich ihr nicht mehr helfen konnte. Sie starb noch im Krankenhaus.

Colitis

Ich erinnere mich an eine ältere Dame. Sie kam zu mir wegen eines gebrochenen Humerus (= Oberarmknochen) und mit einer langen Leidensgeschichte. Der Arm war im Krankenhaus schlecht gerichtet worden, was daran lag, daß es während des Krieges geschah. Die Krankenhäuser wurden von chirurgischen Assistenten geführt und den Verletzungen von zivilen Personen konnte, bei der zu dieser Zeit herrschenden Überbelegung mit schwerverletzten Kriegsopfern, nicht so viel Aufmerksamkeit gewidmet werden. Der Arm war völlig schief und mußte neu eingerichtet werden. Die alte Dame zeigte sich sehr tapfer. Hinzu kam, daß das homöopathische Schmerzmittel ARNICA sie fast völlig schmerzfrei hielt. Sie befand sich in dem Glauben, daß sie Morphium bekommen würde,und ich beließ sie darin. Als es ihr wieder besser ging, fiel mir auf, daß sie, als Folge einer schon Jahre andauernden Colitis, ihre Ernährung auf einige wenige Nahrungsmittel reduziert hatte. Sie ernährte sich mittlerweile fast ausschließlich von Schwarzbrot und Ivelcon Käse, Obst, Eiern, Gemüse – alles verursachte Schmerzen und Durchfall. So wechselte ich allmählich von ARNICA auf SULFUR, bei dem eine sehr ausgeprägte Abneigung gegen alle Arten von Nahrungsmitteln auffällt. Außerdem liebte meine Patientin Auseinandersetzungen. Ihre besondere Vorliebe galt philosophischen und metaphysischen Streitgesprächen. Das Mittel der Wahl hieß also SULFUR. Nachdem sie zwei Monate lang in Behandlung war, machte ich ihr den gutgemeinten Vorschlag, doch einmal andere Nahrungsmittel in ihren Speiseplan mit aufzunehmen. Sie war zwar noch etwas skeptisch, aber sie probierte es dennoch aus und stellte zu ihrer großen Freude fest, daß ihre Colitis verschwunden war. In der Zwischenzeit war auch ihr gebrochener Arm wieder geheilt. „Oma benimmt sich jetzt gar nicht mehr merkwürdig", vertraute mir ihre kleine Enkeltochter an.

Arnica ersetzt Morphium als Schmerzmittel

Die philosophierende Sulfur-Oma

Eine andere Patientin von mir litt an rheumatischem Fieber, auf das eine tuberkulöse Peritonitis (= Bauchfellentzündung) folgte. Sie stand schon mit einem Fuß im Grab und war nicht einmal mehr als wandelndes Skelett, sondern nur noch als eine Ansammlung von Knochen, zu bezeichnen. Nur an ihrem tapferen Lächeln konnte man erkennen, daß sie noch am Leben und dazu entschlossen war, weiterzuleben – allen Priestern, Spezialisten und beunruhigten Verwandten zum Trotz. Ihre übergroße Schwäche, zusammen mit der ausgeprägten Abmagerung, brachte mich auf die Spur der richtigen Arznei. Es handelte sich um SELENIUM, ein selten vorkommendes Metall. Es wird in Diktiergeräten und empfindlichen Elektroden elektrischer Einbruchsicherungen verwendet. Dieses Mittel brachte

Selen hilft bei Abmagerung mit Schwäche

es fertig, aus einer Frau, die schon von allen aufgegeben worden war, wieder einen kerngesunden Menschen zu machen. Fünfzehn Jahre später war sie noch genauso am Leben. Es waren keinerlei Anzeichen von Herzkrankheit oder irgendeiner anderen Schwäche an ihr zu entdecken, so daß sie voll und ganz ihrer arbeitsintensiven Tätigkeit in der Gemeinde nachgehen konnte. Sie war der lebende Beweis für die Macht, die in der Homöopathie steckt.

. . . und heilt Allergie auf Äpfel und Zitrusfrüchte

Später fand ich heraus, daß sie zuvor mehr als zwanzig Jahre unter Anfällen von Colitis gelitten hatte. Sie konnte keine Äpfel, Orangen oder Zitronen essen, da sie sonst tagelang unter qualvollem Durchfall zu leiden hatte. Nachdem sie sich von ihrem Krankenlager, das beinahe auch ihr Sterbebett geworden wäre, erhoben hatte, verschwanden alle Anzeichen von Colitis, sogar die Neigung dazu. Jetzt konnte sie soviel Obst genießen, wie sie wollte. Wenn sie SELENIUM schon zwanzig Jahre früher hätte bekommen können, dann hätte sich die verhängnisvolle abdominale Schwäche, die dann später das Entstehen der tuberkulösen Peritonitis begünstigte, gar nicht erst entwickelt. Wieviel Leiden könnte verhindert werden, wenn diese Tatsachen nur einer breiteren Öffentlichkeit bekannt wären und wenn der ärztliche Berufsstand die Bedeutung der Homöopathie endlich anerkennen würde.

Die Fallaufnahme bei Colitis

Zum Schluß möchte ich einmal kurz darstellen, wie eine Fallaufnahme bei Colitis vor sich geht und wie der Patient am besten darüber berichtet. Alles muß genauestens festgehalten werden: die Art der Ausscheidungen, ihre Beschaffenheit, ihre Farbe; ob Blut, Schleim oder nur Wässriges vorhanden ist; ob sie schmerzlos sind oder nicht, ob sie spärlich oder reichlich sind, ob sie Unverdautes enthalten; ob sie unwillkürlich sind oder nicht, ob sie geruchlos oder übelriechend sind. Was bessert den Stuhlgang: Wärme oder Kälte, Druck oder Vorwärtsbeugen oder Sichstrecken? Wodurch tritt Verschlechterung ein? Wird der Durchfall durch bestimmte Speisen, durch Essen allgemein oder durch Trinken, tagsüber oder nachts, durch Gehen oder durch Ruhe ausgelöst? Was für Empfindungen herrschen vor, während und nach dem Stuhlgang vor? Alle anderen Symptome, die die Ausscheidungen begleiten, müssen beachtet werden, wie z.B. Unruhe, Flatulenz, viel Durst, Verlangen nach irgendetwas Ungewöhnlichem. Kommt es auch zu Erbrechen? Je genauer jeder Anfall beobachtet wird und je vielfältiger die Symptome, desto eher wird man von diesen chronischen und schwächenden Beschwerden geheilt werden können – vorausgesetzt, Sie konsultieren einen guten Homöopathen, der sich mit seiner Materia Medica und seinen Arzneimitteln bestens auskennt. Machen Sie aber bloß nicht den Fehler, Ihre Ernährung nur noch auf ein oder zwei Nahrungsmittel zu beschränken. Je mehr Sie Ihre Mahlzeiten reduzieren und je weniger abwechslungsreich sie sind, desto größer ist die Gefahr, daß Ihre Beschwerden chronisch werden. Bei einer homöopathischen Behandlung werden Sie schon nach kurzer Zeit feststellen, daß Sie wieder viele Dinge essen und auch gut verdauen können, die Sie vorher nicht einmal anzuschauen wagten. Sie dürfen allerdings nicht erwarten, daß in ein oder zwei Tagen bereits Wunder geschehen. Damit die Mittel wirken, benötigen sie oftmals einfach nur Zeit. Diese sollten Sie ihnen schon einräumen.

Einseitige Diät verstärkt die Krankheit

Einige Beispiele zur Behandlung akuter Fälle

(1) Um 3 Uhr morgens schreckte ich vom lauten Klingeln meines Telefons aus dem Schlaf. Am anderen Ende der Leitung war ein Patient, der mir, mit vor Aufregung zitternder Stimme, mitteilte, sich äußerst krank zu fühlen. Er fühle sich so, als stünde sein Tod bevor. Seine Muskeln zitterten so stark, daß man das Klappern der Zähne und das Wackeln des Telefons hören konnte. Sein ganzer Körper war heiß, besonders die unteren Extremitäten. Er konnte keinen Grund für diesen plötzlichen Anfall nennen, der ihn mitten in der Nacht aus tiefem Schlaf gerissen hatte. Ich dachte erst an Ptomainvergiftung, aber bei den anderen Familienmitgliedern zeigten sich, obwohl es am Abend zuvor Champignons zum Abendessen gegeben hatte, keine Anzeichen dafür: weder Erbrechen noch Durchfall. Ich schwankte zwischen den Heilmitteln ACONITUM und ARSENICUM. Ich entschied mich dann für ACONIT, unter Berücksichtigung der Tatsache, daß der Anfall sehr plötzlich aufgetreten war, daß der Patient ein plethorischer (= vollblütig, dick), starker, kräftig gebauter und leicht cholerischer Typ war und daß das Wetter am Tag zuvor kalt, trocken und etwas windig gewesen war. Per Telefon verordnete ich also ACONITUM 30, das alle 10 bis 15 Minuten eingenommen werden sollte. Das Ergebnis war: es gab keine weitere Unterbrechung der Nachtruhe mehr; der Patient konnte innerhalb von zwei Stunden wieder einschlafen. Am nächsten Morgen konnte er um 8.30 Uhr wie gewohnt zur Arbeit gehen. Nichts in seinem Befinden erinnerte mehr an das unangenehme, nächtliche Erlebnis. Es war sowohl unmöglich als auch überflüssig, eine pathologische Diagnose zu erstellen, da das benötigte Heilmittel gleich richtig diagnostiziert wurde, womit der Krankheitsprozeß zum Stillstand kam.

Nächtlicher Anfall von Todesangst

(2) Auch hier handelt es sich um die erfolgreiche Lösung eines nächtlich aufgetretenen Problems. Kurz nach Mitternacht erwachte der Patient plötzlich durch heftige Bauchkoliken und Brechreiz. Er konnte kaum schnell genug aus dem Bett kommen, um noch rechtzeitig ins Badezimmer zu gelangen, wo es dann oben wie unten zu explosionsartigen Entladungen kam. Beim Erbrechen kam äußerst bittere Galle. Der Durchfall war lose und übelriechend. Es war, als wenn ein Hahn aufgedreht wäre, und nun war kein Zurückhalten

mehr möglich. Das Ganze geschah zwei- bis dreimal, begleitet von großer Schwäche, Unruhe und Qual und einem Gefühl, als wenn sein Ende nahte. ARSENICUM 1 M wurde gegeben und in kurzen Abständen zwei- oder dreimal wiederholt. Dank der Wirksamkeit des richtig angezeigten Heilmittels hörte dieser Anfall genauso schnell auf, wie er begonnen hatte. Die Wahl des Mittels war dadurch erleichtert worden, daß man sich daran erinnerte, am Nachmittag zuvor in einem gut angesehenen Restaurant Eis und Sahnetorte zum Nachtisch gegessen zu haben. Das Symptom „Durchfall nach Eiscreme" deutete auf ARSENICUM hin. Die akute Gastroenteritis (= Magen-Darm-Entzündung) war geheilt und trat nicht wieder auf. Der Patient war so klug, anschließend vierundzwanzig Stunden zu fasten, um die entzündeten Schleimhäute des Magens und des Darms wieder zur Ruhe kommen zu lassen.

Arsen bei Durchfall nach Eis

(3) Ich wurde bereits vor 8 Uhr morgens gerufen. Meine Patientin war eine junge Frau, die sich wegen einer Bauchkolik mit brennenden, stechenden Schmerzen, in ihrem Bett zusammenkrümmte. Die Schmerzen waren so stark, daß sie sich bewegen wollte; aber jede Bewegung ließ sie aufschreien. Um die Bauchmuskeln zu entspannen, mußte sie unbeweglich, mit angezogenen Knien liegen. Sie wollte nicht berührt werden. Jeder Atemzug verursachte ihr große Schmerzen. Sie bat um kaltes Wasser, das sie dann in großen Schlucken hinunterstürzte. Sie war jung verheiratet, und ihr armer Ehemann stand völlig aufgelöst und hilflos neben ihr und hielt ihre Hand. Ich untersuchte sie und stellte die typischen Anzeichen einer akuten Blinddarmentzündung fest: der Anfall hatte in den frühen Abendstunden begonnen; die Patientin hatte 38°C Fieber, der Puls lag bei 100-110. Ich überlegte, ob ich die Patientin zur Operation ins Krankenhaus einweisen lassen sollte, entschied mich dann aber doch, der Homöopathie eine Chance zu geben. Die Symptome der Patientin wiesen eindeutig auf BRYONIA hin. BRYONIA 1 M, halbstündlich verabreicht, brachte so schnell Erleichterung, daß sich die Bauchmuskeln nach zwei Gaben bereits völlig entspannten. Um 11 Uhr, zwei Stunden nach Einnahme der ersten Gabe, war der Anfall vorbei; die Patientin schlief tief und fest, Temperatur und Puls waren wieder normal. Bei meinem Besuch am nächsten Tag sah sie wieder völlig gesund und froh aus – sie lächelte sogar schon wieder. Was für ein Segen, daß es die Homöopathie gibt! Der Patientin und ihrer Familie konnte dadurch sowohl die Aufregung, die mit einer Verlegung ins Krankenhaus verbunden ist, als auch die mit einer mehr oder weniger ernsten Operation verbundenen Ängste und Sorgen – auf die ja auch immer noch einige Wochen der

Eine akute Blinddarmentzündung

Rekonvaleszenz folgen – erspart werden. Von den Kosten ganz zu schweigen. Die Patientin bekam zuguterletzt einen Plan mit Ernährungsratschlägen und wurde vor dem Entstehen einer Verstopfung gewarnt. Abführmittel waren in ihrem Fall natürlich grundsätzlich verboten. Nach drei Jahren waren noch keine Anzeichen irgendwelcher akuten Bauchbeschwerden wieder aufgetreten.

Gallenblasenkoliken

(4) Am 23. November 1936 erschien bei mir eine 18-jährige junge Frau. Sie litt unter immer wiederkehrenden Anfällen von Gallenblasenkolik, mit Gelbsucht und Erbrechen. Seit der Geburt ihres Kindes war sie bereits dreimal von Anfällen heimgesucht worden. Die Anfälle kamen alle drei bis vier Wochen. Bevor sie schwanger wurde, war sie niemals auch nur einen Tag lang krank gewesen. Kurz bevor das Kind geboren wurde, entwickelten sich Gelbsucht und Übelkeit. Sie war so krank gewesen, daß sie ins Krankenhaus eingewiesen wurde. Dort wurde sie dreimal geröntgt. Anschließend wurde sie mit der Diagnose „Verstopfung der Gallenblase" und mit strengen Diätvorschriften – kein Fett, keine Butter, entrahmte Milch, Fisch etc. – wieder nach Hause geschickt. Sie hielt sich zwar peinlich genau an diese Diät, aber die Anfälle traten dennoch wieder auf.

Ich bekam noch einige, genauere Symptome heraus, wie z.B.: Schmerzen tauchten jede Nacht wieder auf, hämmernde Schmerzen rechts im Bereich der Gallenblase, die in das rechte Schulterblatt ausstrahlten; ruhelos vor Schmerzen; sitzt vor Schmerzen vornübergebeugt; muß sich festhalten. Dies alles wies auf CHELIDONIUM hin. Andererseits bestand aber auch ein starkes Verlangen nach Fett (ARSENICUM, HEPAR SULFURIS, NITRICUM ACIDUM, NUX VOMICA und SULFUR), sowie ein Verlangen nach Süßigkeiten, was ARSENICUM, NUX VOMICA und SULFUR übrig ließ. SULFUR war danach am stärksten angezeigt. In geistiger Hinsicht war sie ebenfalls eine SULFUR Patientin: sie war intelligent, neugierig, alles wollte sie ergründen und hinterfragen – wußte dabei aber immer alles besser und liebte kritische, philosophische Streitgespräche. Ich entschied mich also, ihr SULFUR C 30 zu geben. Eine Woche später berichtete sie, daß es ihr wesentlich besser gehe und keine weiteren Anfälle von Gelbsucht oder Schmerzen aufgetreten waren.

Am 11. Dezember erfuhr ich von ihr, daß sie drei Tage zuvor einer Portion Nierenpastete nicht hatte widerstehen können. Danach hatte sie vier Stunden unter Schmerzen und Würgen zu leiden. Der Anfall ging aber rasch vorüber – Anzeichen von Gelbsucht gab es nicht. Da SULFUR C 30 nicht lange genug vorhielt, verordnete ich ihr nunmehr für morgens und abends SULFUR C 6.

21. Dezember: sie hat keine Schmerzen und keine Gelbsucht mehr und fühlt sich so gut, wie sie sich schon seit Monaten nicht mehr gefühlt hat. Seit das Baby geboren ist, hat sie keine monatliche Regel mehr gehabt. Fragt sich, ob sie eventuell schwanger ist. SULFUR 6 wird weiterhin morgens und abends genommen.

Der Sulfur-Mensch ist ein wandelndes Fragezeichen

4. Januar 1937: der Patientin geht es sehr gut, sie hat keine weiteren Anfälle mehr gehabt. Weihnachten setzte ihre Periode wieder ein. Sie erkundigt sich, was für eine Art Medizin sie erhalten hat und fragt, warum man ihr im Krankenhaus nicht mit den gleichen, einfachen Pillen, die sie so rasch wieder gesund gemacht haben, helfen konnte. Ein SULFUR Patient kommt einem oftmals wie ein wandelndes Fragezeichen vor – er möchte einfach alles genau ergründen. Die Patientin ist dankbar dafür, daß ihr auf diese Weise weitere langwierige Untersuchungen und Beobachtungen erspart blieben. Sie besteht darauf, einen Vorrat an Pillen mitzunehmen, damit sie sie im Falle einer erneuten Attacke gleich zur Hand hat.

Mit Homöopathie Operationen vermeiden

Für mich ergibt sich daraus mal wieder eine interessante Schlußfolgerung. Was würde passieren, wenn die Mehrzahl der Ärzte Homöopathen wären? Der Verlauf vieler akuter Krankheiten könnte wesentlich abgekürzt werden, es würden weniger Krankenhausbetten benötigt, weniger Operationen stattfinden, öffentliche Gelder könnten eingespart werden, und das Leben vieler Menschen könnte gerettet oder verlängert werden. Werden wir noch den Tag erleben, an dem der Homöopathie der Stellenwert zuerkannt wird, der ihr gebührt und von dem an sie an allen medizinischen Fakultäten gelehrt wird?

Fallbeispiel Epilepsie: Heilung durch Lycopodium

Es gibt bestimmte Krankheiten, bei denen die konventionell behandelnde Schulmedizin keine Hilfe anbieten kann. Man kann es auch so ausdrücken: die sogenannte Behandlung ist schlimmer, als die Krankheit selbst. Bestenfalls kann man noch sagen, daß der Patient nun für den Rest seines Lebens ständig Medikamente schlucken muß. Wenn wir ein Beispiel für so einen bedauernswerten Menschen suchen, der zum Einnehmen scheußlicher Arzneitränke ohne Ende verdammt ist, so brauchen wir uns nur einen Epileptiker anzugucken. Die übliche Behandlungsweise für einen Epileptiker sieht so aus: der Arzt verschreibt ihm ein Rezept für eine Bromid-Mischung, die dann in ständig steigenden Dosen eingenommen werden muß. Seitdem die Barbiturate entdeckt worden sind, wird dem Bromid häufig noch Luminal hinzugefügt, was für den Patienten noch belastender ist, denn so ist er bald nur noch eine Lagerstätte für Bromide und Luminal. Durch diese Arzneien können die Anfälle unterdrückt werden oder auch nicht: manchmal treten sie trotz des Bromids wieder und wieder auf, bis der arme Kranke schließlich in eine Nervenheilanstalt für Epileptiker eingewiesen wird, wo er bis ans Ende seiner Tage bleiben muß. Verursacht wurde diese Entwicklung dann nicht durch die Krankheit selbst, sondern durch die sich steigernden Auswirkungen der Bromide. Ich habe davon gehört, daß die Anzahl der Einweisungen in psychiatrische Anstalten für Epileptiker seit dem Einsatz von Luminal ständig gestiegen ist. Durch Bromide und ähnliche Medikamente werden die geistigen Fähigkeiten eines Epileptikers stetig verringert und zerstört. Um so schlimmer ist es, daß diese Mittel trotzdem das einzige sind, was konventionell behandelnde Ärzte zur Linderung und Erleichterung anbieten können. Kann man mit Homöopathie mehr erreichen? Das könnte man durchaus, wenn man öfter die Möglichkeit bekäme, die Homöopathie einzusetzen. In unserer Literatur gibt es eine Fülle von Beispielen, in denen die Heilung von Epilepsie durch das, nach der Ähnlichkeitsregel ausgewählte, richtige homöopathische Heilmittel, beschrieben wird. Aber leider werden unsere alten Lehrbücher nicht mehr gedruckt und ohnehin von der Mehrheit nicht gelesen. Lediglich eine kleine Minderheit der Ärzteschaft ist

Der Mensch als Endlagerstätte für Luminal und Bromid

bereit, unser homöopathisches System zu studieren und es anzuwenden.

In diesem Kapitel beschreibe ich einen sehr interessanten Fall von Epilepsie, der durch eine Arznei geheilt wurde, die nach den homöopathischen Prinzipien verordnet wurde. Das bedeutet, die Symptome des Patienten wiesen auf eine bestimmte Arznei hin. Nur *diese* Arznei heilte dann den Patienten, so daß keine weiteren Krämpfe oder epileptischen Anfälle mehr auftraten. Bei dieser Methode werden weder der Anfall per se, noch die Art der Krämpfe in Betracht gezogen. Der Patient selbst, als ganzer Mensch, wird genauestens betrachtet. Sein psychischer und geistiger Zustand wird aufs sorgfältigste beobachtet. Das für den Patienten zutreffende Heilmittel wird haupsächlich anhand seiner geistigen Symptome herausgefunden. So wurde es jedenfalls schon von dem aus Amerika stammenden Kent gelehrt.

Befassen wir uns jetzt einmal mit unserem Fall. Es handelte sich um einen 27-jährigen, jungen Mann, der seit mehr als zwei Jahren unzweifelhaft an epileptischen Anfällen litt. Gewöhnlich überfielen sie ihn ganz unvermutet auf dem Weg zur Arbeit. Oftmals fand er sich dann, wenn er wieder aufgewacht war, in der Unfallambulanz irgendeines Krankenhauses wieder. Er war ein sehr willensstarker junger Mann, der von allem seine eigenen Vorstellungen hatte; dazu gehörte auch, daß er sich nur homöopathisch behandeln lassen wollte. Deshalb lehnte er konsequent und hartnäckig die üblichen Arzneimischungen, die ihm von den Krankenhausärzten verordnet wurden, ab. Selbst durch den überheblichen Spott der Ärzte, daß eine Krankheit wie Epilepsie nur mit einer „richtigen, echten“ Medizin behandelt werden könne, ließ er sich nicht beirren. Er wandte sich an das örtliche homöopathische Krankenhaus und auch an einen, mit Komplexmitteln arbeitenden, Homöopathen. Allerdings, obwohl der Patient sein vollstes Vertrauen mit einbrachte, mit nur geringem Erfolg. Eine stark frequentierte Ambulanz läßt einem eben nicht genug Zeit, um wirklich gute Arbeit zu leisten. Um aber die Krankengeschichte und die einzelnen Symptome gemäß Hahnemanns Richtlinien aufzunehmen, benötigt man Zeit. Wenn es nun nicht möglich ist, für jeden Patienten eine verhältnismäßig lange Zeit, z.B. eine Stunde, zur Verfügung zu haben, so hat das zur Folge, daß die Behandlung bei einigen Fällen fehlschlagen kann und daß keine überwältigenden oder außergewöhnlichen Erfolge zu erwarten sind. Der junge Mann, von dem die Rede ist, wies die folgenden Symptome auf: Am 20. Mai 1935 erschien er das erste Mal. Seine Anfälle treten auf, nachdem er lange geschlafen hat; sie treten in

Komplexmittel unbefriedigend

unregelmäßigen Abständen auf. Gewöhnlich hat er einen Anfall pro Woche. Die längste Zeit zwischen zwei Anfällen betrug dreißig Tage.

Die Aura (= das Vorgefühl vor den Anfällen): „der Kopf fühlt sich wie ein Ballon an und scheint sich auszudehnen"; einige seiner Arbeitskollegen erzählten ihm, daß sie eine kleine, rote Schwellung unter seinem linken Auge festgestellt haben, die, kurz bevor er einen Anfall bekommt, größer wird und hervorsteht.

Nach einem Anfall fühlt er sich wie betäubt und benommen, er beißt sich auf die Zunge. Es wurde ihm gesagt, daß er zehn bis zwölf Minuten lang bewußtlos war. Er hat leichte Kopfschmerzen und ein Schwächegefühl, das langsam nachläßt.

Nach einem Anfall besteht außerdem Übelkeit und das Verlangen, sich zu erbrechen, da er gewöhnlich auch Blut geschluckt hat. Während des Schlafens hat er schon mehrere Anfälle gehabt.

Sein äußeres Erscheinungsbild ist das eines gutgebauten, hellhäutigen, jungen Mannes, der eine fettige, picklige und fleckige Gesichtshaut hat und sehr blaß und anämisch aussieht. Er klagt darüber, daß seine Gesichtshaut, wegen der vielen Pickel, sehr empfindlich auf das Rasieren reagiert.

Seine Allgemeinsymptome waren folgende: er reagiert schnell gereizt, ärgerlich und wütend, besonders wenn er meint, mit dummen Fragen behelligt zu werden; er bleibt lieber alleine und zieht seine eigene Gesellschaft der von anderen vor; er verabscheut Mitgefühl genauso, wie danach gefragt zu werden, wie es ihm denn gehe; er ist mürrisch, kann aber ziemlich plötzlich aufbrausen; er liebt Spaziergänge, kann stundenlang spazierengehen, ohne mit irgendjemandem zu reden; seine Familie interessiert ihn nicht besonders; außer schwüler Gewitterstimmung hat das Wetter keinerlei Einfluß auf ihn; es tritt Schwindel auf, welcher durch Herumlaufen schlimmer wird, dabei schwankt er von links nach rechts; er ist einmal geimpft worden; nachmittags, wenn er aufgewacht ist, geht es ihm schlechter; Bananen verträgt er nicht, hat aber Verlangen nach Äpfeln.

Fleischlose Diät ist wichtig bei Epilepsie

Ich riet ihm, keinerlei Stimulantien, Kaffee und Pfefferminz, mehr zu sich zu nehmen. Außerdem sollte er eine streng fleischlose Diät einhalten und sich nur von Obst, Gemüse, frischem Salat, Milch, Käse und Eiern ernähren. (Ich habe die Erfahrung gemacht, daß epileptische Anfälle in Schach gehalten werden, wenn man auf den Verzehr von Fleisch verzichtet.)

Daraufhin verschrieb ich ihm LYCOPODIUM C 6, das abends einzunehmen war. LYCOPODIUM wurde hauptsächlich der geistigen Symptome wegen verordnet. Es handelte sich um einen eigensinnigen Menschen, mit logischem Verstand. Menschen, die er als dumm empfindet, ließ er auf gewisse Weise seine Verachtung spüren. Dennoch mangelte es ihm persönlich an Selbstvertrauen.

Außerdem gab es noch die Zeitsymptome, die zeitlich bedingten Verschlimmerungen am Nachmittag. Bei einer späteren Sitzung stellte sich heraus, daß die Verschlimmerung auch morgens zwischen 4 und 8 Uhr auftrat. Das Außergewöhnliche daran ist, daß dieser junge Mann nachts arbeitete, weshalb die Verschlimmerung zwischen 4 und 8 Uhr, also immer dann auftrat, wenn er schon seit Stunden aufgewesen war. Diese Verschlechterung entsprach also genau der Nachmittags-Verschlimmerung eines normal am Tage Berufstätigen. Das war nun wirklich ein interessanter Aspekt, der beim ersten Behandlungstermin noch nicht zum Vorschein kam.

Bericht vom 22. Juni: Seit Mitte Mai, eine Woche vor dem ersten Besuch, hat er keine Anfälle mehr gehabt. Er hat Angst davor, sich besser zu fühlen, da das in der Vergangenheit immer bedeutete, daß ein Anfall bevorstand. Das nervöse Getrappel mit den Füßen, ein in der Vergangenheit sehr auffälliges Symptom, ist wesentlich besser geworden. Wegen dieses Symptoms hatte ich auch an ZINCUM gedacht, aber als er sich jetzt besser fühlte, ließ ich lieber die Finger davon und setzte die Behandlung mit LYCOPODIUM fort. Ein anderes LYCOPODIUM-Symptom, nämlich Stirnrunzeln, ist heute besonders ausgeprägt; dieses Runzeln hilft, den Druck über den Augen besser zu ertragen. Blutdruck 125/70. Seit die Behandlung begonnen hat, ist der Urin dunkelrot. LYCOPODIUM C 12, abends einzunehmen, wird erneut verschrieben.

27. Juli: Seit neun Wochen ist kein Anfall mehr aufgetreten. Es geht ihm besser, als es ihm die letzten achtzehn Monate lang gegangen ist. Das Gefühl, die Beine versagen, tritt schon sehr viel seltener auf. Sehr viel besser geworden ist das Empfinden, daß der Kopf sich ausdehne und wie ein Ballon anfühle. Er hat immer noch das Gefühl, als wenn er vornüber stürzen würde. Sein Gesicht sieht nicht mehr so pickelig und fettig aus. Die fleischlose Diät wird weiter fortgesetzt, ebenso wie LYCOPODIUM C 12.

7. September: Seine Augen sind nicht mehr von so dunklen Schatten umrandet und sehen viel blauer aus. Seit seinem Besuch im Juni hat er über zwei Pfund zugenommen. Er hat viel mehr Selbstvertrauen bekommen. Orte, an denen er früher oft Anfälle bekommen hat, kann er nun wieder ohne Angst aufsuchen. Seit fünfzehn Wochen sind keine Anfälle mehr aufgetreten. LYCOPODIUM C 30 wird verordnet.

19. Oktober: Alle Symptome sind schwächer geworden. Der Schlaf ist tief. Morgens, zwischen 5 und 8 Uhr, tritt ein schwindeliges Gefühl auf, das nach einigen Stunden wieder nachläßt. Seit einundzwanzig Wochen sind keine Anfälle mehr aufgetreten. „Fühlt sich, als wenn er wieder alle alten Arbeiten bewältigen kann." Die Behandlung wird so wie vorher weitergeführt.

30. November: Nachdem er tags zuvor einen sehr langen, anstrengenden und hektischen Arbeitstag gehabt hatte, stürzte er am folgenden Morgen und befand sich danach in einem fast ohnmachtsähnlichen Zustand. Er ruhte sich dann eine halbe Stunde lang aus. Die nächsten zwei Tage ging es ihm wieder gut. Zur Zeit fühlt er sich ausgezeichnet. Er wiegt jetzt fast 70 kg. Er erhält drei Gaben LYC. C30.

25. Januar 1936: Seit 5 1/2 Monaten hat er keinen Anfall mehr gehabt, abgesehen von der kleinen „Ohnmachtskrise" Anfang November; er fühlt sich viel besser und sieht auch so aus. Verordnung von LYC. C12, abends einzunehmen.

28. März 1936: Es geht ihm viel besser. Seit fünf bis sechs Wochen hat er kein Mittel mehr genommen und keine epileptischen Anfälle mehr gehabt. Er bekommt wieder LYC. C12, das er morgens und abends einnehmen soll.

6. Juni 1936: Vor vier Wochen hatte er einen Anfall von plötzlicher Streitlust. Es war so stark, daß er das Gefühl hatte, er hätte sich auch mit einem Stein streiten können. Eines Tages bekam er Nasenbluten, während er sich das Gesicht wusch. Dadurch wurde er von dem Gefühl, daß sein Herz vergößert sei, befreit. Er ernährt sich immer noch vegetarisch; gelegentlich ißt er Fisch zu Mittag. Er bekommt LYC. 10 M verordnet.

Am 26. Oktober kommt ein letzter brieflicher Bericht von ihm, in dem es heißt, daß es ihm gut gehe, und er unter keinerlei Anfällen mehr zu leiden habe.

Dieser junge Mann wurde etwas über ein Jahr lang behandelt. Er befand sich ständig unter dem Einfluß seines konstitutionellen Mittel LYCOPODIUM, in verschiedenen Potenzen. Das Ergebnis war äußerst zufriedenstellend, da es über einen Zeiraum von achtzehn Monaten hinweg nicht mehr zu schwereren epileptischen Anfällen kam.

Von dem Augenblick an, als er mit der Einnahme seines Heilmittels begann, konnte man eine allgemeine Verbesserung seines Gesundheitszustandes, eine Gewichtzunahme und eine Verbesserung seiner psychischen Veranlagung feststellen. Was kann man noch mehr erwarten? Für diesen jungen Mann war das Leben wieder lebenswert geworden. Ein Großteil seines Lebens stand ihm ja noch bevor, nun allerdings ohne die ständige Angst im Nacken, daß ihn jederzeit ein epileptischer Anfall ohne Vorwarnung aus der Bahn werfen könnte. Mit Hilfe der Homöopathie kann Epilepsie geheilt werden. Vielen jungen Menschen könnte die Nervenheilanstalt erspart bleiben, wenn sie rechtzeitig nach dem Gesetz des Simillimuns behandelt werden würden.

Epilepsie erfordert eine individuelle Behandlung

Ich stelle jetzt nicht die Behauptung auf, daß LYCOPODIUM das Mittel ist, welches Epilepsie heilt. Es war nur das richtige Heilmittel für diesen Patienten. Um ähnlich zufriedenstellende Heilungserfolge bei anderen Epileptikern zu erreichen, können ganz andere Mittel nötig sein. Jeder Fall hat sein individuelles Erscheinungsbild, und das wiederum bestimmt das individuelle Heilmittel.

Heilungserfolg bei einer seltenen Hautkrankheit

Als Mrs. R. nach der Geburt ihres sechsten Kindes aus der Narkose erwachte, mußte sie feststellen, daß ihr Baby ungewöhnliches Interesse beim Krankenhauspersonal erregte. Es wurde wieder und wieder untersucht, geröntgt und allen medizinischen Autoritäten gezeigt, bis Mrs. R. schließlich äußerst beunruhigt war. Da sie immerhin schon sechs Kinder zur Welt gebracht hatte, konnte sie sich nicht vormachen, daß es sich nur um wohlmeinendes Interesse an einem besonders niedlichem Baby handeln würde. Es mußte etwas Ernsteres sein. Sie erhielt keine zufriedenstellende Antwort, aber sie blieb hartnäckig. Ein Arzt, der sich über ihre Hartnäckigkeit ärgerte, sagte ihr schließlich ziemlich brutal die Wahrheit oder zumindest das, was er für die Wahrheit hielt: ihr Baby würde an einer sehr seltenen, tödlich verlaufenden Krankheit leiden. Es hätte nicht mehr als sechs Monate zu leben. Bis zu seinem Tod müßte es im Krankenhaus bleiben.

Sklerödem: Diagnose „in faust“ in Frage stellen

Als Mutter konnte sie das nicht einfach so hinnehmen und so versuchte sie erst einmal, andere Meinungen dazu einzuholen. Sie hatte dann gleich mehr Glück, als ihr bewußt war, denn sie geriet an eine Homöopathin, der die Ansichten von Spezialisten völlig egal waren. Sie hatte sich dafürgründlich mit den wenig beachteten Büchern jener alten Meister beschäftigt, die Herausragenderes geleistet haben, als die heutige Generation von Bakteriologen und sonstigen -ologen, die sich, diagnosebesessen wie sie sind, in dem Chaos der vielen, verschiedenen Bezeichnungen, wie in einem selbstgeschaffenen Labyrinth, nicht mehr zurechtfinden. So leistet Diagnose doch eigenlich nichts anderes, als daß sie einem Schmerz oder einer Auffälligkeit einen Namen verpaßt, der um so besser ist, je fremdartiger er klingt. Ein Spezialist ist demnach jemand, der Forschungsarbeit auf einem bestimmten Krankheitsgebiet leistet, der ein paar neue Namen erfinden kann und altbekannte Beschwerden mit neuen Etiketten versieht.

Dazu am Rande eine aufschlußreiche Geschichte, die mir neulich zu Ohren kam: ein Arzt erzählte einem Freund von mir, daß er alle Fälle von Poliomyelitis (Kinderlähmung) zu einem ganz bestimmten Mann, der im Hinblick auf diese Krankheit schon wesentliche Forschungsarbeit geleistet habe, schicken würde. „Und," hakte mein Freund nach, „hat er diese Fälle von Poliomyelits geheilt?" „Oh, nein! Diese Krankheit ist unheilbar," lautete die Antwort.

Eine Diagnose darf keine Verurteilung sein

Die aufgebrachte Mutter zeigte also ihr krankes Baby der oben bereits erwähnten Schülerin Hahnemanns. Diese kannte zwar nicht den beeindruckenden und furchteinflößenden Namen dieser seltenen und außergewöhnlichen Krankheit, aber sie wußte, wie man diesen medizinischen Problemfall heilen kann.

Das Baby bot in der Tat einen beunruhigenden Anblick. Entlang der Wirbelsäule war seine Haut tief purpurrot gefärbt. Die purpurrote Färbung erstreckte sich von den Schultern bis hinunter auf den Po und die Schenkel. Der ganze Fleck fühlte sich steinhart an. Man konnte diese harte, feste Masse nicht eindrücken. Die Mutter berichtete, daß sich der Fleck, seit der Geburt vor drei Wochen, rasant vergrößert habe. In ziemlich kurzer Zeit hätte sich diese häßliche Mißbildung der Haut so über den ganzen Körper ausgebreitet, daß das arme Baby daran sterben würde, weil die lebenswichtige Funktion der Atmung durch die Haut nicht mehr möglich sein würde.

Das Prinzip des Individualisierens: Homöopathie heilt nicht die Krankheit, sondern den kranken Menschen

Die Ärztin erinnerte sich, von einem Fall gelesen zu haben, der die Folgen eines lebensgefährlichen Schlangenbisses beschrieb. Das Gift dieser Schlange hieß LACHESIS, und es rief Erscheinungen hervor, die genau wie die der seltenen Hautkrankheit aussahen. Die Ärztin teilte also der besorgten Mutter sehr zuversichtlich mit, daß doch noch etwas für das arme Würmchen getan werden könnte und verabreichte eine Gabe LACHESIS 10 M. Die Ärztin war keinen Augenblick wirklich beunruhigt. Sie konnte eine Heilung in Aussicht stellen, da sie von der Richtigkeit der homöopathischen Gesetze überzeugt war.

Als sie das Kind in der nächsten Woche wiedersah, war eine deutliche Verbesserung festzustellen. Die Krankheit war zum Stillstand gekommen. Nach drei Wochen war keine purpurrote Stelle mehr zu sehen. Nach fünf Wochen konnte man nicht glauben, daß diesem Kind jemals etwas Ernsthaftes gefehlt hatte. Es hatte sich großartig entwickelt. Die Mutter, eine schon etwas ältere, füllige Person, konnte es nicht selbst stillen. Das Kind wurde also mit Kuhmilch und Wasser ernährt und gedieh prächig. Das Baby ist jetzt sechs Monate alt, wiegt 16 Pfund und zahnt gerade. Alles ist so, wie es sein sollte.

Die Mutter hat vor, zu warten, bis das Kind älter als sechs Monate ist. Dann will sie dem Arzt das quicklebendige Baby vorführen. Wahrscheinlich wird er einfach sagen, daß er eben mit seiner Diagnose falsch lag, aber er wird nicht zugeben, daß diese spezielle Krankheit geheilt werden konnte. Die Krankheit wird SCLEREMA OEDEMATOSUM (Sklerödem) NEONATORUM genannt, was soviel bedeutet, wie „teilweise Verhärtung der Säuglingshaut". Wenn es dem ursprünglich behandelnden Arzt gelungen wäre, diese Krankheit zu heilen, so hätte er es sich sicher nicht nehmen lassen, dies an die große Glocke zu hängen! Alles was zur Heilung nötig war, war eine Gabe Schlangengift.

Es war nicht erforderlich, die Gabe noch einmal zu wiederholen, da das Kind in bester Verfassung war. Ich kann die Homöopathie nur großartig nennen, da sie so etwas zustande bringt. Ich stelle mir gerade vor, das Kind wäre der Erbe einer wohlangesehenen Familie, und nicht irgendein Baby aus den Arbeitervierteln Londons, gewesen. Unser Beispiel zeigt nicht etwa nur einen Einzelfall für die Wirksamkeit und Kraft der Homöopathie. Überall auf der Welt, wo Verfechter dieser Wissenschaft tätig sind, treten immer wieder solche Erfolge ein.

Erst kürzlich erklärte ein Medizinprofessor, daß die Homöopathie nichts für die Medizin geleistet habe, außer daß ein Homöopath ein Gerät zur Messung des Pulses entwickelt habe. Ich möchte diesem Professor gerne folgendes dazu sagen: anscheinend haben Sie vergessen, daß die oberste Pflicht eines jeden Arztes ist, den Patienten von seinen Beschwerden und Leiden zu heilen. Mit dem Einsatz der Homöopathie wird genau dieses in der Mehrzahl der Fälle erreicht. Jene unglücklichen Menschen, die als unheilbare Fälle bezeichnet werden, können dadurch von ihren Schmerzen befreit werden, und zwar ohne daß sie zu Drogenabhängigen, Kokainsüchtigen oder anderen Schreckensgestalten werden. Sie erhalten sanfte, schlafbringende Heilmittel, die in keinem Fall den Patienten in den Selbstmord, unabsichtlich oder auch nicht, treiben. Diese Behandlungsmethode ist nicht so spektakulär, wie es Operationen und Untersuchungen mit aufwendigen Geräten sind, aber für den Patienten ist sie wesentlich angenehmer und ohne jede Beeinträchtigung. Homöopathie kann als ein medizinisches Teilgebiet, allerdings als ein sehr wichtiges, angesehen werden. Sie lehrt uns eine Methode des Heilens, die auf genau festgelegten Gesetzen beruht.

Medikamentenabhängigkeit ist undenkbar in der Homöopathie!

Ich bestreite nicht, daß es rein theoretisch sehr wichtig ist, den genauen Sitz der krankhaften Veränderung herauszufinden. Der Blick durch ein Gastroskop auf Geschwüre im Inneren des Magens ist sicherlich genauso faszinierend wie die Beobachtung von

Blasensteinen oder Geschwüren in der Blase durch ein Cystoskop. Ein Bronchoskop ist eine wertvolle Hilfe beim Aufspüren eines Fremdkörpers in den Bronchiolen (= feinere Verzweigungen der Bronchien) der Lunge und beim Entfernen desselben. Ohne ein Bronchoskop wäre es schier unmöglich, einen ausgeschlagenen Zahn oder eine Sicherheitsnadel in der Lunge zu finden. Der Einsatz dieser wissenschaftlichen Geräte sollte aber auf das Aufspüren von Fremdkörpern etc. beschränkt bleiben. Meine Meinung dazu ist „Ehre, wem Ehre gebührt“, – aber niemals sollte man einen Patienten einer Tortur, wie es das Einführen eines Gastroskops oder eines Cystoskops darstellt, aussetzen, nur um damit wissenschaftliche Neugier zu befriedigen. Viel zu oft passiert es dann, daß dem Patienten keinerlei Behandlung zur Linderung seiner Leiden zuteil wird.

Wissenschaftliche Neugier rechtfertigt keine Quälerei

Das Kind, von dessen medizinischer Geschichte ich hier berichtet habe, war zwei Jahre später noch am Leben. Nirgends fand sich ein Anzeichen von Verfärbung oder Verhärtung der Haut. Leider zogen dann die Eltern aus unserer Gegend fort, so daß ich das Kind aus den Augen verlor. Wenn man den üblichen Lehrbüchern folgt, dann hätte dieses Kind jedenfalls nicht länger als sechs Monate nach der Geburt leben können. Mit Hilfe der Homöopathie konnte bewiesen werden, daß diese Voraussage falsch war.

Behandlung und Heilung eines zurückgebliebenen Kindes

Als sich die Tür meines Sprechzimmers öffnete, sah ich ein Gewehr auf meinen Kopf gerichtet. Ich duckte meinen Kopf – aber es war niemand, der hinter meinem Geld her war. Hinter dem Spielzeuggewehr sah ich das Gesicht meines kleinen Freundes, eines verschmitzten, kleinen Knirpses, hervorgrinsen. Ich ging auf sein Spiel ein und spielte die Verängstigte, während er die ganze Zeit, in der seine Mutter mit mir sprach, so tat, als würde er auf mich feuern. Ich mußte unwillkürlich daran denken, wie sich dieser vierjährige Junge in den letzten sechs Monaten verändert hatte. Damals verbarg der Junge sein Gesicht und schaute weder Freund noch Feind an. Ärzte waren ihm ein Greuel; ich konnte kein einziges Wort aus ihm herausbekommen. Ich hätte eigentlich nie erwarten können, daß er mich jemals bitten würde, mit ihm zu spielen.

Seine medizinische Geschichte ist sehr interessant. Vor achtzehn Monaten erschien seine Mutter mit ihm, nachdem er gerade eine ansteckende Kinderkrankheit, überstanden hatte, wegen der er sechs Monate in einem Fieberkrankenhaus zubringen mußte. Ich glaube, es handelte sich um Diphtherie, gefolgt von Scharlach – es kann auch anders herum gewesen sein – aber das spielt keine Rolle. Auf jeden Fall hatte sie nun ihr eigener Hausarzt in Sorge versetzt, indem er ihr sämtliche, weitreichende Komplikationen, die darauf folgen könnten, ausgemalt hatte. Herz- und Nierenkrankheiten und Gottweiß-was-noch alles!

Der Vater allerdings war nicht gerade erfreut darüber, daß sein einziger, kostbarer Sohn nun auf Gedeih und Verderb einer Frau ausgeliefert werden sollte. Die Mutter konnte sich aber durchsetzen und inzwischen redet der Vater in anderen Tönen.

Ich stellte eine nicht ausgeheilte, rechtsseitige Lungenentzündung fest. Der Junge selbst benahm sich richtig ekelhaft und widerborstig und wollte sich nicht einmal untersuchen lassen. Sein Husten war am frühen Morgen, zwischen 4 und 5 Uhr, schlimmer. Das Kind bekam KALIUM CARBONICUM C 30 und außerdem einige arzneilose Tabletten, um den Vater zu beruhigen. Schon in der darauffolgenden Woche war der Gesundheitszustand des Jungen wesentlich besser geworden. Zwei oder drei Wochen später erhielt er noch einmal KALIUM CARBONICUM, und es ging ihm sichtbar besser damit. Zu jener Zeit wog er weniger, als noch ein Jahr zuvor. Nun begann er zuzunehmen.

Dabei fällt mir ein, daß ich noch nicht erwähnt habe, daß der Junge im Sommer zuvor sechs Monate lang bei einem angesehenen Kinderarzt in Behandlung gewesen war. Dort bekam er die bevorzugte Lieblings-Mixtur dieses Arztes verabreicht, von der er unheimliche Mengen schlucken mußte – allerdings ohne jegliche Auswirkung auf sein Gewicht oder seinen psychischen Zustand. Im Oktober 1933 wog er 11,8 kg und nahm in den folgenden sechs Monaten 3,6 kg zu. Das ist ein beachtlicher Erfolg bei einem Kind, das selbst durch die Einnahme von Malz- und Lebertrangetränken kein Gramm zugenommen hatte.

„Fremdeln"

Seine psychischen Symptome hatten sich allerdings nicht geändert. Immer noch schaute er Fremde nicht an, weigerte sich, mit anderen Kindern zu spielen und war alles in allem ein äußerst schwieriges Kind. Ich glaube, irgendjemand schlug sogar eine Psychoanalyse vor. Höchstwahrscheinlich wäre er früher oder später in einer heilpädagogischen Anstalt für Kinder gelandet.

Als ich das Kind nach einer kurzen Zeit wiedersah, durchfuhr mich plötzlich eine Erkenntnis: Na klar, er ist ein BARIUM CARBONICUM Typ! Dazu gehörte die Schüchternheit, das Verstecken, die Angst vor Fremden. Also wurde unverzüglich eine mehrwöchige Behandlung mit BARIUM CARBONICUM C 6, morgens und abends einzunehmen, begonnen. Das war vor vier Monaten. Dann folgte eine Unterbrechung von einigen Wochen ohne Mittel. Vor einem Monat dann erhielt er wieder eine Gabe BARIUM CARBONICUM 1 M. Seitdem ist keine weitere Arznei mehr nötig gewesen. Er hat noch 1,4 kg zugenommen. Er entspricht von seinem Wesen her ganz einem vierjährigen Jungen, ist fröhlich und ausgelassen, so daß sich jeder an ihm erfreut.

Soviel vermag die Homöopathie bei einem zurückgebliebenen Kind auszurichten. Wobei es sich hier nicht nur um einen Einzelfall handelt.

Der Junge ist jetzt vier Jahre alt und wiegt fast 18 kg. Für ein Kind seines Alters ist das genau richtig. Man denke auch daran, welche großen Veränderungen in seiner Wesensart erreicht wurden.

P.S. Das Ganze ist jetzt schon drei Jahre her. Ich habe den kleinen Burschen schon etliche Monate nicht mehr gesehen, aber seine Mutter berichtete mir, daß er keinerlei Beschwerden habe, daß er gut in der Schule zurechtkomme und viele Freunde gewonnen habe. Es bestehe kein Anlaß, sich über Schüchternheit oder Zurückgebliebensein zu beklagen – eher das Gegenteil sei der Fall!

HOMÖOPATHISCH AUSGETRICKST

Jane, das erste Kind eines jungen Ehepaares, war sehr krank. Das ganze Haus war in Aufregung. Die Mutter wachte viele Nächte an ihrem Bett, der Vater rief mehrmals täglich zu Hause an, um sich zu erkundigen, wie es ihr ginge. Selbst der Arzt war beunruhigt, da das qualvolle Erbrechen, trotz der verschiedensten Medikamente, die gegeben wurden, einfach nicht aufhören wollte. Um der Behandlung mehr Gewicht zu verleihen, wurde sogar ein bekannter Spezialist zu Rate gezogen. Aber auch er stand vor einem Rätsel und sprach nur ganz gelehrt von einem Virus, der das Kind befallen habe. Ansonsten konnte er nur eine weitere Untersuchung am nächsten Tag und, zwecks näherer Beobachtung, die Einweisung in ein Kinderkrankenhaus, vorschlagen.

Magen-Darm-Grippe

Pausenloses Erbrechen

Eine Freundin der Familie, die am eigenen Leib erfahren hatte, welche Erfolge mit einer homöopathischen Behandlung erzielt werden können, hatte von der Krankheit erfahren und erzählte einem, in dieser neuen Lehre bewanderten, Arzt davon. Als dieser die Symptome „ausgeprägtes Verlangen nach kaltem Wasser mit Erbrechen fast gleich nach dem Herunterschlucken" hörte, schlug er PHOSPHOR als das angezeigte Heilmittel vor. Die Eltern reagierten darauf allerdings völlig verständnislos und wollten nichts wissen von irgendwelchen unorthodoxen Behandlungsmethoden.

Miss A. aber entschied für sich, daß sie es dennoch einmal mit der Homöopathie versuchen wollte. Als sie dann in dem Haus ankam, stellte sie fest, daß die Mutter sehr erschöpft war und dringend eine Erholungspause benötigte. So schickte sie sie also eine Stunde zum Spazierengehen und versprach, sich inzwischen um Jane zu kümmern. Die arme Jane sah wirklich sehr krank aus! Ganz weiß und totenähnlich lag sie in ihrem Kinderbettchen. Sie schien kaum bei Bewußtsein zu sein und war durch das ständige Erbrechen sehr schwach. Seit Tagen schon konnte sie nichts im Magen behalten. Miss A. zögerte nun doch etwas. Sollte sie nun das mitgebrachte PHOSPHOR geben oder lieber doch nicht? Dann siegte aber doch ihr Wunsch, dem Kind zu helfen und PHOSPHOR wurde heimlich verabreicht, noch ehe die Mutter wieder nach Hause kam.

Am nächsten Tag rief Miss A. voller Furcht und Zagen an, um sich zu erkundigen, wie es der kleinen Jane gehe. Die Mutter erzählte ihr ganz glücklich, daß es ihrem kleinen Mädchen plötzlich viel besser gehe. Tatsächlich war es so gewesen, daß die Kleine bei Ankunft der beiden Ärzte, fröhlich mit ihren Spielsachen im Laufställchen spielte. Sie krähte vor Vergnügen und lachte die beiden an. Zuvor hatte sie ihr übliches Frühstück gegessen und es auch drin behalten. Der berühmte Fachmann war sehr überrascht von dieser unerwarteten Entwicklung und sprach sehr gescheit von „einer Nahrungstasche im Magen", die sich plötzlich entleert hätte. Nachdem diese Entleerung stattgefunden habe, könne nun auch die übrige Nahrung wieder im Magen behalten werden. Der arme Mann mußte einfach irgendetwas sagen, um damit seine Unwissenheit zu kaschieren. Die Freundin, die ohne Wissen der anderen, dieses Wunder durch das Verabreichen von PHOSPHOR ausgelöst hatte, mußte im Stillen leise lachen. Später erzählte sie dem Homöopathen von diesem gelungenen „Streich" gegenüber alten Vorurteilen – wie schulmedizinische Vorbehalte „ausgetrickst" wurden.

Mit Phosphor schulmedizinische Vorbehalte ausgetrickst

Sicher möchten Sie auch wissen, wie es der kleinen Jane weiterhin erging. Sie hatte nie mehr mit Erbrechen zu tun. Schon bald war sie wieder gesund und munter.

Gastritis

Jetzt werden Sie vielleicht sagen, daß eine Schwalbe noch keinen Sommer macht und daß dieser eine Fall noch nicht beweist, ob die plötzliche Heilung wirklich durch PHOSPHOR bewirkt wurde. Wahrscheinlich handelt es sich einfach nur um einen Zufall. Wenn man allerdings oft mit kranken Menschen zu tun hat und diese genau beobachtet, so wird man häufig auf Fälle von Gastritis stoßen, die diese besonderen Symptome zeigen: großen Durst, Verlangen nach kaltem Wasser, ständige Übelkeit, außer wenn etwas Kaltes in den Magen kommt; alles wird wieder hinaus befördert, selbst das kalte Wasser, nach dem so ein Verlangen besteht, kommt wieder hoch, sobald es im Magen warm wird. Wenn in so einem Fall PHOSPHOR gegeben wird, kann damit die Krankheit sehr schnell geheilt werden. Eine gleiche Kombination von Symptomen findet man oft bei Erbrechen zu Beginn einer Schwangerschaft. Die junge werdende Mutter wird sehr dankbar sein, wenn sie mit Hilfe von PHOSPHOR so einfach und schnell von diesen lästigen Beschwerden befreit werden kann. Bei einer schwangeren Frau trifft man oft auf eine Abneigung gegen Tee, als Begleitsymptom. Damit ist die Sache dann endgültig klar. PHOSPHOR ist das Mittel, das hier heilen wird.

Abneigung gegen Tee

Vor vielen Jahren behandelte ich einen ernsthaften Fall von lang andauerndem Erbrechen bei einem kleinen Baby. Zu der Zeit vertrat ich gerade eine andere Ärztin in der Säuglingsstation. Nichts schien zu helfen. In meiner Verzweiflung versuchte ich es mit etwas PHOSPHOR und siehe da, endlich war es geschafft, sofortige

Besserung trat ein! Ein paar Wochen später rief die andere Ärztin an, um von mir zu erfahren, was das für Pillen wären, die ich auf der Station gelassen hätte und von deren Wirksamkeit bei Gastritisfällen die Krankenschwestern so begeistert seien. Sie war reichlich skeptisch, als ich ihr sagte, es handele sich um PHOSPHOR, denn davon hatte sie noch nie gehört. Da sie aber sah, welche Veränderungen nach der Einnahme bei den Säuglingen eintraten, war sie aufgeschlossen genug, diese Arznei weiter zu verwenden.

Bei Erbrechen kommen noch viele andere Mittel in Frage, man kann nicht jede Art von Erbrechen mit PHOSPHOR heilen. Nur solche Fälle, bei denen das Verlangen nach kaltem Wasser, dieser ausgeprägte Durst auf Unmengen kalten Wassers, das zuerst die Übelkeit erleichtert, dann aber nach kurzer Zeit schon wieder hochgepumpt wird, besteht. Erwachsene Patienten werden zudem noch von einer Abneigung, einer ausgesprochenen Aversion, gegen Tee berichten, obwohl sie ihn normalerweise sehr gerne trinken.

Wenn man also Menschen entsprechend den homöopathischen Gesetzen behandeln und heilen will, so ist es äußerst wichtig, selbst der scheinbar unbedeutendsten Kleinigkeit Aufmerksamkeit zu widmen.

Rheumatische Beschwerden

„Rheumatismus ist unheilbar!“ hörte ich kürzlich einen erfahrenen Richter erklären. Ich frage mich, welche schmerzlichen Erfahrungen den Vertreter der staatlichen Obrigkeit zu dieser pauschalisierenden Aussage veranlaßt haben. Hatte er schließlich doch, in gewisser Weise, recht damit?

Sollen wir diese Feststellung einmal im Hinblick auf die Möglichkeiten moderner Medizin unter die Lupe nehmen? Rheumatismus ist eine weit verbreitete Krankheit und wird vor allem durch Wettereinflüsse, wie Regen, Nasswerden des Kopfes und der Füße, durch Wind und Kälte, verursacht. Besonders Männer und Frauen, die viel im Freien arbeiten, leiden oft unter den verschiedenen Formen rheumatischer Beschwerden. Dazu gehören z.B. Polizisten im Außendienst, LKW-Fahrer, Landarbeiter, Bauarbeiter, Reinmachefrauen. Sie alle sind in gleicher Weise davon betroffen. Dabei spielen das Alter oder das Geschlecht keine Rolle. Die Versicherungsgesellschaften führen an, daß durch diese schmerzhafte, aber nicht unbedingt lebensbedrohliche Krankheit, jedes Jahr viele tausend Arbeitsstunden verloren gehen, tausende von Arbeitern lahmgelegt und arbeitsunfähig werden und enorme Geldsummen in Form von Krankengeld ausgezahlt werden. Die gesamte Industrie verliert dadurch viel Zeit und Geld. Was ist von ärztlicher Seite dagegen unternommen worden?

Rheumatherapien – teuer und uneffizient

In letzter Zeit wurde sehr viel Geld in die Forschung – was auch immer damit gemeint sein mag – investiert. In verschiedenen Teilen des Landes wurden Rheumakliniken eröffnet. In einigen Kurorten wurden Verbesserungen an den therapeutischen Einrichtungen vorgenommen. Für diese Kliniken wurden teure, elektrische Apparate angeschafft; tausende von Pfund wurden in die neuesten, ultravioletten Bestrahlungslampen investiert. In ein oder zwei Jahren werden die meisten davon bereits wieder veraltet und unmodern sein. Noch vor kurzem schworen alle auf Quecksilberdampflampen und Hitzebestrahlungen. Im Moment sind es die Infrarotlampen, von denen behauptet wird, daß sie alle Schmerzen quasi hinwegzaubern. Jedoch hält man in einigen Gebieten diese Lampen für nicht genügend wirksam.

Wenn man den Vorstellungen der Hersteller elektrischer Geräte glauben soll, so gibt es inzwischen einige andere Lampen, die mit noch kürzeren Strahlen arbeiten und deren Wirkung noch viel wunderbarer ist. Es gibt einige Vertreter des ärztlichen Berufsstandes, die sich nicht scheuen, zuzugeben, daß sie nichts von solchen Lampen halten und daß sie deren Wirksamkeit anzweifeln. Sie würden vielmehr auf die Wirkung von Schaumbädern setzen. Einige Krankenversicherungen schicken die von der Krankheit betroffenen Rentner nach Bath oder in andere britische Kurorte. Es werden Unmengen von verschiedenen Ratschlägen gegeben. „Sie brauchen nur Ihr Geld zu zahlen und treffen dann Ihre Wahl." Außerdem gibt es noch den nach alter, konservativer Art arbeitenden Arzt, der nur mit drastischen Mengen von Salicylsäure und Aspirin behandelt. Andere Ärzte wiederum bevorzugen die neuesten Erzeugnisse der großen französischen oder britischen Arzneimittelhersteller, die dem bedauernswerten Opfer, unter in Kaufnahme möglicher schlimmer Folgen, eingeimpft oder gespritzt werden.

Patentrezepte sind immer der Mode unterworfen

Ich erinnere mich an eine Dame, der wegen rheumatischer Beschwerden im Nacken, das hochgelobte Produkt einer deutschen Firma injiziert worden war. Als nächstes fand sie sich völlig unvermutet auf der Unfallstation eines allgemeinen Krankenhauses wieder. Man erzählte ihr, daß sie in einem öffentlichen Verkehrsmittel plötzlich ohnmächtig geworden sei. Da sie nicht wieder zu sich kam, hatte man sie ins Krankenhaus gebracht, wo sie dann noch mehrere Stunden gelegen hätte. Sie hatte anscheinend richtige K.O.-Tropfen erhalten, oder was meinen Sie? Fühlte sie sich denn wenigstens besser, nachdem sie nun dieses peinliche Erlebnis gehabt hatte? Nein, es ging ihr im Gegenteil sehr viel schlechter als vorher, und sie mußte sich einige Tage ins Bett legen. Das ganze unerfreuliche Geschehen hatte sie so mitgenommen, daß sie nicht mehr mit Bus oder Straßenbahn fahren konnte, ohne daß sie heftiges Zittern erfaßte. Da sie normalerweise eine willensstarke, aktive Frau war, gefiel ihr dieser Zustand überhaupt nicht. Ihr Arzt verordnete ihr daraufhin flaschenweise ein sehr starkes Kräftigungsmittel, das aber weder ihren Zustand noch ihren Rheumatismus in irgendeiner Weise beeinflußte. Aber etwas gab es doch, was nach bereits ein oder zwei Tagen eine solche Besserung bewirkte, daß sie wieder mit öffentlichen Verkehrsmitteln fahren konnte und ihren Hals wieder ohne Schmerzen drehen konnte. Dies alles wurde von einigen Gaben LACHESIS, einer homöopathischen Arznei, die aus der südamerikanischen Klapperschlange hergestellt wird, zuwege gebracht. Sie bekam es deshalb, weil ihre Kopfschmerzen typische LACHESIS-Kopfschmerzen waren, weil sie unter – für LACHESIS typischen Hitzewallungen litt, weil ihre Schmerzen linksseitig auftraten und

Lachesis bei Rheuma

so weiter. Ihr ganzer Zustand war eindeutig LACHESIS. Als sie es dann bekam, wurde alles besser, selbst die Schwellung der Nackenmuskeln verschwand.

Wir können jetzt den angesehenen Fachmann noch einmal fragen, ob Rheuma heilbar ist. Diese Patientin kann auf jeden Fall bestätigen, daß ihr Rheuma sehr schnell und ohne irgendwelche unangenehmen Nachwirkungen verschwand. Gibt es noch mehr Zeugen, die die Richtigkeit der homöopathischen These beweisen? Dieser eine Erfolg kann ja auch nur eine günstige Fügung, ein glücklicher Zufall gewesen sein. Unser Fachmann aber wird, da er einem Berufsstand angehört, der eine äußerst sorgfältige und genaue Arbeitsweise pflegt, mehr Beweise verlangen, bevor er sein Urteil revidiert. Wir Homöopathen können tatsächlich eine Fülle von eindeutigen Heilungserfolgen bei Rheuma vorweisen. In unserer Literatur wird von einer Vielzahl solcher Heilungen berichtet. Falls jedoch nur lebende Zeugen akzeptiert werden, so gibt es auch diese in großer Zahl.

Rheumatisches Fieber

Ich erinnere mich an einen Patienten, der von Beruf Kriminalinspektor war. Er war kräftig, 1,83m groß und hatte die klassischen Anzeichen rheumatischen Fiebers: geschwollene Gelenke, heftige Schmerzen, saure Schweiße, hohes Fieber. Er schien dazu bestimmt, mindestens sechs Wochen, wenn nicht mehr, im Bett verbringen zu müssen. Nach drei Tagen hatte er kein Fieber mehr. Das starke Schwitzen verlor sich in weniger als einer Woche. In knapp drei Wochen war er wieder ganz auf den Beinen, ohne daß sein Herz geschwächt worden wäre, und ohne die kleinste Menge Salicylsäure oder Aspirin eingenommen zu haben. Kein Einreibemittel war an seine Haut gekommen. Er bekam kleinste Gaben des metallischen MERCURIUS. In der Medizin der alten Schule ist Mercurius zur Behandlung von Syphilis-Fällen vorgesehen. In der Vorgeschichte dieses Inspektors gab es zwar keine Fälle von Syphilis, dennoch waren seine Symptome, zumindest für einen Anhänger Hahnemanns, pathognomonisch (= charakteristisch für ein Krankheitsbild) für MERCURIUS. Es erschien zwar merkwürdig, aber durch MERCURIUS wurde der Patient so rasch und schnell geheilt, daß selbst der Polizeiarzt, der einmal wöchentlich vorbeikam, um den Vorgesetzten des Inspektors offiziell Bericht zu erstatten, in höchstem Maße erstaunt war. Die Symptome, die auf MERCURIUS hinwiesen, waren folgende: sehr übelriechende Schweiße; je mehr der Patient schwitzte, desto schlechter fühlte er sich. Er war sehr erschöpft und müde und fühlte sich nur gut, wenn er im Bett lag. Sobald ihm aber im Bett warm wurde, mußte er die Bettdecke wieder aufschlagen – dann wurde ihm kalt, die Schmerzen wurden wieder schlimmer, so daß er sich wieder zudecken mußte. So ging es die ganze Zeit weiter. Er fürchtete sich besonders vor den Nächten: nachts waren seine Schmerzen und körperlichen Beschwerden wesentlich schlimmer. Seine Zunge war dick belegt. Er wies all die Symptome auf, die nach einer Überdosis MERCURIUS entstehen. Patienten mit solchen Krankheitsbildern traf man in den Krankenhäusern früher häufig auf den Stationen für venerische Krankheiten (= Geschlechtskrankheiten). Wie ich schon berichtete, wurde mein Patient durch kleine Gaben MERCURIUS schnell und wirksam geheilt.

Schnelle und kostensparende Heilung

Bei akutem rheumatischen Fieber dauert es normalerweise sechs bis vierzehn Wochen, bis sich der Patient wieder davon erholt hat. Dies haben mich Erfahrungen, die ich früher auf den Stationen eines großen Lehrkrankenhauses sammeln konnte, gelehrt. Selbst mit den heutigen, modernen Methoden scheint sich noch keine Änderung hinsichtlich der Erfolge abzuzeichnen. Patienten berichten immer noch von einem wochenlangen Aufenthalt im Krankenhaus, wenn bei ihnen rheumatisches Fieber diagnostiert wurde. Wie erfreulich ist es dann, später zu beobachten, daß eine homöopathische Behandlung den Verlauf so einer ermüdenden und kostenintensiven Krankheit, wie es rheumatisches Fieber nun einmal ist, erheblich verkürzen kann. Ich möchte an dieser Stelle einmal hinweisen auf den nicht unerheblichen Stellenwert, den die finanziellen Aspekte, die mit so einer langwierigen Krankheit verbunden sind, darstellen: es betrifft zum einen die Industrie, für die es sich um einen wertvollen Mitarbeiter handeln kann, der nunmehr ganz ausfällt; es betrifft zum anderen die Versicherungsgesellschaften, die mehr Geld auszahlen müssen, und es trifft den einzelnen Arbeiter und seine Familie. Wenn der Mann nämlich sein Einkommen verliert, dann muß die Familie von den Ersparnissen leben, falls vorhanden oder aber, mehr schlecht als recht, mit dem mageren Krankengeld über die Runden kommen. Es betrifft natürlich auch das Portemonnaie des Steuerzahlers, da ein Krankenhausbett wochenlang zu erheblichen Kosten von nur einer Person belegt wird. Wenn also die Aufenthaltsdauer verkürzt würde, so wäre das ein Gewinn für alle Beteiligten. Viele Einzelschicksale könnten glücklicher verlaufen, wenn Ärzte und Krankenhäuser endlich erkennen würden, was man mit homöopathischer Behandlung bei akuten Krankheiten erreichen kann.

Ein Kalium bichromicum-Fall

Man wird mir vielleicht entgegenhalten, daß der Fall eines einzigen Patienten meine Behauptung noch nicht beweist. Deshalb werde ich von einem weiteren Fall berichten. Es handelte sich hier um eine Frau mittleren Alters, sie war Mutter und hatte eine große Familie. Sie litt unter rheumatischem Fieber, aber die genauen Umstände ihrer Krankheit unterschieden sich sehr von dem vorher beschriebenen Fall: sie schwitzte so gut wie überhaupt nicht, sie zeigte keine besondere Unruhe, da die Schmerzen durch Bewegung eindeutig schlimmer wurden. Durch Wärme besserten sich die akuten Schmerzen: sowohl das warme Bett, als auch warme Umschläge brachten Erleichterung. Die Schmerzen wanderten und veränderten sich. So konnte an einem Tag das eine Gelenk betroffen sein, und am nächsten Tag war dann ein völlig anderes Gelenk geschwollen und entzündet. Einmal bekam sie Durchfall und an diesem Tag hatte sie fast gar keine rheumatischen Beschwerden. Ich konnte das richtige Heilmittel zwar nicht sofort herausfinden, aber nach einigen Tagen war mir dann klar, daß es KALIUM BICHROMICUM war. Danach besserten sich die Beschwerden ziemlich rasch. Ich kann mich noch daran erinnern, daß die Krankenschwester ganz entsetzt war, weil ich sowohl die Anwendung von Wintergrünöl, als auch das Einreiben mit Terpentin untersagt hatte. Am Ende drückte sie ihr Erstaunen darüber aus, daß die Patientin offensichtlich gar nicht so schwer erkrankt war, da sie ja so schnell wieder genesen war. Ich weiß zwar nicht mehr genau, wie lange die Patientin insgesamt krank gewesen war, aber das Fieber sank bereits nach weniger als einer Woche. Ich meine, daß sie nach weniger als sechs Wochen wieder vollkommen gesund war.

Beide Patienten waren, als die Krankheit bei ihnen ausbrach, als schwere Fälle einzustufen. Bevor sie in ärztliche Behandlung kamen, hatte es beide wirklich schlimm erwischt. Aus diesem Grunde kann ihre Heilung der Homöopathie umso höher angerechnet werden.

Wir werden nun erst einmal das Gebiet des akuten rheumatischen Fiebers verlassen und uns dem weit verbreiteten und häufiger vorkommenden Muskelrheumatismus zuwenden.

Hexenschuß

In unserem feuchten, nördlichen Klima gibt es wohl nur wenige Menschen, die noch nie unter den äußerst qualvollen Schmerzen eines Hexenschußes gelitten haben. Bei konventioneller Behandlung mit Aspirin und Einreibungen dauern solche Anfälle zwischen zehn und vierzehn Tagen. Äußerlich läßt sich eigentlich kaum etwas feststellen, das erklärt, warum Lumbago (= Hexenschuß) den davon befallenen Menschen so vollständig lahmlegt. Stellen Sie sich vor, Sie liegen so an Ihr Bett gefesselt, daß weder des Königs edle Rösser noch des Königs mächtige Krieger mit ihrem spöttischen Gelächter

Sie wieder hochzerren könnten, ohne daß Sie vor Schmerzen und Qualen laut schreien müßten. In welcher Weise kann die Homöopathie jemandem helfen, der sich in so einer demütigenden Lage befindet? Ihnen wird die Homöopathie wie eine Fee erscheinen, die Sie mit ihrem Zauberstab aus Ihrer Gefangenschaft befreit, so daß Sie anschließend sogar mit den Kobolden tanzen und feiern könnten, wenn Ihnen danach beliebte.

Rhus tox bei Hexenschuß

Ich übertreibe nicht und mache auch keine leeren Versprechungen, die Tatsachen sprechen für sich. Wie der folgende Fall: Eine junge Büroangestellte mußte, obwohl es an jenem Morgen regnete, auf dem nicht überdachten Oberdeck eines Buses fahren. Sie wurde völlig durchnäßt, konnte aber ihre nasse Kleidung erst am Abend ausziehen. Das Ergebnis davon war, daß sie am nächsten Morgen mit einem ausgewachsenen Hexenschuß ans Bett gefesselt war. Ich erfuhr folgende Einzelheiten: Schmerzen, die beim Beginn der Bewegung schlimmer und nach fortgesetzter Bewegung wieder leichter wurden; Ruhelosigkeit, die sie veranlaßte, sich ständig zu bewegen. Zusammen mit der Ursache für den Anfall, nämlich dem Regen und der Durchnässung, deutete alles auf RHUS TOX. hin. RHUS TOX. beseitigte die unangenehmen Beschwerden, so daß die Patientin nach vierundzwanzig Stunden bereits wieder arbeitsfähig war. Es handelte sich übrigens durchaus nicht nur um einen Einzelfall: mit dem gleichen Heilmittel habe ich diesen schnellen Heilerfolg schon des öfteren wiederholen können.

Manchmal wird auch BRYONIA, abwechselnd mit RHUS TOX., benötigt. Bei einem Fall, der für BRYONIA spricht, wird man die typischen, auffälligen BRYONIA Symptome feststellen: Die Schmerzen treten auf, sobald sich der Patient bewegt; jegliche Bewegung ist so unerträglich, daß er völlig reglos liegen muß; Husten und Niesen quält ihn sehr, fester Druck wird als wohltuend und angenehm empfunden. Bei Rheumatismus in den Rückenmuskeln, im Nacken oder in den Gliedmaßen wird RHUS TOX. die Heilung bewirken, vorausgesetzt, die erwähnten Symptome sind vorhanden. Ich erinnere mich an den Fall einer jungen Frau, bei der BRYONIA und RHUS TOX. mit wenig Erfolg angewendet wurden. Dann bemerkte ich, daß die Patientin leicht in Tränen ausbrach und daß sie sich immer bewegen mußte.

. . . oder Bryonia und Pulsatilla

Um Erleichterung zu verspüren, mußte sie sich ständig bewegen. Sie bekam PULSATILLA verordnet und in weniger als vierundzwanzig Stunden konnte diese junge Frau wieder aufstehen und zur Arbeit gehen. BRYONIA, PULS. und RHUS TOX. sind sich sehr ähnlich, aber man kann nicht eins davon anstelle eines der anderen verwenden. Um schnelle und gute Heilungserfolge zu erzielen, sollte man sich die charakteristischen Merkmale jedes einzelnen gut einprägen.

Nach zwei sehr trockenen Jahren wird England jetzt wieder seinem Ruf als Land mit grauem, regnerischem Himmel und nassen, schlammigen Straßen gerecht. Wir können also wieder mit der üblichen Anzahl rheumatischer Erkrankungen und ähnlicher Krankheiten, die durch Naßwerden ausgelöst werden, rechnen. Obschon es auch andere Erscheinungsformen dieser Krankheiten gibt, die vermehrt bei Hitze und trockener Luft auftreten. Ich erinnere mich an einen mitleiderregenden Leserbrief, der in einer Tageszeitung abgedruckt wurde, und in dem sich ein Mann bitter über die Unfähigkeit der Ärzte beklagte, die nicht einmal in der Lage seien, solche weit verbreiteten Leiden, wie rheumatische Beschwerden, erfolgreich zu behandeln. „Kann mir irgendjemand erklären," so klagte er, „warum ich mein Rheuma immer in der größten Sommerhitze bekomme, obwohl es ja eigentlich eine Krankheit ist, die bei nassem Wetter auftritt? Bei einem herrlichen, wolkenlosen und warmen Tag bin ich völlig lahmgelegt. Wenn ich ins Bett gehe und mir gerade angenehm warm wird, meldet sich sofort mein alter Feind, der Rheumatismus und quält mich. Die Ärzte zucken nur die Schultern und können nichts machen." Ich wünschte nur, dieser Mann hätte von der Homöopathie gewußt. Er beschrieb nämlich genau die Art von Schmerzen, die man bei SULFUR findet und die nur SULFUR schnell zu beseitigen vermag. Ein SULFUR Patient fühlt sich bei feuchtem, kaltem Wetter richtig wohl, er wirkt beweglich und tatkräftig. Während einer Periode trockenen, warmen Sommerwetters hingegen fühlen sich seine Knie an, wie die eines alten Ackergauls. Steif und von Schmerzen geplagt schleppt er sich dahin. Die Nächte verabscheut er, denn die Bettwärme erhitzt seine Muskeln, so daß sie brennen und schmerzen. Er muß im Bett nach kühlen Stellen suchen und seine Füße heraushängen lassen. Wie schnell kann er geheilt werden, wenn er nach dem richtigen System behandelt wird!

Rheuma im Sommer erfordert häufig Sulfur

Wenn man bei Muskelrheumatismus (Myalgie) oder rheumatischem Fieber oder aber auch bei der gefürchteten, rheumatoiden Arthritis die genannten Symptome vorfindet, dann wird SULFUR die Heilung bewirken: bei Muskelrheumatismus geht es rasch, bei rheumatischem Fieber dauert es etwas länger. Bei einem akuten, entzündlichen Zustand müssen die Gaben öfter wiederholt werden. Wenn organische Veränderungen stattgefunden haben, wie es z.B. bei Arthritis der Fall ist, braucht es einige Zeit, bis die natürlichen

Bei akuten Krankheiten öfter das Mittel wiederholen!

Heilkräfte so aktiviert werden können, daß der entstandene Schaden behoben werden kann und sich die versteiften Gelenke wieder lockern.

Vor einiger Zeit kam eine Dame zu mir, die aus dem Westen Englands stammte und die gesundheitlich mit der Diagnose „Arthritis" gebrandmarkt war. Seit über einem Jahr, oder auch schon länger, war sie durch Arthritis im linken Knie so lahmgelegt, daß sie kaum noch etwas unternehmen oder das Leben an der Seite ihres Ehemannes genießen konnte. Ein paar Jahre zuvor war ihre Schwester mit Hilfe der Homöopathie sehr schnell von rheumatischen Beschwerden im Knie geheilt worden. Sie hatte damals abwechselnd RHUS TOX. und BRYONIA erhalten; eine Verschreibungsweise, die ich für äußerst sinnvoll halte, vorausgesetzt, die entsprechenden Symptome liegen vor und der Behandler ist im Sinne Hahnemanns dazu berechtigt, so eine Wechselbehandlung vorzunehmen. Die oben erwähnte Dame erschien also bei mir. Ihr linkes Knie war so steif, daß sie es überhaupt nicht beugen konnte. Sie mußte sehr behutsam auf dem Rand des Stuhles sitzen und das Bein vor sich ausstrecken. Die Kniesehnenmuskeln an der Rückseite des Knies waren gespannt, aber das Kniegelenk selbst war nicht eindeutig beteiligt. Knien konnte sie nicht und auch das Gehen verursachte ihr große Qualen. Hier deuteten die Symptome wieder einmal auf RHUS TOX. hin und so wurde RHUS TOX. C 6, in Globuliform, dreimal täglich einzunehmen, verordnet. Dann sah ich sie ungefähr sechs Monate lang nicht. Aus irgendwelchen Gründen konnte sie nicht in die Stadt kommen, um mich aufzusuchen. Sie nahm aber die Globuli weiterhin ein. Als sie dann das zweite Mal zur Behandlung kam, konnte sie das Knie wieder beugen, und die Muskeln hinter dem Knie waren nur noch ganz leicht angespannt. Bei ihrem dritten Besuch erschien sie eigentlich nur noch, um von ihrer völligen Genesung zu berichten. Sie war jetzt so beweglich wie nie zuvor und voll des Staunens darüber, daß ein paar kleine Kügelchen diese große Veränderung bewirken konnten, nachdem alle anderen Medikamente, die sie ausprobiert hatte, nichts mehr ausgerichtet hatten. Bei rheumatischen Beschwerden bewirkt RHUS TOX. oft wahre Wunder, vorausgesetzt, es liegen RHUS TOX. Symptome vor: der Patient war der Feuchtigkeit ausgesetzt, Steifheit und Schmerzen treten bei beginnender Bewegung ein und lassen bei fortgesetzter Bewegung nach.

Rhus tox bei chronischer Arthritis

Dann gibt es noch die Fibrositis (=Muskelrheumatismus), die von den heutigen Vertretern des ärztlichen Berufsstandes gern diagnostiziert wird, bei der es sich allerdings nur um eine neue

Bezeichung des altbekannten Rheumatismus handelt. In den Muskeln kann man harte Knoten fühlen, die äußerst empfindlich gegenüber Berührung und Bewegung sind. Es braucht eine ewig lange Zeit, bevor sie mit Hilfe von Massagen, heißen Luftbädern und Bestrahlungen beseitigt werden können. Dazu fällt mir ein, daß man einen SULFUR-Patienten niemals heißen Luftbädern oder heißen Bestrahlungen aussetzen sollte. Falls es sich bei ihm dann noch zufällig um einen jähzornigen, alten Colonel handeln sollte, werden Sie von ihm einiges zu hören bekommen, wenn Sie seine Schmerzen mit Hilfe von Hitzebestrahlungen oder ultravioletten Strahlen erst richtig in Gang gebracht haben. Der Patient, der unter fibrotischen Knoten leidet, erhält genau die Arznei, die durch seine Symptome indiziert ist. Wenn es nur Knoten jüngeren Datums sind, so werden sie sich in sehr kurzer Zeit auflösen; wenn sie dagegen schon älter und sehr groß sind, wird es etwas länger dauern, aber auch sie werden schließlich verschwinden. Ich habe nichts gegen solche zusätzlichen Maßnahmen, wie Infrarotlampen, Türkische Bäder oder Hitzebestrahlungen. Sie können sehr lindernd und wohltuend sein und sind oftmals sehr hilfreich. Manchmal ist es ja so, daß das angezeigte homöopathische Mittel eine längere Zeit benötigt, um seine Wirkung zu entfalten. Dies kann z.B. bei einem schon lange andauernden, chronischen Fall möglich sein. Hier sind dann diese zusätzlichen Maßnahmen eine Hilfe, da der Patient dadurch das Gefühl bekommt, es wird etwas Reales für ihn getan. Der psychologische Effekt, der durch den Einsatz von Farblampen und infraroten Strahlen bewirkt wird, sollte dabei natürlich auch nicht unterschätzt werden.

Gelenkdeformierungen bessern sich mit Lichttherapie . . .

Ich erinnere mich an einen Fall von rheumatoider Arthritis, der schon ziemlich weit fortgeschritten war. An den Hand- und Fußgelenken waren die typischen, birnenförmigen Schwellungen zu sehen. Die Patientin konnte nicht einmal mehr die Arme heben, um ihre Haare zu frisieren. Sie mußte im Rollstuhl sitzen, da sie nicht mehr alleine gehen konnte. Ich weiß nicht mehr genau, wie viele Jahre sie sich schon in diesem Zustand befand. Sie erhielt dann Infrarot- und Hitzebestrahlungen. Zwei Jahre lang kam sie regelmäßig zweimal in der Woche zu dieser Behandlung. Allmählich bekamen die verformten Gelenke wieder ein normaleres Aussehen. Sie konnte sich wieder etwas unbehinderter und leichter bewegen; so war es ihr z.B. möglich, sich wieder selbst zu frisieren. Der Rollstuhl wurde ausrangiert, denn sie konnte sich schon wieder recht sicher auf ihren eigenen Beinen fortbewegen. Verschiedene, künstliche Hilfsmittel, die sie benötigt hatte, um einen Plattfuß zu korrigieren, konnte sie nun weglassen. Sie war sehr zufrieden mit sich. Aber ich war es nicht so ganz. Sobald man nämlich die Lichtbehandlung aussetzte, kehrten die Schmerzen wieder zurück, und die Muskeln versteiften sich wieder. Ich dachte darüber nach, ob wir es nicht einmal mit einer homöopathischer Behandlung versuchen sollten. Ich wußte zwar, daß einige homöopathische Autoren bei Fällen von fortgeschrittener, lähmender Arthritis wenig Aussicht auf Erfolg sehen, aber ich wollte es dennoch probieren. Ich begann eine Liste der Symptome aufzustellen und stellte dabei fest, daß meine Patientin ein sanftes, zaghaftes Wesen hatte, daß sie schnell zu Tränen neigte und daß es ihr bei warmem Wetter schlechter ging, obwohl sie zur Linderung der örtlichen Schmerzen Wärme brauchte. Sie hatte eine Abneigung gegen fettes Essen. Alles deutete eindeutig darauf hin, daß PULSATILLA ihr Konstitutionsmittel war, und so erhielt sie PULSATILLA. Nachdem sie drei Monate lang kontinuierlich mit PULSATILLA, zusammen mit künstlichen Sonnenlichtbestrahlungen, behandelt worden war, konnte ich feststellen, daß sich nicht nur deutlich schnellere Fortschritte abzeichneten, sondern daß sie auch ohne die Hilfe weiterer Lichtbäder erreicht wurden. Das liegt jetzt schon zwei Jahre zurück. Wenn man sich heute die Gelenke dieser Patientin anschaut, so würde niemand vermuten, daß sie jemals Arthritis hatte. Weder die Schmerzen noch die lähmende Steifheit oder die Deformierungen traten je wieder auf, und das, obwohl sie diese ganze Zeit über nicht mehr behandelt wurde. Mir wurde berichtet, daß es ihr auch weiterhin gut gehe. Bemerkenswert war, daß in ihrem Fall drei Monate homöopathischer Behandlung ungefähr einem Jahr Behandlung ohne Homöopathie gleichkamen. Was bedeutet, daß die Fortschritte, die während der letzten drei Monate unter homöopathischer Behandlung erzielt wurden, sehr viel schneller erfolgten, als während der zwölfmonatigen, alleinigen Lichtbehandlung. Und sie blieben bestehen. Für die Patientin ein wirklich äußerst zufriedenstellendes Ergebnis.

... und verschwinden mit Pulsatilla

Bienengift (= Apis) gegen Rheuma

Vor einiger Zeit wurden Zeitungsartikel veröffentlicht, in denen es hieß, daß Bienenzüchter äußerst selten von Rheumatismus befallen seien. Es wurde daraufhin der schlaue Vorschlag gemacht, daß sich die Leute stechen lassen sollten, um damit ihr Rheuma zu kurieren. Was für eine unangenehme und schmerzhafte Behandlungsweise! Von der Wirksamkeit des Bienengiftes bei Rheumatismus wissen die Homöopathen schon seit über 100 Jahren, nämlich schon seit dem achtzehnten Jahrhundert, zu Hahnemanns Lebzeiten. Es wirkt allerdings nur bei einer besonderen Art von Rheumatismus. Die Form von Rheuma, die auf APIS, dem Gift der Honigbiene, hin nachläßt, kann aber nur auf die homöopathische Art und Weise, mit der dann der Fall aufgenommen und die Symptome festgestellt werden, geheilt werden. Außer bei akuter Enzündung der Gelenke trifft man allerdings nicht oft auf einen Fall mit APIS- Symptomen. Ich erinnere mich an einen Fall, bei dem die Patientin, eine Krankenschwester, genau solche APIS-Symptome aufwies: das rechte Kniegelenk war entzündet, sah rot aus, fühlte sich bei Berührung heiß an und ließ sich eindellen. Ringsherum waren Ödeme. Die Patientin klagte über stechende und brennende Schmerzen in den Gelenken, die schlimmer wurden im warmen Bett, durch heiße Anwendungen, durch Sitzen in der Nähe des warmen Ofens: all dies machte sie halb wahnsinnig. Als ich kam, saß sie in einem kalten Zimmer und ließ ihr Knie von der kalten Luft kühlen. Neben sich hatte sie eine Schüssel mit kaltem Wasser, damit behandelte sie ihr Knie, um das Brennen und Stechen in den Gelenken zu lindern. Ich erkannte sofort, daß es sich hier nur um einen Fall für APIS handeln konnte. APIS 1 M, in viertelstündlichen Gaben, wurde verordnet und fast augenblicklich setzte Erleichterung ein. Vierundzwanzig Stunden später war die Schwellung ganz zurückgegangen. Eine Woche später konnte die Patientin schon wieder arbeiten.

Es ist nicht sinnvoll, das Gift der Honigbiene bei allen Patienten, die unter rheumatischen Beschwerden leiden, einzusetzen. Nur in den wenigsten Fällen hätte man damit Erfolg, denn es kann nur da helfen, wo die typischen APIS-Symptome vorhanden sind: Schwellung; Ödem; Röte; Berührungsempfindlichkeit; brennende, stechende Schmerzen, die durch Hitze verschlimmert werden. Jeder Fall von Rheumatismus muß für sich betrachtet werden. Wenn Sie die charakteristischen Symptome, die Besserungen und Verschlimmerungen der Schmerzen, sowie die Ursache der rheumatischen Beschwerden herausfinden, so werden Sie in fast allen Fällen eine Heilung erreichen können.

Ich muß gerade an eine junge Frau denken, die, von rheumatischen Schmerzen fast gelähmt, aus dem Wintersport zurückkam. Ihr war beim Schlittschuhlaufen heiß geworden, und da gerade die Sonne vom Himmel strahlte, entledigte sie sich einiger Kleidungsstücke. Plötzlich war dann aber kalter Wind aufgekommen, die Sonne war hinter den Wolken verschwunden, und es hatte angefangen zu schneien. Dieser plötzliche Wechsel von Wärme zu Kälte, sowie das dem kalten, feuchten Schneegestöber Ausgesetztsein hatte, zusammen mit dem unterdrückten Schwitzen, als Ergebnis zu rheumatischen Schmerzen in der Nacken- und Rückenmuskulatur geführt. Hier lag ein typischer DULCAMARA Fall vor und DUL-

CAMARA brachte die Sache schnell wieder in Ordnung. Fälle rheumatischer Beschwerden, die DULCAMARA benötigen, kommen häufig in Gegenden vor, in denen es innerhalb von vierundzwanzig Stunden große Temperaturunterschiede gibt. In England ist dies eher im Herbst der Fall, wenn auf warme, sonnige Tage kalte Nächte folgen; ganz besonders bei kaltem, feuchtem Wetter, und wenn auf einen warmen Tag starke Regenfälle folgen.

Wetterfühligkeit, besonders vor Gewitter: Rhododendron

Mir kommt eine andere Patientin, eine ältere Frau, in den Sinn, die an Steifheit des Nackens und schießenden, ziehenden Schmerzen im Kopf litt. Um Erleichterung zu verspüren, mußte sie Nacken und Kopf einwickeln. Immer wenn das Wetter kalt und nass war, wurden diese Schmerzen schlimmer. Ich probierte DULCAMARA aus, hatte aber wenig Erfolg damit. Bei einer genaueren Befragung, gab sie dann an, daß sie immer genau wüßte, wann es Gewitter geben würde, denn vor einem Gewitter wurden die Schmerzen schier unerträglich. Bei RHODODENDRON findet man so eine Verschlimmerung vor Unwettern. RHODODENDRON 1 M wurde eine Woche lang vierstündlich gegeben und beseitigte die Schmerzen und die Steifheit, unter denen sie schon seit mehreren Wochen gelitten hatte.

Cimicifuga bei Nackensteifigkeit

Das Symptom „steifer Nacken" findet man ziemlich häufig bei rheumatischen Erkrankungen: RHUS TOX. und BRYONIA können hier oftmals helfen. Es gibt aber noch ein anderes Heilmittel, das eine besondere Beziehung zu den Nackenmuskeln hat und das ist CIMICIFUGA, eine amerikanische Pflanze, die Wanzenkraut heißt. Zur Veranschaulichung sollte ich vielleicht einmal einen Fall anführen, der deutlich macht, wie diese Arznei wirkt. In der Ambulanz traf ich auf eine stämmige Frau, mittleren Alters: ihr Kopf war nach hinten gezogen, sie konnte ihn weder nach links noch nach rechts drehen. Sie konnte nicht auf dem Rücken liegen, da ihre Rückenmuskeln ganz fest angespannt waren. Auf der Seite konnte sie auch nicht liegen, weil die Muskeln krampften und zuckten. Sie war wegen ihres Zustands äußerst niedergeschlagen und entmutigt; man könne nichts mehr für sie tun, sie würde nicht wieder gesund werden, sie sei am Ende. Es hätte gar keinen Zweck, noch irgendetwas zu versuchen. Sie konnte dann aber doch überredet werden, es mit CIMICIFUGA zu versuchen. Sie wußte natürlich nicht, daß es sich um CIMICIFUGA handelte. Sie nahm an, sie würde irgendeine Form von Aspirin erhalten. Sie bekam also CIMICIFUGA in sehr geringer Dosierung, genauer gesagt war es CIMICIFUGA C30, das alle drei Stunden gegeben wurde. Als ich sie das nächste Mal wiedersah, hatte sich ihre depressive und schwermütige Stimmung aufgelöst. Die Nackenmuskeln waren weich und beweglich. Sie konnte ihren Kopf wieder in jede gewünschte Richung drehen. All dies war in weniger als achtundvierzig Stunden erreicht worden. Wunder oder nicht, auf jeden Fall war sie sehr dankbar dafür! Der verstorbene Dr. Clarke berichtet von Erfolgen, die er mit dem Resinoid MACROTIN, das in der gleichen Pflanze vorkommt, erzielen konnte. Er wandte MACROTIN in der D3 Trituration gewöhnlich bei Lumbago und bei Nackensteifigkeit an. Ich hatte bis jetzt noch keine Gelegenheit, dieses Resinoid auszuprobieren. Falls aber einmal ein Fall mit den Charakteristika von CIMICIFUGA kommen sollte, der auf die höheren Potenzen nicht anspricht, so würde ich MACROTIN entsprechend Dr. Clarkes Empfehlungen anwenden und dann sicher mit Heilung rechnen können.*

Ich habe jetzt schon eine ganze Reihe von Heilmitteln angeführt, die die unterschiedlichen Formen rheumatischer Beschwerden heilen. Es gibt aber noch sehr viel mehr Arzneien, die diese Krankheit homöopathisch heilen können. Ihre Zahl ist tatsächlich sehr groß: Kents Repertorium umfaßt unter der Rubrik „Rheumatismus“ 118 verschiedene Namen. Sie sehen also, daß die Ausstattung an Arzneimitteln, die homöopathische Ärzte zur Behandlung dieser schmerzhaften Krankheit mit all ihren verschiedenen Erscheinungsformen, zur Verfügung haben, sehr umfangreich ist.

Wenn man einen allopathischen Arzt fragt, was für ihn das wichtigste Hilfsmittel bei der Behandlung von Rheuma, rheumatischem Fieber oder rheumatischer Arthritis ist, so wird er ohne zu zögern antworten, daß das für ihn ganz besonders die Salicylsäure oder eine ihrer Salze sei: dabei handelt es sich um Salicylate aus Soda, Salizin, Aspirin, welches Acetylsalicylsäure ist – Salol oder Phenol, Salicylate – alle diese Mittel werden mehr oder weniger unterschiedslos eingesetzt. Einige bevorzugen die eine, andere wieder eine andere Medizin. Salicylsäure kommt in der Rinde und den Blättern der Weide vor. Erst etwa 1876 wurde in Europa bekannt, daß Eingeborene in Südafrika einen Aufguß aus Weidenblätterspitzen zur Heilung rheumatischer Beschwerden benutzten. Die medizinische Wissenschaft neigt nicht dazu, Auszüge zu benutzen, sondern zieht es vor, die sogenannten aktiven Grundbestandteile zu gewinnen, die allerdings in ihrer Wirkung zu stark und konzen-

* Mit MACROTIN D3, 2 Gaben in 12 Stunden, konnte ich einen Fall von rechtsseitigem Ischias, der schon mehrere Wochen bestanden hatte, völlig heilen, ohne daß die quälenden Schmerzen wieder zurückkamen.

triert sind. Man kann nicht bestreiten, daß Salicylate oftmals die Schmerzen beseitigen, da sie aber in extrem hoher Dosierung eingenommen werden, werden sie meist von allen möglichen Nachwirkungen begleitet: Benommenheit, Schwindel, Delirium, Magenverstimmungen und Schwäche. Aber der Arzt ist befriedigt, die Schmerzen sind verschwunden, und der Patient ist die meiste Zeit so schwach, daß er nicht protestieren kann. Danach wird er dann erst mal reichlich mit schädlichen und bitteren Stärkungsmitteln versorgt, so daß er mehrere Wochen braucht, bis er sich von den Auswirkungen seiner Krankheit und der Überdosierung erholt hat.

Nebenwirkungen von Aspirin

Einen sehr unangenehmen Fall von rheumatischem Fieber hatte ich zu Beginn meiner medizinischen Laufbahn, als ich noch als Assistentin eines sehr guten Allgemeinarztes tätig war. Ich mußte die Patienten allopathisch behandeln, und dieser spezielle Fall bereitete mir viele sorgenvolle Stunden, obwohl mein Chef und einige Spezialisten mich moralisch unterstützten. Diese Patientin hatte während des Krieges rheumatisches Fieber bekommen, nachdem sie einer winterlichen Kälte- und Schneewelle ausgesetzt gewesen war. Sie war eigensinnig und halsstarrig und bestimmte am liebsten selbst über ihre Behandlung. Sie war der Meinung, daß sie alles wüßte, um sich selbst heilen zu können. Selbst aus dem Bett noch hatte sie alles in ihrem Haus unter strenger Kontrolle. Die Dienstmädchen, die Krankenschwestern, die Spezialisten und auch ich selbst – wir alle hatten wenig Aussicht, uns gegen sie durchzusetzen. Auf das rheumatische Fieber folgten Perikarditis (= Herzbeutelentzündung), Endokarditis (= Herzinnenhautentzündung), doppelte Pleuritis (= Rippenfellentzündung) mit Erguß. Die Temperatur begann zu schwanken, stieg jede Nacht auf 39°C bis 40°C und fiel jeden Morgen auf 37,2°C. So ging es Woche für Woche und Monat für Monat weiter. Einige Male war sie kurz davor zu sterben, aber mit eiserner Entschlossenheit hielt sie jedes Mal noch am Leben fest.

Eigensinn führt nicht zur Heilung hin

Nach neunmonatiger Krankheit bot sie schließlich, da ohne Zähne und ohne Haare, die alle ausgefallen waren, einen mehr als mitleiderregenden Anblick. Sie war so schwach, daß sie nicht einmal mehr einen Finger hochheben konnte, um einen Knopf zuzuknöpfen. Sie ähnelte nur noch einem Skelett, über den Knochen war nur noch Haut. In ihrem Bauchraum hatte sich eine große Menge Flüssigkeit angesammelt, es bestand eine tuberkulöse Peritonitis (=Bauchfellentzündung). Ich habe seither oft feststellen können, daß Tuberkulose einen engen Bezug zu Rheumatismus hat. In tuberkulösen Familien kommt es viel öfter zu Fällen von Rheumatismus, als in nicht tuberkulösen. Die Spezialisten konnten nur noch hilflos

Tuberkulöses Miasma steckt hinter Rheuma

mit den Schulern zucken, nun könne man nichts mehr machen. Die Patientin hatte alle verschiedenen Arten von Salicylaten in kleinen und immer größer werdenden Dosen erhalten. Die Mittel der konventionell behandelnden Medizin waren erschöpft. Sie erhielt die Sterbesakramente und wartete auf ihr Ende, bis zuletzt unbeugsam.

Sie hatte nicht mehr genug Kraft, um die Art der Behandlung in Frage zu stellen, deshalb gab ich ihr jetzt eine Gabe TUBERCULINUM C 30. Am nächsten Tag stieg das Fieber nur bis 38,8°C, statt 40°C. Ich dachte für mich, daß ich endlich auf dem richtigen Weg sei. Dann nahm ich das Repertorium zu Hilfe und fand nach langem Suchen ein Heilmittel, das mit ihren Symptomen übereinstimmte; ihr physiologischer oder pathologischer Zustand wurde dabei wohlgemerkt nicht berücksichtigt. Die Diagnose, das rheumatische Fieber, ihre vergangene rheumatisch-tuberkulöse Verfassung und die tuberkulöse Peritonitis wurden außer Acht gelassen. In Betracht zog ich dagegen alle ihre kleinen, persönlichen Eigenarten, die extreme Schwäche, die auf anhaltendes Fieber folgte, die große und übermäßige Abmagerung, das Austrocknen der Gliedmaßen, der Haarausfall, die Unverträglichkeit von Limonade und Stimulanzien wie Wein oder Alkohol in jeder Form, auf die Diarrhoe folgte; Diarrhoe nach jeder Art von Obst und nach Tee; große Schwäche, selbst unmittelbar nach langem Schlaf; extrem empfindlich auf den leisesten Luftzug, selbst auf einen konstanten Strom warmer Luft. All dies fand ich im Repertorium, wo es auf SELEN hinwies. Ich hatte aber kein SELEN vorrätig, ja, ich hatte bis dahin noch nicht einmal von diesem Mittel gehört. Nach den Grundsätzen der homöopathischen Regeln war aber SELEN das richtig angezeigte Mittel, so daß ich rasch den Apotheker aufsuchte, wo ich als letzte Rettung SELEN C 30 bekommen konnte.

Selen als letzte Rettung

Ich wagte kaum noch auf einen Behandlungserfolg zu hoffen, der Patientin ging es inzwischen schon viel zu schlecht. Am nächsten Tag traute ich mich kaum, an der Tür zu klingeln. Die Krankenschwester öffnete mir.

„Was war denn in dem Pulver, das Sie gestern morgen gegeben haben, Frau Doktor? Das Fieber ist auf normale Temperatur gesunken und ist während der letzten vierundzwanzig Stunden so geblieben. Das erste Mal seit neun Monaten."

Von diesem Zeitpunkt an änderte sich alles mit aufregender Plötzlichkeit. Das Fieber stieg nicht wieder, die hektische Röte verschwand aus ihrem Gesicht, auf der weißen, glatten, haarlosen Kopfhaut fingen die Haare wieder an zu sprießen, Arme und Beine rundeten sich wieder, die Flüssigkeit im Bauchraum wurde allmählich immer weniger, der Durchfall hörte auf. Die Wirkung der einmaligen Gabe SELEN C 30 hielt über acht Wochen an. Dann wurden drei weitere Gaben kurz nacheinander verabreicht. Keine weitere Arznei wurde mehr benötigt; keine Stärkungsmittel, rein gar nichts. Drei Monate nachdem sie die erste Gabe erhalten hatte, begann sie wieder zu laufen und fünf Monate später wog sie wieder 51 kg. Sie konnte als geheilt entlassen werden und wurde an die See geschickt. Zehn Jahre später war sie noch aktiv und gesund am Leben; ihre Krankheit war nicht wieder aufgetreten, Herz, Lunge und Bauch waren gesund.

Dies war einzig und allein der Erfolg einiger, weniger Gaben des homöopathisch angezeigten Heilmittels, das nach der Regel, daß Ähnliches Ähnliches heilt, verschrieben worden war. Jeder gute Homöopath, der sich eng an die Anweisungen des großen Hahnemann hält, kann eine Vielzahl solch überraschender Heilungserfolge bewirken.

Diese Heilungen geschehen nicht rein zufällig, ich kann erklären, wie es dazu kommt. Man braucht sich gar nicht damit hervorzuheben. Seit Hahnemann die Gesetze der Homöopathie entdeckte, passieren die gleichen Dinge immer wieder. Die Lehrbücher berichten von einer Unzahl solcher Heilungen. In der ganzen Welt kommen jeden Tag in vielen tausend homöopathischen Praxen Heilungen dieser Art vor. Bei diesen Heilungserfolgen handelt es sich aber nicht um reine Glücksfälle, es sind vielmehr gesicherte Tatsachen.

Rätselhaftes, monatelanges Fieber

Im letzten Jahr hatte ich einen ganz ähnlichen, allerdings nicht ganz so extremen, Fall. Nachdem eine ältere Frau der Nässe ausgesetzt gewesen war, hatte sich bei ihr eine rätselhafte Krankheit entwickelt. Wochenlang hatte sie erhöhte Temperatur. Sie wurde ins Krankenhaus eingewiesen, wo verschiedene Untersuchungen durchgeführt wurden: Blutuntersuchungen, Serumtests, Wismutpulver, Röntgen etc. Die Ursache für diese merkwürdige Pyrexie (=Fieberzustand) konnte jedoch nicht entdeckt werden. Es war weder Tbc, noch Krebs. Die Temperatur blieb fünf Monate lang erhöht, und die Patientin wurde immer schwächer und magerte immer mehr ab.

Sie hatte Diarrhoe, litt unter Schmerzen, nachdem sie Tee getrunken hatte. Sie vertrug kein Obst. So verschrieb ich wieder einmal SELEN C 30 und erzielte damit den gleichen durchschlagenden Erfolg. Das Mittel mußte allerdings öfters wiederholt werden. Anschließend bekam die Patientin SULFUR. Das Fieber sank, und die rätselhafte, namenlose Krankheit verschwand. Als ich genauer nachforschte, fiel mir auf, daß sie am Anfang einige Monate lang starke rheumatische Schmerzen in den Armen, den Schultern und im Nacken gehabt hatte. Dem hatte aber niemand besondere Bedeutung beigemessen. Ich kann also nur vermuten, daß es sich in diesem Fall um eine Art von leichtem rheumatischen Fieber gehandelt hatte, das dann mit den entsprechenden Mitteln geheilt worden war.

Muskelrheumatismus

Nun werden wir uns von der akuten Erkrankung, in Form des rheumatischen Fiebers, wieder der chronischen Erkrankung, in Form des Muskelrheumatismus, zuwenden. Dazu fällt mir eine Rentnerin vorgerückten Alters ein, die ihr kleines Enkelkind wegen Herzbeschwerden in die Ambulanz brachte. Die Großmutter machte selbst einen sehr schwachen Eindruck und erschien dann auch zwei Wochen lang nicht mehr. Dann kam sie selbst wieder und zwar in einem äußerst mitleiderregenden Zustand. Sie konnte sich nur noch vorwärtsschleppen, wobei sie sich an Stühlen und Tischen festhielt. Ihr Körper war, wie ein Z, doppelt gekrümmt. Der Schmerz saß im Sacrum (=Kreuzbein), zog bis in die Hüften und quälte sie besonders beim Gehen. Sie konnte es fast nicht schaffen, nach dem Sitzen wieder aufzustehen. Mir war klar, welches Mittel hier benötigt wurde und so erhielt die alte Dame alle vier Stunden AESCULUS HIPPOCASTANUM – Roßkastanie – in der 6.Potenz. Die Woche darauf erschien sie strahlend. Ihr armer, alter Rücken hatte sich wieder gestreckt, sie konnte aufrecht gehen. Schmerzen und Steifheit waren so gut wie verschwunden. Solche Erfolge bestätigen die Richtigkeit unserer Arbeit, zumal wenn sie bei einer schon achtzigjährigen Frau errungen werden können.

„Habe ich dem berühmten Fachmann nun genügend Beweise dafür geliefert, daß Rheumatismus, in all seinen vielfältigen Erscheinungsformen, mit Hilfe der Homöopathie geheilt werden kann?" Und ich habe nur einige wenige Fälle angeführt, die ich willkürlich ausgewählt habe.

Umfangreiche homöopathische Fachliteratur beweist Heilung „unheilbarer" Krankheiten

Komplizierte Rechtsstreitigkeiten werden vor einem Richter in geschlossener Verhandlung verhandelt. Diejenigen, die sich zum Anwalt einer Sache machen, bringen darüber viele, dicke Wälzer, eine Unmenge an Literatur, heraus, um den jeweiligen Standpunkt, den sie vertreten, zu beweisen. Aber auch die Homöopathen verfügen über eine Vielzahl an wissenschaftlicher Literatur und können sich auf eine große Anzahl studierter Fachleute berufen, die seit nunmehr fast 200 Jahren zeigen, wie Rheumatismus und viele andere Krankheiten geheilt werden können. Da gibt es z.B. Professor Kent, der viele umfangreiche Bücher verfaßt hat, sowie den alten Dr.John Clarke, der in seinen Schriften anhand zahlreicher Beispiele darstellt, wie man die Heilung von Rheumatismus in Angriff nimmt, und der für die Heilungserfolge einen Fall nach dem anderen anführt. Es gibt Carrol Dunham, da ist Professor Farrington, sowie Boenninghausen. Es gibt amerikanische, deutsche, französische und britische Autoren, Experten, die inzwischen alt und schon lange tot sind, die aber in ihren Büchern weiterleben. Es gibt aber auch die Menschen, die heute leben und die jeden Tag rheumatische Erkrankungen mit dem gleichen Erfolg heilen, wie er auch den alten Meistern schon beschieden war.

„Ich kann den hohen Herren nur sagen, daß die Homöopathie am Leben ist, sie ist äußerst lebendig und sie ist in der Lage, Rheumatismus zu heilen." Sie heilte schon in der Vergangenheit, sie heilt auch heute und sie wird ihn auch zukünftig heilen.

Heilungserfolg bei rheumatischer Arthritis

Anfang Januar erschien bei mir eine beklagenswerte Frau, die ihren kleinen Sohn wegen einer geringfügigen Erkrankung behandeln lassen wollte, aber eigentlich selbst die Patientin war. Sie humpelte auf zwei Stöcke gestützt herein, in fast ganz gebückter Haltung.

Ein „unheilbarer" Fall . . .

„Nanu," rief ich aus, „was ist denn mit Ihnen passiert?" „Oh," erwiderte sie, „ich habe mir eine rheumatische Arthritis zugezogen und im Krankenhaus hat mir der Arzt gesagt, daß ich nicht mehr geheilt werden kann. Man kann es nur durch Strombehandlungen etwas abmildern. Da ich aber nicht die Zeit habe, um ständig im Krankenhaus zu sitzen und zu warten, muß ich zusehen, wie ich damit, so gut es eben geht, zurechtkomme."

Ich konnte sie überreden, mich einmal einen Blick auf die Ursache des Übels werfen zu lassen. Nachdem ich die Beine frei betrachten konnte, stellte ich fest, daß beide Knie stark geschwollen waren. Der Umfang jedes Knies betrug drei Handspannen; sie sahen rot, entzündet und steif aus. Meiner Ansicht nach befanden sich in beiden Gelenken entzündliche Krankheitsherde. Mit der gestellten Prognose, das heißt, mit der von dem Krankenhausspezialisten gezogenen Schlußfolgerung, konnte ich allerdings nicht übereinstimmen.

Ich stellte einige, scheinbar unsinnige Fragen, die folgende Ergebnisse brachten: die Beschwerden hatten vor fünf Monaten im rechten Knie begonnen, dann griffen sie auch auf das linke Knie über; nachmittags ging es ihr immer sehr viel schlechter. Sie war von Natur aus eher nachgiebig und leicht ängstlich. Damit hatte ich schon genug, womit ich arbeiten konnte. Selbst ein Anfänger der homöopathischen Behandlungsweise hätte das richtige Mittel erahnen können. Die Patientin erhielt also eine Gabe LYCOPODIUM C 30 und wurde angewiesen, in einer Woche wieder zu kommen. Spezielle Ernährungsratschläge gab ich ihr nicht. Ich hatte vor, mich damit bei ihrem nächsten Besuch näher zu befassen.

Ohne Krücken mit Lycopodium

Es vergingen einige Wochen, aber Mrs.B. tauchte nicht wieder auf! Nachdem sechs Wochen vergangen waren, wurde sie zufällig, von einer meiner Angestellten, ohne ihre Stöcke gesehen. „Man braucht Sie eigentlich gar nicht zu fragen, wie es Ihnen geht," sagte die Schwester, „Sie sehen bedeutend besser aus und können ja auch ohne Gehhilfen wieder aufrecht laufen." „Ja, ich kann schon wieder sehr gut gehen," erwiderte Mrs.B., „aber ich habe immer noch etwas Schmerzen in den Knien." Daraufhin wurde sie davon überzeugt, daß sie noch einmal zu einer zweiten Untersuchung kommen müsse. Dabei stellte ich dann fest, daß ihre Knie schon fast wieder einen normalen Umfang angenommen hatten. Sie waren nicht mehr gerötet und nur noch ein wenig steif. In den Gelenken bestand eine geringfügige Sperre. Ich versicherte ihr dann, daß sich alles ganz wunderbar entwickle, sogar noch besser, als ich gehofft hatte und sie tatsächlich auf dem besten Wege war, wieder völlig gesund zu werden. Dann erhielt sie eine weitere Gabe LYCOPODIUM C 30.

. . . wird doch geheilt!

Die Arme, sie war so erstaunt, daß sie kaum Worte dafür finden konnte. „Aber der Arzt im Krankenhaus hat mir gesagt, bei mir könne keine Besserung mehr erreicht werden," wiederholte sie immer wieder, „er konnte mir überhaupt nicht mehr helfen!" Und nun konnte sie, nach nur sechs Wochen, wieder ohne künstliche Hilfsmittel aufrecht gehen – geblieben waren nur ganz leichte Schmerzen und eine geringe Sperre der Gelenke.

Ein paar Wochen weiter würde auch das verschwunden sein. Da die Arthritis noch nicht lange bestanden hatte, war es hier natürlich noch nicht zu Mißbildungen an den Knochen gekommen. Dennoch – man kann es nicht genug betonen – sie wurde als unheilbar angesehen!

Trotzdem konnte die Patientin, zwei Tage nach Beginn der homöopathischen Behandlung, ihre Krückstöcke fortwerfen und ohne fremde Hilfe alleine aufrecht gehen.

Das sollte einem sicherlich zu denken geben. Jemandem, der die homöopathische Medizin studieren will, erscheint es bestimmt lohnenswert, ein Heilverfahren zu erlernen, das so tiefgreifende Wirkungen erzielt. Besonders, wenn es, wie in diesem Fall, mit keinerlei Anstrengungen seitens des Patienten verbunden und nicht nur nach außen getragener leerer Schein ist.

Homöopathische Notfallbehandlung

„Unfälle kommen in den besten Familien vor," man kann noch so vorsichig sein, Stürze und Unfälle passieren einfach. Jeder von uns kann einmal ernsthaft verletzt werden.

Jeder, der sich schon einmal gefragt hat, ob etwas dran ist an dieser Lehre von der Regel „Ähnliches wird durch Ähnliches geheilt", kann den Wert der homöopathischen Behandlungsweise selbst ausprobieren.

Hautverbrennungen durch Jodtinktur

Die übliche Empfehlung lautet: auf verletzte Hautpartien ist, um eine bakterielle Infektion zu vermeiden, Jod aufzutragen; bei einer schweren Verletzung mit Schock wird Morphium subkutan (=unter die Haut) gegeben, um den Schmerz auszulöschen und um einem Schock vorzubeugen und entgegenzuwirken. Die Homöopathie kann dazu eine wesentlich angenehmere Alternative anbieten, so daß man nicht mehr warten muß, bis man Morphium bekommen kann. Selbst Jod wird nicht mehr benötigt, zumal ich immer wieder bei empfindlicher Haut schwere Verbrennungen beobachten konnte.

Arnica - das Morphium der Homöopathen

Die homöopathische Behandlung sieht so aus: äußerlich wird ARNICA in einer schwach wässrigen Lösung auf die betreffende Stelle aufgetragen und zusätzlich innerlich eingenommen. Wenn Sie noch nicht ganz sicher sind, ob es auch tatsächlich wirkt, dann probieren Sie es doch einmal in der 3. Dezimalpotenz aus. Sie werden angenehm überrascht sein, wie schnell es die Schmerzen selbst bei ernsthaften Verletzungen beseitigt und wie es einem Schock entgegenwirkt. Viele Patienten glaubten, sie hätten Morphium bekommen, dabei hatte es sich lediglich um potenziertes ARNICA gehandelt, was so wohltuend und schnell gewirkt hatte. Es hinterließ keinerlei Nebenwirkungen oder das Verlangen nach zusätzlichen Morphiumgaben. Viele Fälle von Morphiumsucht lassen sich zurückverfolgen auf diese eine erste Gabe, die ein wohlmeinender Arzt zur Erleichterung und Linderung von Schmerzen verabreicht hatte.

„ARNICA ist doch nur ein altes Hausmittel", haben Skeptiker behauptet – und werden es wahrscheinlich auch in Zukunft behaupten, „genausogut kann man kaltes Wasser über die verletzte Stelle laufen lassen: es wird das gleiche bewirken. ARNICA hat keine medizinische Wirkung, das kalte Wasser allein verschafft Erleichterung!"

Sollen die Skeptiker doch in ihrem Unglauben verharren! Ich jedenfalls habe, durch Erfahrung und eigenes Erleben, sowohl bei anderen, als auch bei mir selbst, die ausgezeichnete, schmerzstillende Wirkung von ARNICA bei Verletzungen kennengelernt.

Ein älterer Mann, er war schon Rentner, hatte mit seinen Freunden einen feucht-fröhlichen Abend im örtlichen Wirtshaus verbracht. Nachdem das Lokal geschlossen hatte, machte er sich, aus vollem Halse rauh und fröhlich singend, torkelnderweise auf den Heimweg. Dann wurde ihm die Begegnung mit einem Kantstein zum Verhängnis; er ging zu Boden und wurde bewußtlos und mit einer tiefen Kopfwunde nach Hause gebracht. Ich war mir zwar nicht ganz sicher, ob die Bewußtlosigkeit vom Alkohol oder von einer Gehirnerschütterung herrührte, aber da ich wußte, wie streitsüchtig Betrunkene sein können, ließ ich diese Frage auf sich beruhen. Ich säuberte also seinen Kopf, besah mir das Ausmaß der Verletzung und nähte sie mit vier Stichen, ohne daß er davon wach wurde. Sein Sohn, der Fahrer eines Rettungswagens war, wollte den lebenslustigen Tunichtgut am liebsten ins Krankenhaus bringen, für den Fall, daß das Gehirn doch schwerere Verletzungen davongetragen haben sollte. Inzwischen verabreichte ich eine Gabe ARNICA. Während ich mich noch mit der Familie darüber unterhielt, ob es ratsam sei, einen Krankenwagen zu rufen, bewegte sich der alte Herr – es waren erst weniger als fünf Minuten seit der Gabe vergangen – schlug die Augen auf und fragte, was denn bloß mit ihm passiert sei. Diese eine Gabe ARNICA hatte geschafft, was weder das Waschen, Nähen und Verbinden der Wunde noch das ins Bett Bringen erreichen konnten – sie hatte ihn geweckt und wachgerüttelt. Nachdem sein Puls wieder kräftiger und regelmäßiger geworden war, konnte er bei seiner Familie bleiben und bekam die viertelstündlliche Einnahme von ARNICA verordnet.

Am nächsten Morgen traf ich einen sehr ernüchterten, alten Mann an, der sich auf dem Wege der Besserung befand. Es traten keinerlei Komplikationen auf. Nach ein paar Tagen wurden die Nähte gezogen und seine Gesundheit war wieder vollkommen hergestellt.

Nun werde ich von einigen, an mir selbst gemachten, Erfahrungen berichten.

Bei den Arbeiten zur Anlage eines Steingartens, rollte mir einmal ein Stein von meinem selbst angefertigtem Karren. Er fiel genau auf meinen Finger und zerquetschte ihn. Der Schmerz war so stark, daß mir kalter Schweiß das Gesicht hinunterlief. Ich fühlte mich schreckensbleich und sah auch so aus. Ich glaube, ich war noch nie so nahe daran gewesen, in Ohnmacht zu fallen, wie bei diesem Zwischenfall. Ich ließ kaltes Leitungswasser über die Hand laufen, aber der Schmerz blieb genauso stark wie vorher. Dann hielt ich die Hand in kaltes ARNICA-Wasser und nahm ARNICA C 30 ein. Schon nach unglaublich kurzer Zeit verspürte ich Erleichterung. Der kalte Schweiß und der Schmerz hörten auf. Ich machte mir einen ARNICA Umschlag und nahme alle vier Stunden ARNICA ein. Ich brauchte mir keine weiteren Sorgen mehr zu machen, der Schmerz kehrte nicht wieder zurück. Obwohl sich der Nagel blau-schwarz verfärbte und auch noch einige Tage lang so aussah, blieb er mir dennoch erhalten!

Ein anderes Mal rutschte ich aus und schlug mit dem Kopf gegen eine Steinmauer. Ich sah Sterne und war eine ganze Zeitlang richtig benommen. Erst nach einer dreiviertel Stunde war ich wieder zu Hause. Inzwischen war an meiner Schläfe eine schöne, eiförmige Beule mit vergrößerten Blutgefäßen entstanden. Außerdem war die Haut abgeschürft, und mein Kopf schmerzte ganz fürchterlich! Ich benutzte kein Jod, sondern nahm nur innerlich etwas ARNICA ein, woraufhin ich voller Interesse beobachten konnte, wie sich die Schwellung an meinem Kopf zurückbildete! Innerhalb einer Stunde war sie verschwunden. Am nächsten Morgen war nicht einmal ein blauer Fleck davon zurückgeblieben. Ich war heilfroh, daß mir die Peinlichkeit, mit einem blauen Auge und einer Beule auf der Stirn herumlaufen zu müssen, auf diese Weise erspart worden war.

Die Anwendung von ARNICA hat sich bei den verschiedensten Notfällen als richtig und nützlich erwiesen: ob bei Brüchen und Verrenkungen oder Autounfällen; niemals läßt es einen im Stich, unverzüglich tritt die Erleichterung ein. Ein warnender Hinweis ist allerdings noch nötig: tragen Sie äußerlich kein unverdünntes ARNICA auf. Es kann dadurch ein Hautausschlag, eine unangenehme Dermatitis, ähnlich einem Erysipel (=Wundrose), ausgelöst werden. Deshalb sollte man bei Blutergüssen eine verdünnte ARNICA-Lotion verwenden. Wenn die Haut abgeschürft ist, so wird ein Umschlag gemacht, der mit einer Lotion (*) der Heilpflanze CALENDULA getränkt ist. Es wirkt wesentlich sanfter und zuverlässiger als starke antiseptische Mittel.

Dr. Petrie Hoyle, der sich leidenschaftlich für die Anerkennung der Homöopathie einsetzte, benutzte im 1. Weltkrieg in seinem

* Lotion = (engl.) deutsches Wort Lotio, Schüttelmixtur für äußere Anwendungen, in England viel verwendet, in Deutschland werden meist Salben verwendet.

Calendula

Lazarett nahe der Front, fast ausschließlich CALENDULA-Umschläge zum Verbinden selbst der schmutzigsten Wunden. Ein inspizierender Stabsoffizier lobte ihn für den sauberen Zustand der Wunden, sowie für das Fehlen jeglicher unangenehmer Gerüche auf den Stationen. Besonderes Lob erhielt er auch dafür, wie rasch die Soldaten das Lazarett wieder verlassen konnten und wie schnell ihre septischen Wunden wieder geheilt waren. Ich glaube, es gab unter den Patienten keinen einzigen tödlich verlaufenden Fall von Gasbrand.

... als Antiseptikum

Ursächlich verantwortlich dafür war allein die Anwendung der CALENDULA-Lotion und der angezeigten homöopathischen Mittel. Bei eiternden Wunden wurden keine anderen Antiseptika benutzt.

Diese Heilerfolge beweisen wiederum die Gültigkeit der Ähnlichkeitsregel, selbst im Bereich der chirugischen Medizin.

Ein Freund Hahnemanns, namens Dr. Franz, nahm wiederholte Gaben von CALENDULA OFFICINALIS (Ringelblume) ein. Diese CALENDULA Gaben beeinflußten eine Narbe, die von einer alten Verletzung herrührte, so, daß sie aufbrach und wund wurde. Außerdem fing der Proband an zu frösteln und bekam Fieber. Dr. Franz zog daraus die Schlußfolgerung, daß, wenn CALENDULA in großen Gaben eingenommen Eiterungen an Wunden hervorrief, es in kleinen Gaben eiternde Wunden heilen würde!

Darauf beruhten letztendlich die Heilungserfolge, die Dr. Hoyle in dem französischen Kriegslazarett erzielen konnte.

... und in der Geburtshilfe

Ich habe CALENDULA-Lotion sogar verwendet, wenn ich bei Geburten ein eingerissenes Perineum (=Damm) nähen mußte und habe das nicht bereut. Ich stellte dabei fest, daß ein gerissenes Perineum, das mit CALENDULA-Spray behandelt wurde, wesentlich sauberer und schneller abheilte, als ich jemals zuvor beobachten konnte. Selbst das stärkste Antiseptikum konnte keine so wirkungsvolle und schnelle Heilung erreichen. Ein anschließender Temperaturanstieg trat nicht auf!

Bei der Behandlung von Verletzungen, Wunden und Eiterungen würde ich mich immer auf CALENDULA-, ARNICA- und HYPERICUM-Lösungen verlassen. Sie sind allen Quecksilber- und Karbollösungen, sowie anderen Antiseptika, die konventionell behandelnde Ärzte verwenden, vorzuziehen.

Ich berufe mich gerne auf den amerikanischen Chirurgen Carleton, der ein hervorragendes, praxisnahes Buch über *„Homöopathie in der Medizin und Chirurgie“* geschrieben hat, um für die Anwendung von CALENDULA in der Geburtshilfe und

Gynäkologie zu plädieren. Er verwendete es bei der Mehrzahl seiner gynäkologischen Behandlungen. Aufgrund dieser Behandlungsweise erwartete und bekam er es nie mit Fällen von Sepsis zu tun. Es bedeutet wirklich eine große Erleichterung, wenn man mit solch sanften Mitteln wie CALENDULA und HYPERICUM behandeln kann. Auch die Hände werden davon nicht, wie es bei Quecksilberlotionen und Lysol der Fall ist, in Mitleidenschaft gezogen.

Erste-Hilfe-Apotheke

Eine Erste-Hilfe-Apotheke sollte daher auf jeden Fall ARNICA als Tinktur und als Lotion (dickflüssige Salbe), sowie HYPERICUM, zur äußeren Anwendung enthalten. Für Fälle von Schock und Kollaps sollte ARNICA in Globuliform vorhanden sein. Mit CALENDULA-Lotion, direkt aufgetragen, können starke Blutungen rasch gestillt werden. Eine tierärztliche Krankenschwester berichtete von solch einem Heilungserfolg mit unverdünnter CALENDULA-Lotion, den sie bei vier Tage alten Welpen, denen der Schwanz kupiert worden war, erzielte.

Antisepsis (= Vernichtung von Krankheitskeimen mit chemischen Mitteln, besonders in Wunden) wird zumeist überbewertet. Achten Sie auf Asepsis (=keimfreie Wundbehandlung) und äußerste Sauberkeit. Verwenden Sie die Tinkturen und Lotionen aus den verschiedenen Heilkräutern immer zusammen mit dem jeweiligen Heilmittel, wie z.B. ARNICA. Auf diese Weise bekommen Sie die Richtigkeit
des homöopathischen Prinzips – *„Ähnliches heilt Ähnliches"* – ohne jeden Zweifel immer wieder bestätigt.

Praktische Erfahrungen mit Erster Hilfe

Mit den Jahren und zunehmender Erfahrung komme ich immer mehr zu der Überzeugung, daß der Krankheitsvorbeugung, besonders bei Unfällen und Verletzungen, ein hoher Stellenwert zukommt. Durch das richtige Wissen und die Anwendung homöopathischer Heilmittel, in Verbindung mit bewährten aseptischen pflanzlichen Lotionen, Tinkturen und Salben, kann die Zeit der Arbeitsunfähigkeit verkürzt und ein unnötig langes Leiden verhindert werden.

Dazu möchte ich gerne von einigen persönlichen Erfahrungen berichten. Viele Jahre lang arbeitete ich, sowohl in meiner eigenen Praxis als auch in meiner Eigenschaft als Amtsärztin in einer öffentlichen Gesundheitseinrichtung, mit homöopathischen Arzneien, die innerlich und äußerlich angewandt wurden. Ich merkte aber auch, daß das Pflegepersonal meist zu voreingenommen war, um meine Anweisungen auch dann noch auszuführen, wenn ich die Pfade konventioneller Behandlungsmethoden verließ. Ich habe während meines Berufslebens schon frühzeitig feststellen müssen, daß Schwestern und Pflegerinnen die Anordnungen der Belegärzte nur dann wirklich befolgten, wenn sie mit ihren eigenen Überzeugungen übereinstimmen. Wenn der Arzt oder Chirurg nicht persönlich darauf achtete, wurde die Hälfte der Instruktionen nicht ausgeführt.

Kriegserfahrungen

Dann kam der letzte Krieg (der I.Weltkrieg, Anm.d.Übers.) und mit ihm ein Wechsel des Pflegepersonals. Als erstes wurde meine Arbeit in der Ambulanz zunichte gemacht, mit einem einzigen Federstrich wurde alles beiseite gewischt.

Fast über Nacht wurden alle Kinder in sogenannte sichere Gebiete gebracht – sicher allerdings nur auf dem Papier. Damit wurde die Sicherheit der Familie und alle Familienbande zerstört. Einzelne Mitglieder von Familien aus den übervölkerten Städten wurden auf die nicht sehr begeisterte und widerstrebende Landbevölkerung verteilt. Ärzte, Rechtsanwälte und andere selbständig Berufstätige hatten plötzlich nichts mehr zu tun. Eine kleine Anzahl vernünftiger Eltern zog es allerdings vor, ihre Kinder bei sich zu behalten. Sie setzten sich über die selbstherrlichen, bürokratischen Anordnungen hinweg und nahmen lieber die Gefahr hypothetischer Bomben auf sich, als daß sie sich von ihren Lieben trennen ließen. Es kam dann auch tatsächlich zu Luftangriffen, allerdings hatten die deutschen Flieger nicht die Höflichkeit, zuerst in Whitehall anzufragen, welches denn nun Sicherheitsgebiete und welches Gefahrenzonen waren. Sie verteilten ihre gefährlichen Geschosse einfach, wo sie wollten, in einsamen Landstrichen genauso wie in dicht besiedelten Städten. Nachdem eine Zeitlang die Schulen ganz geschlossen gewesen waren, waren die zuständigen Behörden gezwungen, wegen der in den Städten gebliebenen und nun in den Straßen herumstreunenden Kinder,einige Schulen wieder zu öffnen, genauso wie einige Krankenhäuser. Das Klinikpersonal bestand nun aus einer ausgebildeten Krankenschwester und einem Hauswart. Beide erwiesen sich als überaus wertvoll. Die Schwester war wie ein Fels in der Brandung, ein Muster an Verläßlichkeit. Sie war nicht nur bereit, sondern auch äußerst bemüht alle Anordnungen bis aufs Wort genau auszuführen. Es war fast das erste Mal, daß ich auf eine derartige Bereitwilligkeit zur Zusammenarbeit stieß. Die Antiseptika rangierten wir aus und beschlossen, eine Zeitlang nur Kräutertinkturen, -lotionen und -salben zu benutzen. Vor allen Dingen aber wollten wir gründliche Versuche mit homöopathischen Heilmitteln starten. Wir konnten jederzeit die üblichen Wege der Behandlung beschreiten, falls die pflanzlichen Mittel nicht besser helfen würden, als die bisher angewandten, konventionellen Methoden. Wir mußten es allerdings nie. Zu unserer großen Genugtuung konnten wir in viereinhalb Jahren beweisen, daß die homöopathische Behandlungsweise schneller, sauberer, weniger schmerzhaft – kurz gesagt, einfach erfolgreicher wirkt, als die anerkannten, konventionellen Behandlungsmethoden. Dies habe ich mit einer ungeheuer großen Zahl von Fällen bewiesen. Die unterschiedlichsten Krankheitsfälle, die bei konventioneller, antiseptischer Behandlung mehrere Wochen zur Genesung brauchten, erholten sich nun in genausoviel Tagen wie es vorher Wochen waren. Mit der zunehmenden Zahl von Kindern, die wieder in ihre gewohnte Umgebung zurückkehren durften, vergrößerte sich natürlich auch wieder unser Personal.

4 1/2 Jahre Kriegseinsatz bewiesen: Homöopathie ist wesentlich wirksamer als Allopathie

Es gab wieder mehr Arbeit und die Erfolge der homöopathischen Heilmittel haben doch eine Reihe von den, in den üblichen Krankenhäusern ausgebildeten, Krankenschwestern überzeugt.

Den Kindern selbst scheinen unsere Behandlungsmethoden im großen und ganzen zu gefallen, denn sie kommen regelmäßig und sind richtiggehend enttäuscht, wenn sie einmal nicht ihre kleinen, süßen Kügelchen bekommen. Sie schleppen ganze Horden von Freunden und Spielkameraden zur Behandlung an. Der Versuch ist also genauso erfolgreich verlaufen, wie ich es mir erhofft hatte.

Erysipelartige Vergiftungserscheinungen durch Arnica

ARNICA, in potenzierter Form, wird immer dann gegeben, wenn zu uns ein Kind kommt, das an den Folgen einer Verletzung, eines Sturzes, Schlages, Schnittes usw. leidet. Es wird selbst bei Gehirnerschütterung, Quetschungen, Verstauchungen, Zerrungen usw. eingesetzt, wobei es keine Rolle spielt, ob es sich um einen leichten oder schweren Fall handelt. Alle erhalten eine Gabe ARNICA, die bei einem schwerwiegenden Fall eventuell alle halbe Stunde wiederholt werden muß, während eine leichtere Verletzung nur eine Gabe in vierundzwanzig Stunden benötigt. Immer wieder ist es beeindruckend, in welch kurzer Zeit sich damit Schwellungen zurückbilden, Schmerzen gestillt werden und wie die Dauer eines Schocks oder einer Bewußtlosigkeit verkürzt werden kann. ARNICA Urtinktur 1:25, das heißt im Verhältnis von einem Tropfen auf 25 Tropfen Wasser, wird mit Hilfe eines äußeren Umschlags angewandt, vorausgesetzt, die Haut ist nicht aufgerissen oder abgeschürft, denn sonst wird ARNICA absorbiert, und es besteht die Gefahr einer ARNICA-Vergiftung, die einem Erysipel ähnelt. In Fällen, wo die Haut verletzt wurde, wird daher üblicherweise CALENDULA, in gleicher Verdünnung wie ARNICA, benutzt. Es hilft außergewöhnlich schnell, schneller als normalerweise angewandte heiße Umschläge. Es verhindert Sepsis; warum das so ist, weiß ich auch noch nicht ganz genau. Tatsache ist, daß es wirkt, jedenfalls solange sich nicht ein Elternteil, der etwas Ahnung von Erster Hilfe hat, einmischt und beschließt, den vom Krankenhaus angelegten Umschlag wieder zu entfernen, um sein eigenes, spezielles Antiseptikum aufzutragen. In so einem Fall würde die Wunde dann anfangen zu eitern. Bei einigen von diesem Stamme der „Allwissenden" mußte ich mich wirklich unbeliebt machen, um sie dazu zu bringen, ihre Einmischungsspielchen in unsere Behandlung zu unterlassen. Ich betone noch einmal, daß in dem Krankenhaus kein Jod, kein Lysol oder ähnliche Antiseptika und keine heißen Umschläge mit Borax mehr verwendet wurden. Selbstverständlich wurden auch keine Spritzen gegen Tetanus mehr gegeben. Es wurde lediglich reines, normalerweise nicht abgekochtes Wasser, mit einigen Tropfen ARNICA, HYPERICUM oder CALENDULA Tinktur benutzt. HYPERICUM Tinktur wurde dann verordnet, wenn eine Wunde oder Entzündung schon septisch geworden war.

Homöopathie im Krankenhaus

Keine Spritzen gegen Tetanus

Der Stadtteil, in dem wir arbeiteten, wurde heftig bombardiert. Gesteinstrümmer und Schutt waren in großer Menge vorhanden. Schmutzige Ziegelsteine, Steine und Staub lagen überall herum, so daß man hier eine ideale Brutstätte für septische Keime und

Tetanuserreger vermuten konnte. Dennoch traten im Zuge unserer revolutionären Methode, die ja einen krassen Gegensatz zu der geltenden, streng antiseptischen Behandlungsweise darstellte, weder Tetanus noch Sepsis auf. Für die hoffnungsvolle Jugend bildeten die weiten, offenen Flächen mit Hügeln aus Ziegelsteinen, Steinen und verbogenem Eisen sowie gähnenden Bombenkratern, aufregende Spielplätze. Sie ahmten ihre Väter und älteren Brüder nach, indem sie sich Scheingefechte lieferten. Anstelle von Gewehren verwandten sie Ziegelsteine und Steine. Oftmals recht schwere Verletzungen waren dann die Folge. Sofern sie sofort zu uns kamen, folgte dennoch keine Sepsis. Mit HYPERICUM, örtlich aufgetragen, zusammen mit potenziertem HYPERICUM innerlich, heilten selbst infizierte Wunden schnell ab. Auch Verletzungen in oder dicht an den Augen, Quetschungen oder ähnliches, heilten rasch, wenn ARNICA innerlich und CALENDULA äußerlich angewandt wurden, sogar dann, wenn die Augen ganz zugeschwollen waren und die Konjunktiva (=Bindehaut) zuerst blutunterlaufen war. Auf jeden Fall ist bei diesen Verletzungen niemals ein Katarakt (=grauer Star) als Folge aufgetreten. Von einem meiner Mitarbeiter, der einmal in einer nahe gelegenen Augenklinik tätig gewesen war, erfuhr ich, daß bei ähnlichen Fällen, die dort behandelt worden waren, Katarakte als häufige Komplikation auftraten. Ich selbst und auch meine Krankenschwestern haben beobachten können, wie riesige Blutergüße innerhalb weniger Stunden verschwanden, so als hätten sie nie existiert und ohne eine Spur zu hinterlassen, nachdem ARNICA innerlich und äußerlich gegeben worden war. Wenn dies mit Schwellungen passiert, die man äußerlich sehen und fühlen kann, dann sollte es genauso am Augapfel oder im Inneren der Augenhöhlen möglich sein. Auf jeden Fall bleibt es eine Tatsache, daß sich in diesen Fällen kein Katarakt entwickelte, denn ich habe die erkrankten Kinder und ihre Augen über Monate hinweg untersucht und beobachtet.

Prophylaxe vor grauem Star nach Augenverletzung

Es ist bedauerlich, daß wir derzeit nicht dafür eingerichtet sind, Knochenbrüche zu behandeln, denn wir besitzen nicht den zur Bestätigung der Diagnose notwendigen Röntgenapparat. Diese Fälle werden also ins Krankenhaus geschickt, nachdem sie vorher zwecks Linderung von Schmerzen und Schock eine Gabe ARNICA erhalten haben. In meiner Privatpraxis gehe ich so vor, daß ich, nachdem eine Röntgenaufnahme gemacht wurde, immer dann eine Gabe ARNICA gebe, wenn es angebracht ist. Einem eventuellen Bluterguß wird mit einer leichten Seifen- und Wassermassage vorgebeugt. Nachdem der Bruch gerichtet ist, wird dann eine

Knochenbrüche

Haltevorrichtung, entweder Schiene oder Bandage, angebracht. Mit einer täglichen, leichten, oberflächlichen Massage und später ultravioletter Bestrahlung, sowie passiven und aktiven Bewegungen der Muskeln, heilt der Bruch dann schnell. Zu solchen Begleiterscheinungen wie Temperaturanstieg oder erhöhter Pulsfrequenz kommt es nicht. Der Patient kann gut schlafen; Schmerzen und Schock beruhigen sich sehr schnell durch wiederholte Gaben von ARNICA. Um das Zusammenwachsen des Knochens zu beschleunigen, wird nach einigen Tagen potenziertes SYMPHYTUM verschrieben. Ein mehrfacher Bruch des Olecranum (=Ellbogen) wurde auf diese Weise behandelt. Nach vier Wochen hatte das verletzte Ellbogengelenk praktisch wieder seine volle Beweglichkeit erlangt. Ein Chirurg, mit dem Rücksprache gehalten worden war, konnte dies jedenfalls bestätigen. Der Einsatz von Morphium war zu keiner Zeit nötig gewesen.

Arnica heilt Verrenkungen, Verstauchungen und Bänderriß

Verrenkungen und Verstauchungen wurden örtlich mit ARNICA behandelt, nachdem eine Linderung durch täglich wiederholte, leichte Seifen- und Wassermassagen erreicht wurde. Wenn es angezeigt war, gab ich anfangs alle vier Stunden potenziertes ARNICA. Ein ziemlich stark verstauchtes Fußgelenk mit gerissenen Bändern heilte auf diese Weise innerhalb einer Woche, so daß der Patient wieder ohne dieses verunstaltete, dicke Fußgelenk und ohne zu hinken herumlaufen konnte. Bei weniger schweren Fällen ging die Wiederherstellung manchmal noch wesentlich schneller vonstatten. Wenn Prellungen und Quetschungen auch nach ein bis zwei Tagen noch vorhanden waren, so wurde ARNICA abgesetzt und stattdessen potenziertes LEDUM alle vier Stunden gegeben. In wenigen Tagen – das Maximum waren 3-5 Tage – waren dann Schwellungen und Verfärbungen verschwunden.

Ledum bei hartnäckigen Blutergüssen

Ein Kind war von einem fahrenden Zug aus auf den Bahnsteig gesprungen und hatte sich dabei die kleinen Knochen des Fußes verletzt. Beim Röntgen drei Tage später wurde dann ein Bruch festgestellt. Die Eltern gaben daraufhin unverzüglich ARNICA und trugen ARNICA auch äußerlich auf. Die ortsansässige Ärztin war damit überhaupt nicht einverstanden und verschrieb stattdessen Bleilotion. Die Eltern riefen bei mir an, und ich verordnete LEDUM C 6, alle vier Stunden. Als die Allgemeinärztin zwei Tage später bei der Röntgenuntersuchung den Verband abnahm, stellte sie ganz überrascht fest, daß der Fuß überhaupt nicht mehr geschwollen und verfärbt war und nicht mehr schmerzte. Alles, was sie dazu zu sagen hatte, war: „Da hast Du aber wirklich Glück, daß Du es so schnell überstanden hast."

Ein junger Landwirt hatte sich beim Düngen die Zinken seiner Mistgabel durch die weichen Teile der Augenbraue und fast durch die Nase gestoßen. Er stand unter Schock und war aufgrund der starken Schwellung fast blind. Seine Verwandten gaben ihm erst einmal sofort ARNICA. Dann riefen sie mich an, und ich verordnete potenziertes LEDUM sowie zur äußeren Anwendung CALENDULA Lotion und empfahl Bettruhe. Nach 36 Stunden ging es ihm wieder gut. Die Wunde war ohne irgenwelche Anzeichen von Sepsis verheilt. Es trat auch kein nachfolgender Tetanus ein, obwohl die Mistgabel stark mit Dünger verschmutzt gewesen war, und Tetanusviren für gewöhnlich gerade in stark gedüngten Böden zu finden sind. Schon frühe Homöopathen empfahlen LEDUM als prophylaktisches Mittel gegen Tetanus. Die meisten Ärzte allerdings, selbst die homöopathisch orientierten, scheinen eine Impfung gegen Tetanus vorzuziehen, wahrscheinlich um doppelt sicher zu gehen. Warum bloß? In die homöopathischen Potenzen und Mittel können Sie vollstes Vertrauen haben. Krankheitserreger haben heute keine stärkere Wirkung, als sie vor 60 oder 70 Jahren hatten. Selbst bei den am meisten gefürchteten Bazillen bewährt sich bis heute das homöopathische Gesetz.

Tetanusprophylaxe mit Ledum

Bei einer Fleischwunde der äußeren Hautstrukturen, mit gerissener Haut und tiefen Abschürfungen, die bis in die subkutanen Gewebe reichen, werden zuerst zwei oder drei Gaben ARNICA gegeben, um dem Schock entgegenzuwirken. Dann wird äußerlich ein Verband mit HYPERICUM, 1:10, später 1:25 verdünnt, angelegt. Dieser Verband wird nicht wieder abgenommen. Er wird immer dann mit verdünntem HYPERICUM befeuchtet, wenn er sich trocken anfühlt. Man wird feststellen, daß sich gar keine oder nur in sehr geringem Maße Sepsis entwickelt. Das die Wunde umgebende Gewebe wird schon nach wenigen Stunden nicht mehr entzündet sein. Das verletzte Gewebe selbst wird innnerhalb weniger Tage abheilen. Mit HYPERICUM konnte ich selbst bei schweren und tiefgehenden Verletzungen einen raschen Heilungserfolg erzielen. Mit den anerkannten, konventioncllen Behandlungsmethoden, die ich jahrelang sehr gewissenhaft anwandte, brauchten die gleichen, schweren Verletzungen mehrere Wochen, um abzuheilen.

Homöopathie in russischen Militärlazaretten

Wie ich aus glaubwürdiger Quelle erfahren habe, arbeiten die russischen Militärärzte in ihren fortschrittlichen Feldlazaretten fast ausschließlich mit homöopathischen Behandlungsmethoden. Ihre Heilungsrate ist außergewöhnlich hoch. Anstatt nach Wochen kehren ihre Patienten schon nach wenigen Tagen wieder an die Front zurück. Eine homöopathische Behandlung geht so einfach und schmerzlos vor sich. Heilungserfolge treten unglaublich rasch ein, wesentlich schneller als bei den modernen Methoden mit Sulfonamiden und Penicillin. Außerdem braucht man keinerlei ernsthafte, konstitutionelle Störungen oder Nebenwirkungen im Anschluß zu befürchten. Einige Ärzte warnen schon vor dem ausschließlichen Gebrauch von Sulfonamiden in Form von Pasten und Salben bei septischen Wunden. Wie lange wird es noch dauern, bis auch das Penicillin verdrängt ist?

Verbrennungen 1. und 2. Grades: Urtica urens

Auch Verbrennungen kann man sehr gut homöopathisch behandeln. Bei Verbrennungen 1. und 2. Grades wird URTICA URENS in der 12. oder 30.Potenz für die akuten, quälenden Schmerzen gegeben. Ich habe einige Male die Zeit mit der Uhr gestoppt und dabei festgestellt, daß der Schmerz bereits nach ungefähr sieben Minuten ganz sicher nachläßt. Immer wenn es nötig ist, wird das Mittel erneut gegeben. Das kann nach einer halben, nach einer oder nach zwei bis vier Stunden sein, oder auch noch seltener, eben immer dann, wenn die Schmerzen wieder aufflammen. Äußerlich wird URTICA URENS (1 zu 10 oder 1 zu 25, wie bei allen Kräuterlotionen) auf Gazeverbände gegeben, mit denen dann die gesamte Fläche der Verbrennung bedeckt wird. Sobald der Verband trocken erscheint, wird die Gaze erneut mit URTICA URENS Wasser befeuchtet. Darüber wird erst Baumwollwatte und dann ein Verband angelegt. Normalerweise kann dem Patienten selbst zugetraut werden, daß er die Lotion aufträgt, sobald er den Verband als unangenehm empfindet. Schock und Schmerzen lassen schnell nach. Selbst bei ausgedehnten Verbrennungen benötigt der Heilungsprozeß nicht mehr als ein paar Tage.

3. Grades Caustisum

Bei Verbrennungen 3. Grades habe ich CAUSTICUM in der 6., 12. oder 30. Potenz angewandt. Auch dieses Mittel wird immer dann wiederholt, wenn die Schmerzen wieder auftreten. Eine Erleichterung der Schmerzen konnte rasch erreicht werden, normalerweise nach sieben bis zehn Minuten. Äußerlich wird HYPERICUM Wasser (1 zu 10) aufgetragen. Der Verband sollte nicht unnötig oft aufgemacht werden. Sobald er sich trocken anfühlt, sollte er aber befeuchtet werden. Die Heilung erfolgt in viel kürzerer Zeit, als es unter konventioneller Behandlung möglich ist. Vor ein oder zwei Jahren hatte ich einen Jungen in Behandlung, der eine umfassende Verbrennung 3. Grades am rechten Bein und am Abdomen (=Bauch) hatte. Die Eltern hatten das rechte Bein schon bevor ich kam mit einer Gerbsäurepaste behandelt. Die Verbrennung am Bauch hatten sie übersehen. Ich behandelte sie mit HYPERICUM Lotion. An dem mit Gerbsäurepaste behandelten Bein machte ich bis zum nächsten Tag erst einmal nichts. Dann ging ich auch hier zu HYPERICUM über. Die Brandwunde am Bauch war in vierundzwanzig Stunden fast abgeheilt. Die Wunde auf dem Oberschenkel brauchte fast vier Wochen dazu! Mit Hilfe von CAUSTICUM 30 konnte der Schmerz beseitigt und ein brüllendes, schreiendes Kind in ein friedliches verwandelt werden. In weniger als zehn Minuten war es eingeschlafen. Der Heilungsprozeß am rechten Bein war durch die Gerbsäurepaste erheblich beeinträchtigt worden. Die einfachen pflanzlichen Lotionen wirken wesentlich intensiver und verursachen weniger Schmerzen und Leiden.

Schwerste Verbrennungen mit Nierenkomplikationen benötigen Cantharis

Bei ganz schweren Verbrennungen, besonders im Zusammenhang mit einer Niereninfektion mit Dysurie, mit Schmerzen beim Wasserlassen, Abgehen von Blut aus der Harnblase und schweren, körperlichen Störungen, wird CANTHARIS C 6, C 12 oder C 30 für schnelle Abhilfe sorgen. Es wird die Verbrennung in wesentlich kürzerer Zeit, als es konventionelle Methoden vollbringen könnten, heilen. Auch die Infektion der Nieren und der Blase wird in kurzer Zeit geheilt sein. CANTHARIS wirkt homöopathisch, bzw. wegen seiner Ähnlichkeit auf diesen Zustand ein. Bei einem gesunden Prüfer ruft es einen ähnlichen Zustand hervor: Störung des Urogenitaltraktes mit Schmerzen und häufigem Wasserlassen mit Blutabgang. Daher wird das Mittel den gleichen Zustand bei einem Kranken heilen. Ein Versuch wird Sie davon überzeugen. Ich selbst habe es immer wieder als wahr bestätigt bekommen.

Wenn nach diesen einfachen Regeln behandelt würde, dann könnten damit eine Menge tödlich verlaufender Fälle von schweren, großflächigen Verbrennungen mit physischem Schock verhindert werden.

Bei der Explosion einer Flasche reinen Lysols erlitt eine Krankenschwester schwere Verbrennungen im Gesicht und an den Augen. Äußerlich wurden Umschläge mit HYPERICUM gemacht. CAUSTICUM C 30 wurde stündlich verabreicht. Sobald Besserung einsetzte, wurde es dann seltener gegeben. Am nächsten Tag konnte sie schon wieder im OP mitarbeiten. Außer einer leichten Röte waren keine Spuren der Verbrennung in ihrem Gesicht zu sehen. An den Augen waren keinerlei Anzeichen irgendwelcher nachteiliger Folgen zu entdecken.

Mir fällt dazu ein ähnlicher Fall ein, der sich vor einigen Jahren ereignete. Damals verbrannte sich eine Kollegin von mir mit reinem Lysol den rechten Arm. Sie stand unter einem schweren Schock und war fast vierzehn Tage lang arbeitsunfähig. Der Arm selbst wies deutlich sichtbare Narben auf. Da ich mich noch lebhaft an diesen Fall erinnern konnte, war ich natürlich in großer Sorge, als ich den Zustand der Schwester aus der Ambulanz sah. Der von mir homöopathisch behandelte Fall war nach ein paar Stunden wieder in Ordung, obwohl hier viel empfindlichere oder lebenswichtigere Körperteile (Augen und Gesicht) betroffen waren. Der andere Fall, der von einem anerkannten Krankenhausarzt behandelt worden war, zog sich dagegen über mehrere Wochen hin. Darin besteht also der Unterschied zwischen der homöopathischen und der konventionellen Methode.

Ich möchte noch einmal deutlich machen, daß ich nur das weitergebe und lehre, was ich selbst erfahren habe. Es beruht weder auf Hörensagen, noch übertreibe ich dabei. Es handelt sich einfach nur um die ungeschminkte Wahrheit und um medizinisch bewiesene Tatsachen.

Gunpowder als Mittel zur Sepsis-Prophylaxe

Im Jahre 1915 schrieb Dr. Clarke eine wissenschaftliche Abhandlung über GUNPOWDER (=Schießpulver). Daraus stammt der folgende Auszug:

Roger Bacon, ein Mönch und Alchemist, entdeckte das schwarze Schießpulver. Wie viele andere Dinge kann es sowohl töten als auch heilen.

Es enthält Schwefel, Kohlenstoff und Salpeter. Eine Verbindung dieser drei sehr bekannten und wirksamen homöopathischen Mittel, stellt selbst ein Heilmittel von großer Wirkungskraft dar. Die Indianer Nordamerikas kennen es als ein Heilmittel gegen giftige Schlangenbisse.

Die Soldaten des vergangenen Jahrhunderts kannten dieses Heilmittel ebenfalls. Sie benutzten es bei bestimmten Arten von Eiterung. Sie verwendeten die reine Substanz, die sie dann teelöffelweise in heißem Wasser auflösten.

Man berichtet von einem Pfarrer im Osten Englands, dem auffiel, daß seine Schäfer immer wieder zu der Zeit an Blutvergiftung erkrankten, wenn den Schafen die von Fäule befallenen Hufe beschnitten wurden. Dann schwoll der Arm von den Fingerspitzen bis zu den Achselhöhlen an und wurde schwarz. Nur ein Schäfer blieb immer davon verschont. Er behandelte sich selbst mit schwarzem Schießpulver, das er mit Käse mischte und dann aufs Brot gestrichen aß. Normalerweise konnte ein Schäfer nach so einer schweren Blutvergiftung nicht mehr seinen Beruf ausüben und mußte sich nach einer neuen Tätigkeit umsehen. Der Pfarrer war von dieser vorbeugenden Maßnahme gegen Blutvergiftung so beeindruckt, daß er sein darüber gesammeltes Wissen an andere weitergab. Daraufhin gab es in diesem Dorf keine weiteren Fälle von Blutvergiftung mehr.

Die Hauptindikation für die Anwendung von Schießpulver ist also eine BLUTVERGIFTUNG. In kleinen Gaben, in Form der homöopathischen Verdünnungen wirkt es ganz ausgezeichnet. Es übt keine unmittelbar, keimabtötende Wirkung aus. Es wirkt, indem es die normale, antiseptische Wirkung des Blutes verstärkt und indem es die Immunität erhöht. Im gesunden Zustand zerstört lebendiges Blut die Krankheitserreger. Einige Menschen entgehen bei Epidemien aus diesem Grund der Ansteckung. Ihr Blut ist in der Lage, die angreifenden Krankheitserreger zu vernichten. Wie bereits an anderer Stelle erläutert wurde, verliert jede Substanz, die der stufenweisen Verdünnung zur Herstellung homöopathischer Arzneien unterzogen wird, ihre physikalischen Eigenschaften. Andererseits gewinnt sie die Eigenschaft, radioaktiv zu werden (s. S. 272). Die verdünnten Substanzen werden auf eine höhere Schwingungsebene gehoben und geben die Schwingungen an die Personen, die die Substanz einnehmen, weiter. Radium selbst hat die Fähigkeit, jede Substanz, die mit seinen Strahlen in Berührung kommt, strahlen zu lassen. So werden die radioaktiven Ausstrahlungen weitergegeben.

Antiseptika sind ziemlich gefährliche Mittel. Wenn man damit die Krankheitserreger in einer Wunde vernichten will, so müssen sie oftmals so konzentriert angewendet werden, daß dadurch andere lebende Körperzellen beschädigt werden. Die Lebenskraft des betreffenden Körperteils wird dadurch verringert. Aus diesem Grunde heilen manche Wunden selbst bei sorgfältigster, antiseptischer Behandlung nur sehr langsam. Daher ist es äußerst wichtig, die Vitalität und die Widerstandskraft des Blutes zu stärken, damit den Heerscharen angreifender Krankheitserreger Einhalt geboten werden kann. Dies kann am besten durch das richtig angezeigte Heilmittel bewirkt werden. Bei Blutvergiftung, septischen Schnittwunden und Entzündungen, septischen Ausschlägen usw. ist dieses Mittel GUNPOWDER, in der 3. Dezimalverdünnung, d.h. in Gaben von 1/1000 Gran (1 Gran = entspricht etwa dem Gewicht eines Sandkorns). So wirkt es schnell, zuverlässig und schmerzlos.

Nachdem der verletzte und septische Bereich sorgfältig mit abgekochtem Wasser und sauberer, sterilisierter Baumwollgaze gereinigt wurde, werden Umschläge mit einer Tinktur aus CALENDULA (Ringelblume) oder mit einer Tinktur aus HAMAMELIS (Virginische Zaubernuß) gemacht. Die Tinktur wird im Verhältnis von einem Teelöffel auf gut einen halben Liter hergestellt.

Herpes im Gesicht

Dr. Clarke machte selbst eine Prüfung mit schwarzem Schießpulver durch. Er nahm es in der D2 Potenz, das heißt in 1/1000 Gran Gaben. Dadurch wurde Herpes im Gesicht ausgelöst. Es zog sich bis zur rechten Seite der Nase und bis zur rechten Augenbraue hin. Wenn man also einen Fall von Herpes im Bereich der rechten Augenbraue und der Nase hat, so wird man ihn ganz sicher mit GUNPOWDER, in D3 oder D6 Verdünnung, heilen können.

GUNPOWDER D3 ist ein absolut zuverlässiges, für den häuslichen Gebrauch geeignetes, Heilmittel. Es sollte in der Öffentlichkeit viel bekannter sein. Bei Stürzen zugezogene Abschürfungen würden nicht septisch werden, wenn man die Wunde mit abgekochtem Wasser reinigen und anschließend zwei bis drei Tage lang drei oder viermal täglich eine Tablette GUNPOWDER geben würde. Auf diese Weise wirkt es prophylaktisch und schützt vor bösartigen Krankheitserregern. Diese Art der Behandlung ist wesentlich besser, als eine Behandlung mit hautversengender, starker Jodtinktur. GUNPOWDER D3, dreimal täglich gegeben, bewirkt auch eine schnelle Abheilung entzündeter Mückenstiche.

Entzündete Mückenstiche

Soweit also die Ausführungen von Dr.Clarke.

Ich selbst habe gemäß Dr.Clarkes Ratschlägen äußerst erfolgreich eine große Anzahl von geringfügigeren, septischen Verletzungen und Wunden bei Schulkindern behandelt.

Ich glaube nicht, daß GUNPOWDER jemals bei einer Frau als Testperson geprüft wurde. Eine Patientin berichtete mir von einer erstaunlichen Wirkung, die von GUNPOWDER hervorgerufen wurde. Sie hatte auf den Rat einer homöopathisch bewanderten Freundin hin, GUNPOWDER D3 eingenommen. Ich vermute, es war wegen einer kleineren, septischen Wunde. Ihr fiel auf, daß sich daraufhin der Monatsfluß verstärkte. Ihre Periode kam sonst eher spärlich und schmerzhaft. In dem Maße, in dem der Monatsfluß zunahm, nahmen die Schmerzen ab. Seitdem sie dies entdeckt hat, nimmt sie GUNPOWDER D3 regelmäßig zu Beginn jeder Monatsblutung ein. Es läßt sie konstant reichlicher fließen. Die Blutung kann als sehr spärlich bezeichnet werden. Sie fängt an, dann hört sie über einen Zeitraum von 12 Stunden wieder auf, danach setzt sie wieder ein. Durch GUNPOWDER D3 wird das zwölfstündige Aussetzen verhindert sowie eine Zunahme der Blutungsmenge erreicht. Die Patientin nahm es normalerweise alle zwei Stunden ein. Sobald sich Besserung abzeichnete, verlängerte sie die Abstände zwischen den Einnahmen.

Gunpowder fördert Periodenblutung

Man hat mir von etwas berichtet, was ich in diesem Zusammenhang ebenfalls sehr interessant fand. GUNPOWDER war in den Kreisen der unteren Einkommensschichten ein weitverbreitetes und bekanntes Abtreibungsmittel. Es wurde dafür natürlich in wesentlich größerer Dosis verwandt. GUNPOWDER hat also eine deutlich abstoßende Wirkung auf die Schleimhaut der Gebärmutter.

Schwarzes Schießpulver, in kleinsten Mengen innerlich eingenommen, kann nicht im Körper explodieren. Es kann also in diesem Zusammenhang nicht zu irgendwelchen unglückseligen Auswirkungen kommen.

Behandlung von Furunkulose

Mit Eiterbeule oder Furunkel wird die Nekrose (=Absterben von Zellen) eines kleines Teils der Haut und des Unterhautgewebes um einen entzündeten Haarbalg bezeichnet. Es fängt an mit einer harten, berührungsempfindlichen, entzündeten Stelle mit einem zentralen, nekrotischen Kern. Dieser bricht schließlich auf, Eiter fließt heraus, woraufhin sich der Propf oder Schorf auflöst. Sie treten meist auf unter den Achseln, auf den Unterarmen, dem Gesäß, im Gesicht, am Kinn und im Nacken, wo sich die Infektion durch einen scheuernden Kragen noch verlängern kann. Furunkel treten häufig mehrfach und wiederholt auf. Ein Karbunkel ist ein ausgedehnteres, infektiöses Gangrän (=absterbendes Gewebe) des Unterhautgewebes. Es wird verursacht durch eine örtliche Ausbreitung von eitererregenden Organismen. Der verbreitetste unter ihnen ist der Staphylococcus aureus. Es beginnt als harte, schmerzhafte Infiltration des Gewebes. Die darüberliegende Haut färbt sich rot und dunkel. Es verbreitet sich dann nach außen hin. Die harten Stellen in der Mitte werden weich und matschig. Die Haut läßt erkennen, daß sie dem Druck von innen nachgibt. Auf der Oberfläche bilden sich Bläschen und dann Pusteln, die der Reihe nach aufplatzen. Dabei wird ein aschgrauer Schorf abgestoßen. Nach und nach entstehen neue Öffnungen, die immer größer werden und ineinander überlaufen. Sie bilden zusammen eine große, unregelmäßig geformte Öffnung, auf deren Grund sich das nekrotische Gewebe befindet. Es bildet sich eine ausgedehnte Schorffläche, die sich allmählich ablöst und ein sauberes, granuliertes (= körnig zusammengeschrumpft) Geschwür zurückläßt. Karbunkel kommen häufig vor auf den Schultern, dem Rücken, den Pobacken und bei Männern im Nacken und in der Bartregion. Sie können bei asthenischen (= schlankwüchsig, schwach) Typen mit konstitutionellen Störungen auftreten. Besonders Karbunkel im Gesicht und an der Oberlippe können Pyämie (= herdbildende Form einer Allgemeininfektion des Körpers durch Eitererreger in der Blutbahn) oder Sepsis nach sich ziehen. Dies wird durch eine infektiöse Thrombose des Sinus cavernosus (= Geflecht venöser Hirnblutleiter) hervorgerufen. Die Infektionserreger sind Staphylococcus aureus, in selteneren Fällen auch Staphylococcus albus. Verstopfung, Nierenleiden und Diabetes begünstigen ein Entstehen der Infektion.

In den letzten drei Jahren habe ich eine neue Behandlungsmethode angewandt. Zuerst nur versuchsweise und zusammen mit dem üblichen, chirurgischen Verfahren und heißen Borwasser-Umschlägen. Sobald sich Eiter bildete, machte ich einen Schnitt. Doch bald stellte ich fest, daß man außer einem trockenen Verband nichts weiter benötigt. Die Furunkulose selbst konnte mit Hilfe eines ziemlich unbekannten Heilmittels, das aus einer kubanischen Spinne gewonnen wird, auf schnelle Art und Weise beseitigt werden. Diese Spinne, die Mygale Cubensis oder Kubanische Tarantel heißt und auch in Texas und South Carolina vorkommt, ist für eine Spinne relativ groß, mit einem haarigen, dunkelbraunen Körper. Ihr Biß selbst ist schmerzlos. Die gebissene Person merkt erst am nächsten Tag etwas davon. Dann sieht man einen entzündeten Pickel, der von einem scharlachroten Hof umgeben ist. Von diesem Pickel führt eine rote Linie, ähnlich wie Wundlauf aussehend, zu einem anderen Teil des Körpers. Diese Linie markiert den Weg, den die Spinne nach dem Biß über die Haut zurücklegt. Der Pickel schwillt an und der entzündete Hof breitet sich aus. Frost und Fieber treten, zusammen mit reichlichem Schweiß und manchmal auch Harnverhalten, auf. Der Pickel entwickelt sich zu einem harten, großen und äußerst schmerzhaften Abszeß. Schließlich entsteht daraus eine Nekrose der darüberliegenden Haut, mit mehreren, kleinen Öffnungen, die dicken Eiter absondern. Der Eiter enthält Teile von nekrotischem Zellgewebe, Faszien (=dünne, sehnenartige Muskelhaut) und Sehnen. Die Öffnungen wachsen, gehen ineinander über und bilden ein großes Loch. Zu diesem Zeitpunkt tritt dann auch Wechselfieber auf, das sich gegen Abend verschlimmert. Bei zarten und empfindlichen Kinder kann dieser Biß tödlich wirken. Die meisten Menschen erholen sich aber nach drei bis sechs Wochen wieder davon.

Tarantula cubensis

Auf den Spinnenbiß folgt ein Karbunkel mit mehr oder weniger starken, konstitutionellen Störungen. Folgt man nun der Denkrichtung, die ihre Behandlungsweise auf das Parazelsische Axiom (= Grundsatz) „Similia Similibus Curentur" oder „Ähnliches werde durch Ähnliches geheilt", gründet, so wird eine Substanz, die bei einem gesunden Menschen ein Karbunkel hervorruft, die durch andere Einflüsse entstandenen Eiterbeulen und Karbunkel heilen können. Vorausgesetzt, die Einnahme erfolgt in genügend kleinen Gaben. Einen sichtbaren Beweis für die „Ähnliche Substanzen heilen Krankheiten"-Theorie zu finden, ist nicht immer leicht. Normalerweise sind die Symptome, die ein Mittel hervorruft, subjektiv und individuell verschieden. Man könnte behaupten, daß sie nur auf Einbildung beruhen und sie deshalb als indiskutabel verhöhnen. Ein Furunkel jedoch, das sich nach dem Biß der Kubanischen Spinne entwickelt, ist objektiv vorhanden. Wenn also TARANTULA, in genügend kleinen Gaben, ein Furunkel beseitigt oder heilt, so wäre das ein eindeutiger Beweis für die Richtigkeit des Grundsatzes „Ähnliches wird durch Ähnliches geheilt".

Die folgenden klinischen Fälle werden dies verdeutlichen:

Sechs Fälle von Tarantula cubensis

1. Miss A.B., eine 21 Jahre alte Erzieherin, die ansonsten gesund war, litt unter einem mandarinengroßen Furunkel in ihrer linken Fossa cubitalis (=Ellenbeuge). Es hatte sich im Verlauf mehrerer Tage allmählich entwickelt. Da es fluktuierte, wurde es unter örtlicher Anwendung von Äthylchlorid aufgeschnitten und ein heißer Umschlag gemacht. Dann wurde unverzüglich TARANTULA CUBENSIS C30 gegeben. Das Mittel sollte dreimal täglich wiederholt werden. Die Patientin lebte etwas außerhalb der Stadt und konnte deshalb erst nach vier Tagen erneut zur Behandlung kommen. Ich war mir nicht ganz sicher, wie die Behandlung anschlagen würde. Das Ergebnis übertraf dann bei weitem meine Erwartungen. Nach der genannten Zeit erschien die Patientin wieder und konnte einen vollkommen abgeheilten Arm vorweisen. Die Einschnittstelle war hervorragend verheilt. Weitere Anzeichen des Furunkels waren nicht mehr festzustellen, keine Absonderungen, keine Entzündung. Sie berichtete, daß sie sich schon zehn Minuten, nachdem sie die Praxis verlassen hatte, besser gefühlt hatte. Die Absonderungen waren in weniger als vierundzwanzig Stunden abgetrocknet.

Sie arbeitete als Lehrerin in einem Internat. Zur gleichen Zeit waren dort verschiedene Fälle von Furunkulose aufgetreten. Keiner von ihnen war so schnell geheilt worden, wie ihrer.

2. Bei einem 10-jährigen Jungen wurde ein sehr großes Karbunkel auf dem Scrotum festgestellt. Die Schmerzen und ein Ziehen im Hodensack waren so stark, daß er sich nicht hinsetzen konnte. Die Schwellung war sehr hart, äußerst berührungsempfindlich und rot. Sie ließ sich nicht verschieben, so daß die Hoden nicht ertastet werden konnten. Seine Eltern hatten schon seit einigen Tagen heiße Umschläge gemacht, die allerdings kaum Erleichterung brachten. Ich verordnete heiße, trockene Umschläge, ein Bruchband und alle vier Stunden TARANTULA CUBENSIS. Zwei Tage später erzählte mir die Krankenschwester, daß die Schwellung am Scrotum verschwunden sei. Es konnten keine Anzeichen des Karbunkels mehr entdeckt werden.

3. Bei einem anderen, 12 Jahre alten Jungen war ein golfballgroßes Furunkel in der Bauchwand über dem linken

Hypochondrium (=seitlich unter dem Rippenbogen liegender Teil des Oberbauches) entstanden. Es ließ sich verschieben. Durch die beiden vorher erwähnten Fälle hatte ich mehr Mut bekommen und versuchte es diesmal ohne operativen Eingriff. Es wurden nur trockene Umschläge gemacht und dreimal täglich TARANTULA verabreicht. Zwei Tage später war das Furunkel, ohne irgendwelche konstitutionellen Störungen auszulösen, wieder verschwunden.

4. Bei einer 25-jährigen Frau entwickelten sich, während der Wochenbettzeit auf der Krankenhausstation, mehrere Furunkel. Wegen der Bettenknappheit wurde sie nach drei Wochen mit hohem Fieber in die Obhut der Gemeindeschwester entlassen. Das Fieber betrug 39,3°C. Am rechten Unterarm befand sich ein großes Furunkel. Ein anderes bildete sich am linken Arm. Die Patientin machte einen sehr kranken Eindruck. Sie bekam alle vier Stunden TARANTULA. Innerhalb von vierundzwanzig Stunden sank das Fieber. Nach zwei oder drei Tagen bildeten sich, wie ich es schon von dem Mittel kannte, die Furunkel zurück. Vier Tage nachdem ich sie das erste Mal gesehen hatte, ging es ihr wieder so gut, daß sie zur Erholung an die See fahren konnte. Einen Monat später hatte sie sich wieder vollkommen erholt.

5. W.E., ein 26 Jahre alter Handlungsreisender, litt seit drei Monaten unter immer neuen Furunkeln. Achtzehn Stück hatte er in dieser Zeit schon gehabt. Nun trug er sich mit dem Gedanken, eine Behandlung mit Impfstoff durchführen zu lassen. Ich konnte ihn dazu überreden, stattdessen einen Versuch mit TARANTULA CUBENSIS, das er dreimal täglich einnehmen sollte, zu unternehmen. Eine Woche später berichtete er, daß auch das letzte und größte Furunkel vierundzwanzig Stunden nach Beginn der Behandlung ausgetrocknet sei. Auch zwei Jahre danach war es noch zu keinem Rückfall gekommen.

6. Bei einer Frau Ende Vierzig entwickelte sich ein großes, außerordentlich schmerzhaftes Furunkel in der Leiste, sowie ein weiteres am Damm. Ob es sich dabei um einen Bartholin' Abszeß (*) handelte, konnte nicht festgestellt werden, da sich die Patientin zu der Zeit nicht untersuchen lassen wollte. Es wurde TARANTULA CUB., alle vier Stunden einzunehmen, verordnet. Sechsunddreißig Stunden später brach das Furunkel am Damm plötzlich auf und sonderte reichlich Flüssigkeit ab. Drei Tage später waren beide Furunkel verschwunden.

* Bartholin Drüsen = zwei kleine Drüsen in den großen Schamlippen

Insgesamt umfaßte diese Reihe achtundvierzig Fälle von Furunkeln und Karbunkeln, die unterschiedlich groß waren und an den verschiedensten Körperstellen saßen. Die Patienten waren beiderlei Geschlechts und kamen aus allen Altersgruppen. Die Ergebnisse waren folgende:

45 Furunkel verschwanden allein mit Tarantula ohne chirurgischen Eingriff

Bei drei Fällen wurde unter örtlicher Betäubung mit Äthylchlorid ein Schnitt gemacht. Ein Furunkel befand sich auf dem linken Unterarm. Das zweite Furunkel war im Nacken, und das dritte saß in der Achsel. Nach zwei bis drei Tagen und zehn oder zwölf Gaben TARANTULA CUBENSIS waren sie völlig eingetrocknet und heilten ab. Es war kein Verband nötig. Antiseptische Umschläge wurden nicht gemacht. Bei den anderen fünfundvierzig Fällen wurde kein chirurgischer Eingriff vorgenommen. Es wurde allein auf die Wirkung von TARANTULA, zusammen mit leichter örtlicher Behandlung in Form von trockenen, heißen Umschlägen, vertraut. Das Ergebnis war immer dasselbe: die Entzündung klang ab und das Furunkel oder Karbunkel verschwand innerhalb von achtundvierzig Stunden. Wenn es sich um einen sehr großen handelte, so konnte es auch drei Tage dauern. Es blieben in keinem Fall Anzeichen einer septischen Infektion oder verhärtete Drüsen zurück.

Bei drei Fällen kam es innerhalb eines Monats zu leichten Rückfällen. Es handelte sich hierbei um Furunkel im Nacken, die durch Akne verursacht worden waren. Die Patienten waren zwei junge Frauen und ein 13 Jahre alter Junge. TARANTULA wurden wiederholt und die Patienten konnten schließlich ganz geheilt werden. Diese Behandlungsmethode bietet sowohl psychologische als auch wirtschaftliche Vorteile: da kein chirurgischer Eingriff vorgenommen wird, kommt es auch nicht zu Schmerzen oder anderen Unannehmlichkeiten. Da man keine Angst vor dem Messer des Chirurgen haben muß, entsteht auch keine psychische Beeinträchtigung.

Der wirtschaftliche Nutzen ist folgender: es werden sowohl Antiseptika und Verbandszeug als auch die Zeit des Chirurgen und der Krankenschwester gespart.

Diese Beobachtungsreihe mag zwar nicht besonders groß gewesen sein, aber da so übereinstimmend gute Ergebnisse erzielt wurden, hielt ich es für erforderlich, sie dennoch zu veröffentlichen.

In jeder gut ausgestatteten homöopathischen Apotheke wird man TARANTULA CUBENSIS in der gewünschten Verdünnung bekommen können.

Aufbewahrung homöopatischer Mittel

Es sollte dunkel, z.B. in einem Schrank, aufbewahrt werden. Auf keinen Fall zusammen mit stark riechenden Arzneien, wie z.B.

Kampher, Menthol o.ä., denn dadurch wird das Mittel unwirksam. Es könnten damit also keine Heilungserfolge mehr erzielt werden. Das gleiche trifft natürlich auch auf alle anderen, homöopathischen Mittel, gleich welcher Stärke, zu.

Brustdrüsenabszeß

Nachdem ich das Obige schon zu Papier gebracht hatte, bekam ich eine Patientin, die während der Stillzeit unter einem Abszeß der Mamma (=Brustdrüse) litt. Die ganze äußere Hälfte der linken Brust war davon betroffen. Der Abszeß war sehr hart und berührungsempfindlich. Die Patientin konnte es nicht ertragen, das Kind an die Brust zu legen. Der Abszeß hatte sich innerhalb einer Woche langsam entwickelt. TARANTULA CUBENSIS brachte den Abszeß nach vierundzwanzig Stunden zum Stillstand und beseitigte die Schmerzen. Etwas außerhalb der Areola, wo sich das Zentrum des Abszeßes befand, machte ich einen kleinen Einschnitt. Eine halbe Unze Eiter kam heraus. Dann wurde äußerlich ein Umschlag mit CALENDULA-Lotion gemacht. Zur Unterstützung der Brust wurde ein Verband mit einem Polster angelegt. Nach weiteren vierundzwanzig Stunden wurde fast nichts mehr abgesondert. Drei Tage später hatte sich der Sinus (=Fistelgang) wieder vollständig geschlossen. Die Mutter konnte ihr Kind wieder normal mit dieser Brust stillen. Nachdem der Abszeß geöffnet worden war, gab ich alle drei Stunden SILICEA D6. Aus Erfahrung wußte ich, daß SILICEA das Austrocknen eines absondernden Sinus unterstützt.

Einige weitere Erfahrungsberichte werden die Vorteile einer homöopathischen Behandlung bei septischen Komplikationen, im Gegensatz zu einer gewöhnlichen Behandlung, deutlich machen.

Silicea heilt Nagelgeschwür (Panaritium)

Ein Mann mittleren Alters, der meinte, selbst genug über „septische Finger“ und Nagelgeschwüre zu wissen, hatte ein Nagelgeschwür an seinem rechten Daumen zwei Wochen lang mit heißen Umschlägen, Verbänden mit Epsomer Bittersalz, Einweichen des Daumens usw. behandelt. Es wurde aber eher schlimmer dadurch. So kam er dann voller Verzweiflung in die Ambulanz. Der Daumen wurde gesäubert und mit Merkurlösung behandelt. Dann wurde der Nagel vorsichtig hochgehoben und der Eiter darunter herausgeholt. Fünf Tage wurde er so behandelt, ohne daß sich viel änderte. Als nächstes wurde er vom Amtsarzt untersucht, der dreimal täglich SILICEA 30 verordnete, aber sonst alles so beließ, wie es war. Als der Patient zwei Tage später wieder erschien, war die Schwellung zurückgegangen und der Daumen wieder normal groß. Der Sinus unter dem Nagel war ausgetrocknet. Zwei Tage später war kein Anzeichen für einen septischen Zustand mehr festzustellen. Auch der Nagel mußte nicht mehr abgenommen werden, was zuerst befürchtet worden war. Nach nur drei Tagen Behandlung mit dem homöopathischen Mittel SILICEA, in Hochpotenz, war ein septischer Nagel, der zuvor drei Wochen lang nicht heilen wollte, wieder gesund geworden. Ein homöopathischer Arzt, der täglich solche Fälle beobachten kann, wundert sich allerdings nicht darüber.

Für die arbeitende Bevölkerung könnte die homöopathische Behandlungsmethode ein wahrer Segen sein! Die Behandlungszeiten könnten wesentlich verkürzt werden. Dem Entstehen steifer Finger wäre vorgebeugt und die Fälle, in denen Schadensersatz verlangt würde, könnten verringert werden.

Septische Tendosynoviitis

Vor etlichen Jahren hatte ich einen Fall septischer Tendosynoviitis (=Entzündung der Gelenkinnenhaut einer Sehnenscheide) und Zellulitis (=Entzündung des Zellgewebes) im rechten Daumen, die sich bis in den Arm erstreckte. Der Patient war Pferdebesitzer und war von einem Pferd gebissen worden. HYPERICUM Umschläge und vierstündliche Gaben HYPERICUM C 30 änderten diesen gefährlichen Zustand. In weniger als einer Woche konnte der Patient mit einem gesunden, frei beweglichen Daumen als geheilt entlassen werden.

Die Homöopathie sorgt für einen schnelleren Heilungserfolg als Antiseptika

Bei der Behandlung ernster, septischer Zustände möchte ich die Homöopathie nicht missen. Ich garantiere dafür, daß ohne den Einsatz von Antiseptika ein wesentlich schnellerer Heilungserfolg möglich wird. Ergänzen Sie die örtliche Behandlung mit dem angezeigten homöopathischen Mittel, selbst wenn es sich um die virulentesten Bakterien handelt oder wenn doch Antiseptika benutzt werden müssen. Die Heilung wird wesentlich schneller voranschreiten.

Sie sollten sich Carletons Werk *„Homöopathie in Medicine und Surgery“* zulegen. Es liefert eine Beschreibung klinischer Fälle und Indikationen für Heilmittel bei den verschiedensten chirurgischen Fällen.

PYROGENIUM

(nach DR.GEORGE BURFORD)

Die Heilmittel PYROGENIUM und SEPTICÄMIN haben einen sehr geringen Bekanntheitsgrad, obwohl es sich bei ihnen um hochwirksame Mittel handelt. Es ist daher sehr bedauerlich, daß sie bei Ärzten, die nach dem homöopathischem Prinzip arbeiten, nicht höher im Kurs stehen.

Der Physiologieprofessor Burdon Sanderson besaß eine umfassende Kenntnis der Materia Medica (Arzneimittellehre). Er lehrte, daß zerfallende, organische Stoffe die einzigartige Fähigkeit besitzen, einen Temperaturanstieg im Körper hervorzurufen. Er ging aber nicht weiter ins Detail. Der Homöopath Dr. Drysdale erkannte den Wert dieser Pyrexie(=Fieber)-erzeugenden Flüssigkeit. Er stellte Versuche mit dieser Flüssigkeit an, wobei er sie als hochwirksame, heilende Maßnahme, getreu den homöopathischen Prinzipien, einsetzte. Die Ursubstanz, die er verwendete, nannte er PYROGENIUM. Er gewann sie, indem er rohes Rindfleisch in kaltem Wasser einweichte und danach diese Mischung wochenlang den Sonnenstrahlen aussetzte. Burnett standardisierte die Herstellung und wandte es bei Fieberzuständen und Blutvergiftung an. Seine Ergebnisse veröffentlichte er 1888 in einer Monographie. Die Ausgangssubstanz, aus der nach der üblichen Methode die Potenzen hergestellt wurde, war sich zersetzende Flüssigkeit tierischen Ursprungs. Dieser auflösende Prozeß fand außerhalb des Körpers statt. Amerikanische Homöopathen fingen dann an, die septische Substanz aus krankhaften Körperflüssigkeiten zu benutzen. Sie konnten damit den engen Zusammenhang aufzeigen, der zwischen den Symptomen, die das Mittel hervorruft, und der klinischen Pathologie besteht.

Der Begründer und „Hohepriester" der Lehre von den hohen Verdünnungen, Dr. Swan, brachte das aus krankmachenden Substanzen hergestellte PYROGENIUM, welches Stoff aus einem septischen Abszeß enthielt, auf die höchste Stufe metaphysischer Potenzen. Damit fing eine Reihe von Heilungen an, die an Wunder grenzten. Sie ähneln nur noch den klinischen Erfahrungen Hahnemanns, die dieser in der nachnapoleonischen Zeit machte. Die Potenzen von Swan wurden aus septischem Eiter hergestellt. Später führte Sherbino Prüfungen mit Swan'schen Potenzen durch. Bei den frühen, britischen Untersuchungen wurde zersetzendes Rindfleisch als unbearbeitete Ausgangssubstanz genommen. Es wurden beachtliche therapeutische Erfolge erzielt, sowohl in Amerika, wo mit septischem Eiter gearbeitet wurde, als auch in England, wo man von septischem Rindfleisch ausgegangen war. Im Laufe der Zeit ging man aber von der C 6 Potenz, die abends und morgens verabreicht wurde, weg zur XM oder CM Potenz, die in Einzelgaben verordnet wurde.

KLINISCHE ERFAHRUNGEN

Burnett verwandte hauptsächlich die 6.Centesimalverdünnung, die bei akuten Fällen alle zwei Stunden gegeben wurde.

Shuldham setzte die gleiche Potenz bei zwei Fällen von diphtherischer Halsentzündung ein.

Sherbino heilte damit einen Fall von Kindbettfieber. Der hohe Puls hatte ihn auf die richtige Spur geführt.

Mit PYROGENIUM 200 heilte Hunt eine ältere Frau, die schon seit Jahren an einem vereiterten Bein litt, das von tiefen Geschwüren durchzogen war.

Swan hat als besondere Indikation für PYROGENIUM einen abnorm schnellen Puls, der nicht im Verhältnis zur Temperatur steht, festgestellt.

Die Hauptsymptome sind folgende:

Mißverhältnis zwischen Puls und Temperatur.
Der Puls steigt ständig.
Ruhelosigkeit,
bedingt durch die Wundheit der betroffenen Stellen.
Besser durch Aufsitzen im Bett.
Besser durch Ausstrecken der Glieder.
Hände und Arme sind taub:
Hitze und Bewegung bewirken eine starke Verbesserung.

Auf der Station von Dr.Burford erlebte ich, wohl zum ersten Mal, welche große Hilfe PYROGENIUM für den leidenden Menschen ist. Die Patientin hatte eine lange und schwere Operation hinter sich. Ich glaube es handelte sich um einen Abszeß der Tuba fallopii (= Eileiter), gefolgt von Peritonitis (= Bauchfellentzündung). Nachdem sie verschiedene homöopathische Mittel bekommen hatte, erholte sie sich recht gut. Auf der Bauchwunde aber entstand eine große Schorffläche, die nicht heilen wollte. Wegen einer Fistel mußte außerdem der Bauchraum geöffnet werden. Die Patientin hatte zwischen 37,2°C und 37,7°C Fieber und einen Puls von etwa 150. Dr.Burford benutzte seinen klinischen Scharfsinn und schlug mir vor, aus dem Eiter dieser Patientin eine Autovakzine

(= Eigenimpfstoff) herzustellen. Ich wurde sodann mit der Herstellung dieses Auto-Pyrogens, gemäß den homöopathischen Regeln, betraut. Zuerst suchte ich verschieden Flaschen aus. Dann mazerierte (Mazeration = Auflösungsverfahren) ich eine Platinschlaufe voll Eiter, den ich von so tief innen entnommen hatte, wie ich mit der Sonde kommen konnte. Als nächstes nahm ich einen Tropfen des mazerierten Eiters und mischte ihn mit 99 Tropfen Alkohol. Zu der Zeit, im Jahre 1913, war Alkohl billig und wurde in jedem Krankenhaus verwendet. Diese Verdünnung schüttelte ich und beschriftete sie mit C1. Dann nahm ich einen Tropfen dieser Verdünnung, mischte ihn mit 99 Tropfen Alkohol, schüttelte gut und beschriftete sie mit C2. Diesen Vorgang wiederholte ich insgesamt 6 Mal, bis ich die C6 Verdünnung hatte. Von dieser C6 Potenz nahm die Patientin morgens und abends fünf Tropfen ein. Nach weniger als einer Woche war die Wunde völlig abgeheilt, und die Narbe sah normal und fest aus. Ich kann mich noch daran erinnern, wie erfreut Dr.Burford über dieses Ergebnis war. Drei Monate später hatte sich bei der Patientin eine feste Narbe gebildet, ohne irgendwelche Anzeichen drohender Hernien. Es beeindruckte mich stark, besonders im Hinblick auf einen ähnlichen Fall, den ich einmal im Edinburgher Krankenhaus beobachten konnte. Es handelte sich um einen 55 Jahre alten Mann, dessen Bauchwunde nach einer Operation wegen eines aufgebrochenen Abszeßes des Duodenums (= Zwölffingerdarm) stark eiterte. Ein Sinus führte zum Peritoneum (=Bauchfell). Der Patient mußte ungefähr sechs Monate auf der Station bleiben, bis die Wunde geheilt war. Dagegen konnte die Patientin, die im Homöopathischen Krankenhaus mit PYROGENIUM behandelt worden war, schon nach einem Monat oder knapp fünf Wochen entlassen werden! Welch ein beeindruckender Unterschied! Es ist also nicht verwunderlich, daß ich die Heilkraft von PYROGENIUM bei septischen Fällen sehr hoch einschätzte. Dr. Burford hat es prägnanterweise so ausgedrückt: „Ubi venenum, ibi remedium“ – wo Gift ist, da ist auch eine Arznei. Das, was die Ursache ist, kann auch ebensogut die Heilung bewirken.

Potenzierverfahren

Den hohen Stellenwert, der PYROGENIUM bei Notfällen zukommt, sollen einige weitere Beispiele für seinen Einsatz bei schwerwiegenden Fällen verdeutlichen.

Die Grippe-epidemie von 1918

Während der schweren Grippeepidemie von 1918-19 wurde mein medizinischer Sachverstand auf eine harte Probe gestellt. So war ich immer wieder aufs Neue dankbar für die immense Hilfe, die mir die homöopathischen Heilmittel boten. Ein ums andere Mal überstand ein offensichtlich ernster Fall die Krise.

Die Patienten neigten dazu, zu sagen: „Ich hatte ja nur eine leichte Form der Grippe.“ So gut wie nie schrieben sie die schnelle Heilung den fast geschmacklosen, wässrigen Arzneien zu, die sie eingenommen hatten. Bei insgesamt über einhundert Fällen kam es zu keinerlei Komplikationen. Es gab weder Herzbeschwerden, noch Bronchopneumonie oder septische Pneumonie und daher auch keine tödlichen Zwischenfälle. Man konnte es tatsächlich als einen Triumph der Homöopathie bezeichnen. Nur einige wenige Fälle bereiteten mir Sorgen. Das einzige Mal, wo es zu einem Rückfall kam, handelte es sich um eine Apothekenhelferin. Sie war der Meinung, über das notwendige Wissen zu verfügen, um sich selbst zu behandeln. Daher mußte sie mehrere Wochen im Bett verbringen und war anschließend wesentlich geschwächter, als die anderen Fälle. Und das, obwohl sie die gleiche strenge Diät bekam, wie die anderen Patienten, die ich betreute: viel Gerstentrank, Zitronensaft, Orangensaft und Weintrauben. So bewies ich mir selber, daß eine natürliche Ernährungsweise – in diesem Fall eine fast reine Obstdiät – nicht der auschlaggebende Faktor für eine schnelle Heilung war. Jeder spezielle Fall benötigte dazu die angezeigte – das heißt, die richtige – homöopathische Arznei

Grippe läßt sich schwer allein mit einer Diät heilen

Es gab einen weiteren Fall, der mir Sorgen bereitete, da er auf alle üblicherweise angewandten Heilmittel nicht ansprach. Es handelte sich um einen jungen Mann, der wegen einiger Schrapnellwunden am Fußgelenk als Invalide aus der Armee entlassen worden war. Bei seinen Eltern und Geschwistern schlug die Behandlung rasch an. Bereits nach zwölf oder vierzehn Stunden sank das Fieber. Nachdem die Temperatur wieder normal war, mußten sie noch sieben Tage Bettruhe einhalten und zwei oder drei Tage eine Obstdiät einhalten. Dann wurde die Diät langsam mit Gemüsesuppen und Eiergerichten wieder erweitert. Der Mutter war es unbegreiflich, wieso ihr ältester Sohn nicht so schnell gesund wurde, wie der Rest der Familie. Sie vermutete, daß es mit den Folgen der Kriegsverletzungen zusammenhinge. Damit lag sie nicht einmal so verkehrt, wie sich später herausstellen sollte. Das Fieber hielt fast eine Woche lang an. In dieser Zeit hatte ich ihn Tag und Nacht zu den verschiedensten Zeiten besucht, um sämtliche Symptome zusammen zu bekommen. Damals waren Krankenschwestern rar gesät. Ich mußte mich daher oftmals ganz auf die Angehörigen verlassen – immer vorausgesetzt, es war noch jemand übrig, der die Krankenpflege übernehmen konnte. Ich hatte daher immer eine Anzahl von Hausschlüsseln in der Tasche, um mir selbst die Türen zu den verschiedenen Häusern aufschließen zu können. Bei meinem

Patienten hatte ich schließlich folgendes Krankheitsbild 'zusammengesammelt': sehr hohes, ständig steigendes Fieber, das nachts auf 40,5°C anstieg. Der Puls blieb dagegen bei ungefähr 100 oder 110. Puls und Temperatur standen daher genau entgegengesetzt zueinander. Der Patient war außerordentlich ruhelos. Er behielt seine Lage nie lange bei. Er kam ganz durcheinander, wenn es um die Anzahl seiner Gliedmaßen ging: in seinem Bett schienen viel zu viele Arme und Beine zu sein. Er beklagte sich darüber, daß sein Bett so furchtbar hart sei. Sein ganzer Rücken schmerzte, weil das Bett so hart wie ein Brett sei. Wegen der Ruhelosigkeit hatte er RHUS TOX. erhalten. Aufgrund des Symptoms „Klagt über Härte des Bettes", sowie wegen vermuteter Folgen der Kriegsverletzung, bekam er außerdem ARNICA. Des weiteren hatte ich BAPTISIA verordnet, und zwar, weil es der geistigen Verwirrung und der Empfindung, es wäre mehr als eine Person im Bett, entsprach. Nichts davon aber beeinflußte die Krankheit wirklich. Der Kranke wurde immer schwächer. Er war in Schweiß gebadet, der einen üblen, durchdringenden Geruch hatte. Innerhalb von vierundzwanzig Stunden mußte er mehrmals seine Hemden wechseln. Obwohl Mund und Zunge einen fauligen Geruch ausströmten, konnte MERCURIUS nichts ausrichten. Dennoch gab ich die Hoffnung nicht auf und vertiefte mich noch einmal intensiv in den Fall. Irgendwo in meinem Hinterkopf wußte ich, daß es eine Lösung für dieses Rätsel gab, eine Heilung für dies komplexe, septische Fieber. Mit einem Mal fiel mir ein, daß es ein bestimmtes Heilmittel gab, welches diese Arrythmie von Puls und Temperatur, nämlich hohes Fieber mit niedrigem Puls oder umgekehrt, hatte. Es war PYROGENIUM. Als ich dann in der Materia Medica unter PYROGENIUM nachschlug, da hatte ich endlich das Simillimum gefunden. Alle Symptome waren vorhanden: die extreme Ruhelosigkeit; das zerschlagene Gefühl in den Teilen des Körpers, auf denen er lag; das Besserwerden durch Bewegen der Beine, durch Lagewechsel; der übelriechende, ekelerregende Schweiß; große Schwäche und Mattigkeit. Also bekam der Patient alle zwei Stunde PYROGENIUM CM – es war die einzige Potenz, die ich vorrätig hatte, zusammen mit einer MM Potenz (beide stammten aus Amerika von Heath) – in Wasser verabreicht. Am nächsten Morgen, nur wenige Stunden nach meiner letzten, nächtlichen Visite, stellte ich fest, daß der Patient viel ruhiger geschlafen hatte. In der Nacht war die Temperatur auf 39° heruntergegangen. Innerhalb von vierundzwanzig Stunden nach der ersten Einnahme des neuen Mittels, war die Temperatur wieder normal und blieb es auch weiterhin. Das Mittel wurde dann noch ein paar Tage

Arzneimittelbild von Pyrogenium

lang gegeben. Zum Schluß erhielt der Patient eine Gabe PYROGENIUM MM (1.000.000) trocken auf die Zunge. Ich weiß nicht mehr genau, ob der Patient nach den obligatorischen sieben Tagen Bettruhe, also nachdem die Temperatur wieder normal war, ein konstitutionelles Mittel bekam. Auf jeden Fall habe ich den Patienten auch noch einige Jahre danach beobachten können und weiß daher genau, daß diese schwere „Kriegs-Grippe" keinerlei Nachwirkungen hinterließ. Alles in allem war er doch noch sehr gut damit fertig geworden, verglichen mit anderen Grippe-Opfern. Er mußte insgesamt nur etwas mehr als zwei Wochen im Bett verbringen: acht Tage mit Fieber und sieben Tage zur Genesung. In diesem speziellen Fall war eine normale Grippe – wenn man überhaupt irgendeine Grippe „normal" nennen kann – durch vorher durchgeführte Impfungen mit verschiedenen Typhus-, Paratyphus- und Cholerabazillen kompliziert worden. Außerdem war der Patient gegen Malaria, gegen Pocken und gegen Tetanus geimpft worden. Er hatte Injektionen gegen Streptokokken erhalten. Ganz genau konnte er nicht sagen, ob er sich noch anderen Impfungen hatte unterziehen müssen. Ich schlußfolgerte daraus, daß er jede Menge septischen Eiters im Körper hatte. In seinem Blut herrschte ein Getümmel der verschiedensten Seren und Bakterien. Dies alles erklärte das starke Schwitzen, das hohe Fieber, den üblen Geruch und die auffällige Schwäche.

Wie eine Grippe durch Impfungen kompliziert wird

Ich bin mir ziemlich sicher, daß dieser junge Mann, wie so viele andere, ein Opfer der tödlichen Grippeepidemie geworden wäre, wenn er nicht PYROGENIUM bekommen hätte.

Chronische Nierenbeckenentzündung

Obwohl eine Reihe von Jahren vergingen, vergaß ich doch nie diese lehrreichen Erfahrungen mit PYROGENIUM. Eines Tages erzählte man mir von einer armen Frau, die nach einer Entbindung schwerkrank bei sich zu Hause lag. Sie war schon vor der Geburt mehrere Wochen lang wegen Pyelitis (= Nierenbeckenentzündung) im Krankenhaus behandelt worden. Nun war sie entlassen worden, obwohl das Fieber usw. nicht aufgehört hatten. Die Gemeindeschwester sollte sich um sie kümmern und hatte Anweisung, bei Bedarf einen Arzt hinzuzuziehen. Da Krankenhausbetten knapp waren, blieb nichts weiter übrig, als die Patientin zu entlassen. Ich hörte also rein zufällig von ihr, als sie bereits eine Woche wieder zu Hause war. Mein Besucher erzählte mir, daß das Fieber einfach nicht sinken wollte. Es blieb konstant bei 39,4 °, der Puls betrug etwa 80. Sie war zu schwach, um sich selbst um ihr Baby zu kümmern. Eine freundliche Nachbarin hatte dies übernommen. Es war eine wirklich traurige Geschichte, denn es handelte sich um eine große Familie mit sieben oder acht Kindern, und nun war die arme Mrs. B. so schwer krank.

Unwillkürlich kam mir die Geschichte von dem an septischer Grippe erkranktem Soldaten und seine Heilung durch PYROGENIUM in den Sinn. Auch hier gab es wieder einmal das unnormale Verhältnis von Puls und Temperatur. Da die Frau zu arm war, um einen Arzt zu bezahlen, die Krankenschwester aber sehr beunruhigt war, schickte ich PYROGENIUM C 30, in Form von einem Dutzend Pulvertütchen, hin. Ich gab Anweisung, alle vier Stunden ein Pulver einzunehmen. Am Abend betrug die erste gemessene Temperatur, nach Einnahme des Mittels, 37,6°C. Am nächsten Tag war die Temperatur normal und blieb auch so.

Einige Wochen später berichtete die Patientin, daß es ihr sehr gut gehe, bis auf eine Anzahl von Bläschen an den Handgelenken und an den Händen. Nach einer Gabe SULFUR 30 verschwanden auch diese. Bei diesem Fall hatte es sich wieder einmal um septisches Fieber gehandelt, das im Anschluß an eine Infektion der weiblichen Geschlechtsorgane ausgelöst wurde und mit Hilfe von PYROGENIUM geheilt werden konnte. Das Gift wurde dabei, wie es oft nach einer homöopathischen Behandlung vorkommt, über die Haut ausgeschieden.

Ungewöhnliches Puls-Temperatur-Verhältnis ist typisch für Pyrogenium

Kurze Zeit danach begegnete mir dieses ungewöhnliche Puls-Temperatur-Verhältnis erneut bei einem Fall von postoperativer Pyrexie. Es wurde PYROGENIUM eingesetzt und Puls und Temperatur kamen wieder auf ihr normales Niveau zurück. Die Patientin berichtete mir von einer merkwürdigen Begleiterscheinung. Kurz nachdem sie das Pulver eingenommen hatte, schmeckte es in ihrem Mund und Rachen nach Eiter. Sie war Vegetarierin und hatte noch nie in ihrem Leben Fleisch gegessen. Das mag der Grund gewesen sein, warum sie so überempfindlich auf das Mittel reagiert hatte. Um den Wahrheitsgehalt ihrer Beobachtungen zu untersuchen, gab ich ihr verschiedene nicht-arzneiliche Pulver. Sie beklagte sich aber nur nach der Einnahme des PYROGENIUM Pulvers über den eitrigen Geschmack. Da ich es in der 30. Potenz gegeben hatte, handelte es sich mit Sicherheit nicht um eine physiologische Reaktion, sondern mehr um eine Art Arzneimittelprüfung. Septisches Fieber aller Arten und Zustände, wird durch PYROGENIUM – was ja ein Sepsisprodukt ist – geheilt, vorausgesetzt, die Symptome stimmen. Es wurden Prüfungen an gesunden Menschen gemacht, wobei eine bestimmte Art von Pyrexie mit eindeutigen, scharf umrissenen Symptomen ausgelöst wurde. Auf diese Weise wurde wieder einmal die Richtigkeit der homöopathischen Ähnlichkeitsregel – „Ähnliches wird durch Ähnliches geheilt"- unter Beweis gestellt. Ich habe damit septische Grippe, Pyelitis im Kindbett und postoperative Pyrexie geheilt. Genauso werden damit auch zukünftig andere septische Krankheiten, die die entsprechenden Symptome aufweisen, geheilt werden.

Viele Kranke mit Blutvergiftung, Ptomain (=Leichengift) -vergiftung, Peritonitis und Pyämie könnten mit PYROGENIUM gerettet werden. Die Ärzte müßten lediglich unsere Arzneimittellehre studieren und das Mittel dann in den Fällen anwenden, die die von mir bereits beschriebenen, typischen Symptome aufweisen. PYROGENIUM steht verschiedenen, anderen Mitteln sehr nahe. Es hat große Ähnlichkeit mit RHUS TOX., BAPTISIA und ARNICA. Die besonderen Syptome des jeweiligen Falles müssen gesammelt werden. Dann wird das Simillimum, das heißt, das Heilmittel welches die größte Ähnlichkeit aufweist, verordnet. Der ärztliche Berufsstand scheint der Wahrheit allmählich näher zu kommen, da neuerdings Seren und Vakzine verwenden werden, die man aus einzelnen oder mehreren für eine septische Erkrankung verantwortlichen Bakterien gewonnen hat. Sie werden unter die Haut injiziert. In manchen Fällen kommt es zu einer positiven Reaktion, zu einem wirklichen Heilungserfolg. Aber es werden zu große Gaben verwendet, so daß der angestrebte Erfolg nicht sicher ist. Solange sie nicht lernen, kleinste Gaben zu verabreichen und diese nach einem feststehenden Heilungsgesetz anzuwenden, werden ihre Ergebnisse nie so gut sein wie die unserer Heilmittel. Denn die Verordnung dieser Heilmittel erfolgt genauestens nach den von Hahnemann aufgestellten Regeln:

Die Allopathie dosiert die Seren zu hoch

1. Das Einzelmittel
2. Die kleine Gabe
3. Verordnung entsprechend der Gesamtheit aller Symptome des einzelnen Patienten und der Symptome, die das Mittel bei dem gesunden Prüfer hervorruft.

Pyrogenium verhindert Blutvergiftung

Die wertvolle Hilfe von PYROGENIUM bei der Verhinderung von Blutvergiftungen, wird durch die interessanten Beobachtungen eines eifrigen, homöopathischen Laien, der im Fleischmarkt von Smithfield arbeitete, bestätigt. Wenn er sich einen Kratzer zugezogen hatte und anschließend frisches Fleisch, welches oftmals Krankheitserreger enthalten konnte, berühren mußte, so nahm er unverzüglich PYROGENIUM ein. Er stellte fest, daß dadurch jegliche Infektionen verhindert werden konnten. So hatte er sich angewöhnt, auch seinen Freunden PYROGENIUM C 30 zu geben, wenn sie sich durch den Umgang mit septischem Fleisch eiternde Kratzer an Armen und Händen zugezogen hatten. Alle diese Wunden konnten ausnahmslos geheilt werden. Er war völlig begeistert über die erstaunliche Heilungskraft, die in den kleinen Gaben PYROGENIUM enthalten war. Wieder einmal hatte sich das homöopathische Gesetz als richtig erwiesen. Das septische Fleisch bewirkte septische Kratzer und eine den Arm hochsteigende Entzündung. PYROGENIUM, was nichts anderes ist als septisches Fleisch in homöopathischen Dosen, bewirkte die Heilung.

MAGNA EST VERITAS ET PRAEVALEBIT !

Unwiderstehlicher Schlafdrang

NARKOLEPSIE

„Sie fiel plötzlich in einen tiefen Schlaf." Zeitungen sind ständig auf der Jagd nach medizinischen Wundern und Merkwürdigkeiten. So gab es eine große Aufmachung über die ganze Titelseite, die von einer jungen Frau, Anfang zwanzig, berichtete, die jedes Mal einschlief, wenn sie lachen mußte. Sie war ins Kino gegangen, wo sie herzhaft lachen mußte. Dabei fiel sie plötzlich in tiefen Schlaf und konnte nicht wieder aufgeweckt werden. Sie mußte mit einem Krankenwagen nach Hause gebracht werden, wo sie vier Stunden lang weiterschlief. Jede plötzliche Erschütterung, sei es nun durch Ärger oder durch Lachen, löste diesen Anfall bei ihr aus. Diese geistige Störung wurde vor nicht allzu langer Zeit von Dr. Adie klassifiziert. Ab 1926 untersuchte er vier Jahre lang ungefähr 50 Fälle. Er beschrieb diese Störung, die er Narkolepsie nannte, folgendermaßen: „Sie ist gekennzeichnet durch Anfälle von unwiderstehlichem Schlafdrang, die ohne ersichtlichen Grund auftreten sowie durch sonderbare Gefühlsanwandlungen. Die Muskeln entspannen sich urplötzlich, sodaß der davon Betroffene auf den Boden fällt. Oftmals ist er dabei bei vollem Bewußtsein, aber unfähig sich zu bewegen." Zwei verschiedene Arten von Anfällen kommen vor:

1. Schlafanfälle. Sie treten sehr plötzlich auf, der Patient ist mehr oder weniger bewußtlos.

2. Katalepsie. Diese wird durch starke Gefühlsaufwallungen, wie Ärger, Freude oder Lachen, ausgelöst. Es handelt sich hier wirklich um einen Fall von hilflosem Lachen. Der Patient wird ganz steif und kann sich nicht mehr selbst helfen. Er merkt, was mit ihm passiert, aber er kann es nicht ändern, und er verliert auch nicht in allen Fällen das Bewußtsein. Dieser Zustand kann dann eintreten, wenn der Betroffene sehr unter Anspannung und Stress gestanden hat. Zum Beispiel dann, wenn er eine Zeitlang nicht genug Schlaf bekommen hat. Anfangs bekommt der darunter Leidende seine „Anfälle" nur tagsüber. Sie treten vorzugsweise nach dem Essen, wie z.B. nach einer ausgiebigen, reichlichen Mittagsmahlzeit, auf. Dann nämlich, wenn das Gehirn gerade blutarm ist, weil fast das gesamte, verfügbare Blut im Körper zur Unterstützung der Verdauungsvorgänge benötigt wird. Der Schlaf dauert zwischen

fünfzehn und zwanzig Minuten und unterscheidet sich in nichts von einem gewöhnlichen Schlaf. Auf dem europäischen Festland steht man der sogenannten „Siesta“ nach dem Mittagessen eher wohlwollend als ablehnend gegenüber. In Deutschland wird diese mittägliche Müdigkeit mit „nur ein Viertelstündchen“ umschrieben. In solchen Situationen, wo auch normale Leute schnell schläfrig werden, treten diese Schlafattacken besonders leicht auf. Das kann z.B. in einem warmen, geschlossenen Raum sein oder während einer Reise in einem überheizten Eisenbahnabteil. Ein normaler Mensch kann aber wieder geweckt werden, bei einem Narkoleptiker wird das nicht gelingen.

Fachleute empfehlen gewöhnlich, nicht gegen diesen unwiderstehlichen Wunsch nach Schlaf anzukämpfen. Man sollte ihm nachgeben und ein kurzes Nickerchen halten. Weiterhin kann man feststellen, daß ein Narkoleptiker sofort einschläft, kurz nachdem er sich ins Bett gelegt hat. Er schläft dann lange und gut.

Ein kataleptischer Anfall wird für gewöhnlich durch Lachen ausgelöst. Der ganze Körper wird schlaff. Die Knie geben nach, die Arme fallen zur Seite, die Augen klappen zu. Der Patient fällt auf den Boden. Er ist hilflos, kann nicht sprechen, aber bekommt alles mit, was um ihn herum passiert. Man sagt, daß man so einen Anfall verhindern könne, indem man starke Gefühlswallungen, wie Ärger oder Lachen, gar nicht erst aufkommen lasse. Was für ein ödes Leben steht einem dann bevor! Wenn man nicht einmal mehr über die Späße von Micky Maus oder Charlie Chaplin lachen darf!

Narkolepsie scheint eine relativ neue Krankheit zu sein. Medizinische Wissenschaftler haben sie erst in den letzten Jahren gründlich studiert und klassifiziert. Sie muß allerdings schon Jahre zuvor beobachtet worden sein. Bei Charles Dickens – dem genauen Kenner der menschlichen Natur und ihrer Schwächen – findet man eine gelungene Beschreibung eines Narkoleptikers. Es handelt sich um den dicken Jungen von Dingley Dell, der in den „Pickwick Papers“ vorkommt. Dieser Junge schlief ständig zu den ungewöhnlichsten Zeitpunkten ein. Zum Beispiel, wenn er am Tisch stand und servierte oder wenn er auf dem Kutschbock saß. In dem Moment, wo er an eine Tür geklopft hatte, um eingelassen zu werden, schlief er ein. Selbst zu den Essenszeiten und während er die umfangreichen Mahlzeiten, die Dickens in allen Einzelheiten beschreibt, genoß, fiel er in einen tiefen Schlaf. Daraus kann man ersehen, daß Narkolepsie keine moderne Krankheit ist. Auch den homöopathischen Ärzten war sie bekannt. In dem umfangreichen Repertorium von Kent, dieser Sammlung unzähliger, detaillierter Symptome, findet man ein-

Der dicke, schläfrige Junge aus Charles Dickens': Die Pickwicker

SCHLAFDRANG einhalb Rubriken, die sich damit befassen. Nur wird es hier nicht Narkolepsie oder Katalepsie (diese wissenschaftlichen Bezeichnungen sind erst in jüngster Zeit entstanden) genannt, sondern einfach „Einschlafen". Dies bringt den gleichen Sachverhalt in einfacher, klarer Sprache zum Ausdruck. Es wird nichts Verwirrendes oder Täuschendes hinzugefügt, damit es von jedermann verstanden werden kann. Es gibt gesonderte Unterrubriken für Einschlafen morgens, mittags beim Essen, nachmittags im Sitzen, abends nach dem Essen usw.

Um auch Leser und Interessierte, die sich weit außerhalb von England und außerhalb des Wirkungskreises eines homöopathischen Arztes aufhalten, davon in Kenntnis zu setzen, führe ich im folgenden einige Rubriken und Heilmittel aus Kent´s Repertorium, 4. Auflage, an:

Einschlafen,	morgens:	Coca., Hep., Lyc.
Einschlafen,	vormittags:	Calc.
Einschlafen,	vormittags beim Lesen:	Nat-sulf.
Einschlafen,	mittags:	Aloe.
Einschlafen,	mittags, beim Essen:	Puls.
Einschlafen,	nachmittags:	Bar-c., Cina, Dios., Hyos., Mag-c., Nat-m. Phys., Sabad., Sep.
Einschlafen,	nachmittags, im Sitzen:	Nat-m.
Einschlafen,	17 Uhr, im Stehen	Nat-m.
Einschlafen,	abends:	Am-c., Mez.
Einschlafen,	abends, nach dem Essen:	Am-c., Gels.
Einschlafen,	beim Lesen:	Mez.
Einschlafen,	im Sitzen:	Apis, Hep., NUX V., Tell.
Einschlafen,	beim Antworten:	ARN., BAPT., Hyos.
	(Anm.: Diesen Zustand findet man bei ernsten Fällen von Pyrexie, z.B bei Typhus, Wechselfieber, tropischem Fieber, Influenza usw.)	
Einschlafen,	nach Bier:	Thea
Einschlafen,	nach dem Frühstück:	Sumb.
Einschlafen,	Unterhaltung, während einer:	Caust., Tarax.
Einschlafen,	Mittagessen, nach dem:	Ant-t., Caust., Coca., Cur., Mag-c., Tab.
Einschlafen,	Essen, nach dem:	Arum-t., Bor., Calc-p., Gamb., Lyc., Mur-ac., Nat-m.

Einschlafen,	Hitzestadium im Fieber, während:	Ant-t., Apis, CALAD., EUP-PER., Gels., Ign., LACH., lyc., MEZ., NAT-M., NUX-M., OP., PODO., ROB., SAMB., stram.
Einschlafen,	Lachen, nach:	Phos.
	(Anm.: Den frühen Homöopathen war also der seltsame Zustand des „Einschlafen nach Lachen“ bekannt. Falls keine anderen Symptome Phos. kontraindizieren, sollte Phos. Narkolepsie nach Lachen heilen.)	
Einschlafen,	geistige Anstrengung, durch die geringste:	ARS., Chlol., Ferr., HYOS., Ign., Kali-br., Kali-c., Nat-s., Nux-v., Tarax.
Einschlafen,	nach Schmerz:	Phyt.
Einschlafen,	Lesen, beim:	Ang., Cimic.,Colch., Ign., Iris, Lyc., Mez., Nat-m., Nat-s., Plat., Ruta, Sep.
Einschlafen,	Nähen, beim:	Ferr.
Einschlafen,	Sitzen, im:	Acon., Ang., Ant-t., Apis, Ars., Arum-t., Aur., Calc-p., China, Cimic., Cina, Ferr., Form., Hep., Ign., Kali-br., Kali-c., Lyc., Merc., Mur-ac., Nat-c., Nat-m., Nat-p., NUX-V., Puls., Sep., Tell., Thuj., Tarent.
Einschlafen,	Stehen, im:	Acon., Cor-r., Mag-c., Morph.
Einschlafen,	im Stehen, nach dem Mittagessen:	Mag-c.
Einschlafen,	Stuhlgang, nach:	Aeth, Elaps., Sulf.
Einschlafen,	Reden beim:	Caust., Chel., Mag-c., Morph.,Ph-ac.

Einschlafen,	Erbrechen, nach:	Aeth., Bell.
	(Anm.: Das kleine, aber wertvolle Symptom „Einschlafen nach dem Erbrechen" hat bei sehr akuten Fällen von Diarrhoe und Erbrechen bei Kindern oftmals helfen können, ein Leben zu retten.)	
Einschlafen,	Schwäche durch:	Petr., Phos.
Einschlafen,	Wein, nach Genuß von:	Thea (auch nach Bier).
Einschlafen,	Schreiben, beim:	Phos-ac., Thuj.

Wir haben hier also eine ziemlich vollständige und umfassende Aufzählung der Begleitsymptome von „plötzlichem Einschlafen" vorliegen.

Wenn man mich nun z.B. bitten würde, ein Mittel für den dicken Jungen aus Dickens "Pickwick Papers„ herauszusuchen, so würde ich unter folgenden Rubriken nachschauen:

Nach dem Mittagessen. Im Stehen. Im Stehen nach dem Mittagessen. Beim Reden. Beim Reden nach dem Mittagessen.

Das Mittel, das ich in all diesen Rubriken finden würde, wäre MAGNESIUM CARBONICUM. Ich würde in den Arzneimittellehren unter MAG. CARB. nachschlagen. Hier findet man das Symptom „übermäßiges Verlangen nach Fleisch" – das wäre dann die Bestätigung. Ich könnte mir also zu Recht Hoffnungen machen, diesen „dicken Jungen" von seinem Schlafdrang, seinem übermäßigen Essen und eventuell auch von seiner Fettleibigkeit heilen zu können.

Ich erinnere mich an einen Fall, der schon viele Jahre zurück liegt, lange bevor Narkolepsie und Katalepsie offiziell anerkannt, klassifiziert und differenziert wurden. Damals diagnostizierte ich es als einen nicht steuerbaren Zustand in einem Fall von hypophysenbedingter Fettleibigkeit. Es handelte sich um eine junge Frau. Sie war groß, sehr dick und hatte eine blasse Hautfarbe. Während ihrer Periode war sie plötzlichen Anfällen von Schläfrigkeit, Benommenheit und nicht steuerbarem Verhalten ausgesetzt.

Sie war ein intelligentes, lebhaftes Mädchen, arbeitete als Büroangestellte und war in ihrer Firma beliebt. Jeden Monat wurde sie ganz plötzlich von diesen Zuständen überfallen. Sie wurde ganz müde und benommen und konnte keine Antwort mehr geben. Wenn sie angesprochen wurde, starrte sie nur stumpfsinnig in die Gegend. Sie hörte und sah aber alles. Sie konnte sich später an alles, was um sie herum passierte, erinnern. Dennoch konnte sie kaum etwas sagen und war die ganze Zeit über unfähig sich zu bewegen. Alles schien meilenweit von ihr entfernt zu sein, selbst ihre Freunde schien sie kaum zu erkennen. Ich habe sie einmal in diesem Zustand erlebt, und sie tat mir wirklich leid. In der übrigen Zeit war sie immer vergnügt, lebhaft und zufrieden, obwohl sie schon sehr beunruhigt über diese merkwürdigen Anfälle war. Sie traten ausnahmslos jeden Monat während der Regel auf. Sie hatte außerdem große Angst, daß sie ihren Arbeitsplatz verlieren würde, denn sie fehlte regelmäßig zwei bis drei Tage im Monat. Es gab noch andere Symptome, die mich zum richtigen Heilmittel führten:

Mittelbild von Nux moschata

Sie klagte über einen trockenen Mund, die Zunge klebte ihr buchstäblich am Gaumen, dennoch war sie nie durstig. Sie litt unter Blähungen, vor und während ihrer Periode war sie verstopft. Der Stuhl war weich und nicht hart, wie der Stuhl bei Verstopfung normalerweise ist. Sie war empfindlich gegenüber kaltem Wetter, besonders gegen kaltes, feuchtes Wetter. Dennoch mochte sie sich nicht in einem geschlossenen, warmen Raum, in dem sie noch schläfriger und benommener wurde, aufhalten. Sie fiel leicht in Ohnmacht, wenn sie stehen mußte. Dazu kamen dieses nicht steuerbare Verhalten, die Schläfrigkeit, Benommenheit und diese geistige Verwirrung. Das einzige Mittel, das all diese Symptome abdeckte, war NUX MOSCHATA, Muskatnuß. Sie erhielt NUX MOSCHATA in der CM, der einzigen Potenz, die ich vorrätig hatte. Drei Monate lang blieben dann die Anfälle aus, unter denen sie zuvor schon seit zwei Jahren zu leiden hatte. Dann kam es zu einem erneuten, schweren Anfall. Bei dieser Gelegenheit sah ich sie dann das erste Mal während eines Anfalls. Sie bekam dann eine weitere Gabe NUX MOSCHATA CM. Diesmal hielt die Wirkung sechs Monate lang an. Der neuerliche Anfall war allerdings nur ein sehr leichter, woraufhin sie drei Gaben NUX MOSCHATA erhielt. Dann waren keinen weiteren Arzneigaben mehr erforderlich. Die Anfälle verschwanden ganz und gar. Mit Hilfe von NUX MOSCHATA war sie „ihrem Leiden entwachsen".

Als ich sie zwei Jahre später traf, hatte ich eine gesunde, hübsche Frau vor mir, die sich in Kürze verheiraten wollte. Sie war nie wieder von diesen Beschwerden heimgesucht worden. Ich habe sie dann später aus den Augen verloren. Sie hatte mir aber versprochen, sich wieder zu melden, falls ein Rückfall auftreten sollte.

Die genaue Beschreibung des Zustandes führt zum Heilmittel, nicht die Diagnose

In der Homöopathie verlassen wir uns eben nicht auf die Wirkung wohlklingender Namen. Wir können uns an unsere Materia Medica halten und an die Symptome, die Generationen von sorgfältigen Prüfern, Ärzten und Laien in mühevoller Arbeit gesammelt haben. In einfacher, verständlicher Sprache haben sie ihre Reaktionen nach Einnahme eines Mittels festgehalten. Bei einem kranken Menschen finden wir ganz bestimmte Symptome. Wir versuchen nun, das Simillimum, das ähnlichste Mittel, zu finden. Wenn wir es gefunden haben, so können wir mit großer Sicherheit eine Heilung voraussagen und erwarten. Der bedauernswerten, jungen Frau, die unter Narkolepsie leidet und die sich aus Angst vor einem Anfall vor dem Lachen fürchtet, könnten wir mit dem entsprechenden Heilmittel helfen. Die Auswahl dieses Heilmittel erfolgt im Repertorium unter den entsprechenden Überschriften. Wahrscheinlich würde es PHOSPHOR sein, es könnte aber auch etwas ganz anderes in Frage kommen. Und als Erfolg könnte man verbuchen, daß man eine junge Frau wieder in einen normalen, glücklichen Menschen verwandelt hätte. Sie wäre nicht länger von jeglichem Spaß und Vergnügen ausgeschlossen, denn sie wäre wieder in der Lage, ohne Angst herzhaft über etwas zu lachen.

LUNGENENTZÜNDUNG

BRONCHOPNEUMONIE

Es wird oft behauptet, daß die Homöopathen bei ernsthaften, akuten Krankheiten nichts ausrichten können. Diese Behauptung der Gegner der Homöopathie gilt es natürlich zu widerlegen.

In der Fachliteratur wird die Bronchopneumonie (=katarrhalische oder herdförmige Lungenentzündung) als ein Endzustand bezeichnet. Das bedeutet, sie tritt am Ende einer Krankheit auf und beendet sie – in der Regel tödlich. Mehr als 50 % der Fälle erliegen dieser Krankheit. Bronchopneumonie wird daher zu Recht in den allopathischen Krankenhäusern und unter allopathischer Behandlung sehr gefürchtet. Über die gleiche Krankheit nun hat eine Krankenschwester in einem homöopathischen Krankenhaus etwas ganz anderes zu berichten. Sie könne gar nicht verstehen, warum so viel Aufhebens um die Bronchopneumonie gemacht werde, denn „in diesem Krankenhaus geht es den davon betroffenen Patienten innerhalb weniger Tage wieder gut. Todesfälle gibt es bei uns nicht". Hier handelt es sich um die Aussage einer ausgebildeten Krankenschwester, die über genügend Hintergrundwissen verfügt und die Sache daher objektiv beurteilen kann.

Ich habe in der Praxis sehr oft mit Bronchopneumonie zu tun gehabt. Bei kleinen Kindern konnte ich die Folgen allopathischer Behandlung beobachten. Meistens bedeutete es nur, daß man ein weiteres Todesopfer verzeichnen mußte. Während meiner Tätigkeit auf dem Land bekam ich die Kinder in Behandlung, die die anderen Ärzte bereits als hoffnungslos aufgegeben hatten. Tatsächlich lag das betreffende Kind dann meist schon im Sterben. Mit Hilfe der Homöopathie gelang es mir ausnahmslos, sie doch noch durchzubringen.

Keine Angst haben, jedoch die Vernunft behalten!

Ein einziger Fall von Bronchopneumonie endete dennoch tödlich. Es handelte sich um einen vierzehn Tage alten Säugling, der sich eine leichte Erkältung und einen leichten Husten zugezogen hatte. Mit der Anweisung, das Baby warm zu halten und mit irgendeinem Mittel – ich weiß leider nicht mehr mit welchem – wurden Mutter und Kind wieder nach Hause geschickt. Am nächsten Tag herrschte in ganz London ein schier undurchdringlicher, schwarzer, rußiger Nebel. Die unvernünftige junge Mutter aber mußte unbedingt mit ihrem Kind quer durch ganz London wandern. Nur um das Kind der Großmutter zu zeigen, war sie mehrere Stunden in diesem

Nebel unterwegs. Den Großteil des Weges mußte sie zu Fuß gehen, da keine Verkehrsmittel fuhren. Unweigerlich folgte nun ein schwerer Anfall von Bronchopneumonie. Vierundzwanzig Stunden später starb der Säugling daran. Er war noch zu klein gewesen, um die gewaltigen Mengen sulfurhaltigen Nebels, die er inhaliert hatte, zu verkraften.

Jetzt komme ich zu einem Fall von Bronchopneumonie bei einem Kind. Das Kind war achtzehn Monate alt und der einzige Junge in einer Familie mit vielen Mädchen. Da die Eltern nicht mehr ganz jung waren, und es daher unwahrscheinlich war, daß sie noch einmal ein Kind bekommen würden, lag ihnen sehr viel daran, daß ihr einziger Sohn am Leben blieb. Er war bereits seit einer Woche krank. Der ortsansäßige Arzt hatte den Fall aufgegeben, da die Lungenentzündung schon zu weit fortgeschritten war. Als ich das Kind aufsuchte, sah es schon vom Tode gezeichnet aus. Es war nur noch halb bei Bewußtsein. Die Atemfrequenz lag bei mehr als 60 in der Minute. Die Temperatur betrug 40 °C, der Puls war schwach und kaum noch wahrnehmbar. Die Stirn war mit kaltem Schweiß bedeckt. Die angestrengten Atemzüge konnte man schon durch die Tür vernehmen.

Worauf es wirklich ankommt in der Homöopathie

Es schien ein ziemlich aussichtsloser Fall zu sein: der Tod war tatsächlich sehr nahe. Ich versuchte es mit ANTIMONIUM TARTARICUM, welches ich aufgrund der folgenden Symptome wählte: erweiterte, geschwärzte Nasenlöcher, die sich mit jedem Atemzug bewegten. Die Lungen angefüllt mit Schleim, der Schleim konnte nicht herausgebracht werden. Grobe, rasselnde Geräusche im Brustkorb, große Schwäche, kaum noch Reaktionen. Nach vierundzwanzig Stunden war noch kein Erfolg eingetreten. Es gab keine Änderung oder Reaktion auf ANTIMONIUM TART. Das war für mich aber kein Grund, jetzt aufzugeben und das Kind sich selbst zu überlassen. Denn mir standen noch weitere wirksame Waffen zur Verfügung. Zum Beispiel LYCOPODIUM, welches fast die gleichen Symptome aufwies. Mir fiel auf, daß die rechte Seite der Lunge stärker betroffen war. Der Vater bestätigte, daß die Beschwerden auf der rechten Seite begonnen hatten. Die Stirn war in Falten gezogen. Bei einer homöopathischen Behandlung müssen wir uns oftmals mit solchen Einzelheiten befassen, die anderen Ärzten absolut unwichtig erscheinen. Aber gerade diese Einzelheiten bedeuten oft den Unterschied zwischen Leben und Tod. Ich verschrieb also LYCOPODIUM 1M, einzunehmen alle zwei Stunden. Als ich das nächste Mal nach meinem Patienten sah, waren Atemfrequenz und Puls zu meiner großen Freude bereits gesunken. Achtundvierzig Stunden nach der ersten Gabe LYCOPODIUM war die Temperatur wieder normal. Weniger als eine Woche nach meinem ersten Besuch war das Kind wieder vollkommen gesund. Die Lungen waren frei von Schleim, es waren keinerlei Anzeichen einer Lungenentzündung mehr zu entdecken. Die Homöopathie hatte wieder einmal einen Sieg errungen! Welche wunderbaren Kräfte stecken in einem richtig angewendeten Heilmittel!

Ich hatte eine Vielzahl solcher Fälle zu behandeln. Manchmal vollbrachte ANTIMONIUM TARTARICUM das Wunder, manchmal blieb es LYCOPODIUM überlassen, entsprechend der festgestellten Symptome, diese Wirkung zu erreichen. In anderen Fällen war SULFUR der Retter in der Not. Sehr oft aber war es auch PHOSPHOR. Man muß alle Symptome in Betracht ziehen. Entsprechend den vorrangigen Symptomen wurde dann das Mittel gewählt. Dann konnte man sicher sein, Erfolg zu haben. In keinem Fall kam es zu Folgekomplikationen. Es traten keine Emphyseme (= Überblähung der Alveolen) auf. Ebensowenig blieben unausgeheilte Reste der Lungenentzündung zurück. Nach jedem richtig verordneten Heilmittel erfolgte die Heilung schnell und sanft. Ich war einmal auf einer Zusammenkunft einer Vereinigung zur Hilfe invalider Kinder, bei der über die schwerwiegenden Folgen von Emphysemen nach Lungenentzündungen und über die Schritte, die man am besten gegen dieses Übel unternehmen könne, diskutiert wurde. Offensichtlich mußte diese Vereinigung Hunderte von Pfund für die Genesung von Kindern mit Emphysem ausgeben. Bei einer homöopathischen Behandlung treten solche Fälle jedoch gar nicht erst auf! Es könnte doch wirklich als sinnvoll erachtet werden, wenn sich mehr Ärzte über die von mir erwähnten Mittel Kenntnis verschaffen würden und diese Mittel dann bei Kindern mit Lungenentzündung anwenden könnten. Auch noch zu einem späteren Zeitpunkt, wenn sich bereits ein Emphysem entwickelt hat, können homöopathische Mittel noch eine Heilung bewirken. In Kent´s Repertorium findet man unter der Rubrik „Emphysem" 30 Heilmittel. Man hat also eine große Auswahl zur Verfügung. Wenn jeder einzelne Fall sorgfältig studiert und beobachtet wird, so wird man sicherlich das richtige Mittel finden. Man muß nicht unbedingt die hohen Potenzen, die von mir erwähnten metaphysischen Gaben, verwenden. Die niedrigen Potenzen wirken genauso gut, allerdings meiner Meinung nach etwas langsamer. Probieren Sie die Mittel in der 3.Centesimalpotenz aus, und Sie werden damit sicherlich etwas ausrichten können.

Komplikationen treten nur bei falscher Behandlung auf!

Nun komme ich zu einem weiteren, äußerst interessanten Fall von Lungenentzündung. Eine junge Frau, Anfang dreißig, schlug sich seit ungefähr einer Woche mit einem leichten Bronchialkatarrh herum. Unglücklicherweise war sie gerade in diesem Stadium von Berufs wegen gezwungen, sich den Launen unseres Klimas auszusetzen. Sie mußte eine lange Bahnfahrt quer durch das ganze Land machen und vierundzwanzig Stunden in irgendwelchen Unterkünften verbringen. Als sie wieder nach Hause kam, brach sie mit hohem Fieber zusammen und mußte das Bett hüten. Da sie sich sehr gut mit Homöopathie auskannte, nahm sie, um das Fieber zu senken, wiederholte Gaben ACONIT D 3 ein. Unglücklicherweise war sie aber schon in einem Zustand, bei dem ACONIT nichts mehr ausrichten konnte. So kam es, daß ich vierundzwanzig Stunden später zu Hilfe gerufen wurde. Ich hatte eine Patientin im Delirium, mit hochroten Wangen, vor mir. Die Atemfrequenz lag bei 28, der Puls bei 128 und die Temperatur betrug 39,3 °C. Sie hatte einen ständigen, trockenen Husten mit rostfarbenem, blutgestreiften Schleim, den sie nur schwer hochbringen konnte. Jede Bewegung und jedes Husten riefen scharfe, schneidende Schmerzen im rechten Lungenflügel hervor. Bei meiner Untersuchung entdeckte ich Anzeichen von Bronchitis und reibende Geräusche im rechten Lungenflügel. Dies deutete auf eine Pleuritis (= Rippenfellentzündung) zusätzlich zur Bronchitis hin. Die Patientin war sehr durstig und trank ständig kaltes Wasser. Außerdem peinigten sie noch scharfe, schneidende Schmerzen in der Seite.

Dies schien mir auf BRYONIA hinzuweisen. Ich gab ihr also BRYONIA C 30, das alle halbe Stunde, je nach Bedarf, eingenommen werden sollte. Wenn sich die Schmerzen und anderen Beschwerden besserten, sollten die Abstände vergrössert werden. Außerdem verordnete ich ein Antiphlogistikum (*), das auf der rechten Seite und auf dem Rücken aufgetragen werden sollte sowie zur Unterstützung eine Bandage um den ganzen Brustkorb. Vierundzwanzig Stunden später war der Zustand noch unverändert. Puls, Atmung und Temperatur hatten sich nicht geändert. Lediglich die heftigen, stechenden und schneidenden Schmerzen waren besser geworden. Ich beschloß, BRYONIA in der gleichen Weise, wie sie es zuvor schon drei Tage lang bekommen hatte, weiterzugeben. Die Krankheit änderte sich nicht dadurch. Lediglich die Schmerzen hörten auf. Das taube Gefühl im Rücken breitete sich weiter nach oben aus. Auf der rechten Seite waren, bis zum obersten Punkt des Schulterblattes, rasselnde Geräusche zu hören. In der ganzen Lunge war ein Blubbern und Rasseln zu vernehmen. Die Temperatur blieb

* Antiphlogistika = entzündungshemmende Pharmaka

so zwischen 38,8 °C und 39,4 °C, der Puls zwischen 120 und 130 und die Atemfrequenz zwischen 28 und 30. Alles in allem ein typischer Fall von Lungenentzündung, entstanden nach einer Verkühlung, bei einer gut entwickelten, jungen Erwachsenen.

Nachdem weitere drei Tage vergangen waren, überprüfte ich den Fall noch einmal und nahm die Symptome neu auf. Die Patientin brachte rostfarbenes, blutgestreiftes Sputum hervor. In der Brust hatte sie ein Gefühl von Schwere und Schmerzen. Sie verspürte großen Durst auf kaltes Wasser. Gegen Tee, den sie normalerweise sehr gerne trank, hatte sie eine starke Abneigung. Sie befand sich in einem Zustand unruhigen Deliriums. Im Unterbewußtsein sorgte sie sich ständig, ob es nicht schon wieder Zeit sei, ihre Medizin einzunehmen. Wenn sie aufwachte, redete sie ziemlich viel. Wenn sie aufgeweckt wurde oder auch beim Einschlafen, phantasierte sie lebhaft. All dieses wies nun auf PHOSPHOR hin. Am dritten Tag gab ich ihr also wiederholt PHOSPHOR D 3, alle zwei Stunden, glaube ich. In ihrem Delirium hatte sie wilde Phantasien. Sie meinte, daß ihr Bett ganz voller Menschen sei, so daß nicht einmal mehr Platz für eine Wärmflasche sei. Zeitweise redete sie von drei Menschen, die mit ihr im Bett lägen. Zum Glück wußte ich aber nichts davon, sonst hätte ich ihr vielleicht ein anderes Mittel gegeben, daß nicht so gut angesprochen hätte. Ihre Gesichtshaut fühlte sich so gespannt an, daß sie „Cold Cream" auftragen mußte, um es aushalten zu können. Ihre Lippen sahen wie Pergament, trocken und aufgesprungen, aus. Nach vierundzwanzig Stunden waren, zu meiner großen Verwunderung, Puls und Temperatur immer noch gleich, die Symptome hatten sich nicht geändert. Was sollte ich jetzt tun? Das Mittel war immer noch angezeigt, aber die Potenz war nicht die richtige. Ich ging also höher und gab ihr alle vier Stunden PHOS. C 30. Am nächsten Tag war das Fieber auf 38,4 °C gesunken. Der Puls betrug am Abend 96.

Was tun, wenn die niedrige Potenz nicht hilft?

Ich war sehr erfreut über die Reaktion, die PHOS. hervorgebracht hatte und fuhr fort, es alle vier Stunden zu geben. Nach weiteren vierundzwanzig Stunden war die Temperatur wieder normal, und der Puls war auf 72 gesunken. Achtundvierzig Stunden nach der ersten Gabe PHOSPHOR C 30 war also die Temperatur von 39,1 °C auf normal, der Puls von 128 auf 72 und die Atemfrequenz von 28 auf 20 gesunken. Es waren insgesamt sechs Tage seit meinem ersten Besuch vergangen.

Lassen Sie mich berichten, wie der Fall weiterging: Der Husten machte immer noch Beschwerden, obwohl es keinen blutgestreiften Auswurf mehr gab; dieser war nach der ersten Gabe PHOSPHOR

C 30 verschwunden. Innerhalb von zwei Wochen, also eine Woche nachdem das Fieber heruntergegangen war, verschwand der, von der rechtsseitigen Lungenentzündung hervorgerufene, dunkle Fleck vollkommen. Vier Tage nachdem die Temperatur wieder normal war, verschwanden die Geräusche in den Bronchien. Solange die Patientin noch Fieber hatte, bekam sie nur Wasser, Weintrauben und verdünnten Orangensaft. Nachdem das Fieber gesunken war, durfte sie Brands Hühnchenextrakt zu sich nehmen. Später wurde es um Marmite (*), Gemüsesuppen, Vollkornbrot und Butter erweitert. Drei Tage nachdem das Fieber gesunken war, wurde ihr ein wenig Hühnerfleisch, sowie eine Gemüse- und Eierdiät erlaubt. Sie bekam dann noch einige Tage lang PHOSPHOR C 30. Nach einer Woche gab ich PHOSPHOR 10 M, um die Heilung abzuschließen.

Zusammenfassend stelle ich noch einmal fest, daß die Temperatur am siebten Tag der Krankheit und achtundvierzig Stunden nach der Gabe PHOSPHOR C 30 wieder normal geworden war. Innerhalb von zwölf Tagen waren die Bronchitis und der pneumonische Fleck „in toto“ (= ganz und gar) verschwunden. Es kam nicht zu einer Herzschwäche. Drei Tage nachdem die Temperatur wieder normal war, fühlte sich die Patientin bereits so gut, daß sie verlangte, wieder aufstehen zu dürfen. Die Vernunft setzte sich aber dann doch durch und sie blieb, auch bei normaler Temperatur, noch eine Woche lang im Bett. Höre ich da etwa ein „Das war doch nur ein minder schwerer Fall von Bronchopneumonie“ im Hintergrund?

Genesungszeit soll im Bett verbracht werden

Würde denn selbst ein minder schwerer Fall von Lungenentzündung sich innerhalb von vierzehn Tagen wieder vollständig erholen? Die Wirkung von PHOSPHOR trat unmittelbar, nachdem es verabreicht worden war, ein. Es konnte also nicht der geringste Zweifel daran bestehen, daß die einsetzende Besserung durch PHOSPHOR erreicht wurde. Es war erstaunlich zu beobachten, daß PHOSPHOR D3 nichts auszurichten vermochte, wohingegen PHOS. in hoher Potenz eine so schnelle und sanfte Wirkung erzielte. Ich hatte gedacht, daß ich lieber erst eine niedrige Potenz geben sollte, da die Patientin an niedrige Potenzen gewöhnt war. Allgemein herrscht unter homöopathischen Ärzten die Ansicht, „bei akuten Krankheiten niedrige oder mittlere Potenzen einzusetzen“ und „die hohen Potenzen den chronischen Krankheiten zu überlassen“.

Eingefahrene Gewohnheiten neu überdenken

* Marmite = engl. Würz-oder Hefepaste, ähnlich „Vitam“

Bei jedem einzelnen Patienten muß man versuchen herauszufinden, welche Potenz für ihn am geeignetsten ist. Fangen Sie mit einer niedrigen Potenz an und bleiben Sie dabei, wenn Sie Vertrauen in niedrige Potenzen haben. Falls sich die Symptome nicht verändern und Sie Ihre Wahl aber für richtig erachten, was soviel heißt, wie: Sie kennen sich mit Ihren Heilmitteln aus und wissen genau, daß es kein anderes Mittel sein kann, dann wechseln Sie es nicht. Nehmen Sie eine höhere Potenz. Versuchen Sie es mit einer D6 oder D12 oder D30. Sie werden feststellen, daß die höhere Potenz da eine Wirkung erzielt, wo die niedrigere Potenz versagt hatte.

In Kent´s Repertorium werden siebzehn Heilmittel für Pleuropneumonie (Bronchopneumonie) und dreizehn Heilmittel für typhöse Lungenentzündung aufgeführt. Ich bin mir nicht ganz sicher, ob er damit Lungenentzündung im späteren Stadium von Typhus meint (das entspricht im Sprachgebrauch der konventionellen Medizin der terminalen [= im Endstadium] Lungenentzündung) oder einfach Bronchopneumonie mit begleitender Schwäche, so wie man es bei Typhus findet. Wie ich schon zuvor ausgeführt habe, hängt alles davon ab, daß man seinen Patienten sehr genau studiert. Selbst die kleinsten Symptome müssen beachtet und beobachtet werden. Man sollte sich auf eine gute Krankenschwester verlassen können, die auch über alle Einzelheiten, welche während unserer Abwesenheit aufgetreten sind, berichten kann. All dieses muß man dann zusammenfügen und das Ebenbild dazu unter den im Repertorium angeführten Heilmitteln herausfinden.

Gute Beobachtung ist unerlässlich

In Nashs „Leitsymptome in der Homöopathischen Therapie" findet man viele gute Mittelbilder, die auch von einem Laien leicht erkannt werden können.

Für den Anfänger stellt auch Allens „Leitsymptome" ein nützliches Werk dar. Mit einem deutschen Arzt, der in einer homöopathischen Arzneimittelfirma arbeitete, unterhielt ich mich einmal über die Vorzüge verschiedener homöopathischer Bücher. Er stimmte mit mir überein, daß Nashs „Leitsymptome" eine hervorragende Arzneimittellehre für den Anfänger sei. Er meinte allerdings, daß die Anwendung von Hochpotenzen Unsinn sei. Hier handelte es sich um die Meinung eines Mannes, der auf Niederpotenzen schwörte. Es scheint so, als wenn es in Deutschland üblich wäre – ich entnehme das jedenfalls den dortigen Veröffentlichungen – nur niedrige Potenzen zu verwenden. Das ist schon sehr merkwürdig, denn Hahnemann, der Begründer der Homöopathie, war schließlich ein Deutscher und gerade er hatte in seinen späteren Jahren die Niederpotenzen zugunsten der Hochpotenzen aufgegeben. Als

Deutschland und der Materialismus

Grund für diesen Wechsel führte er an, daß es nach einer hohen Potenz weniger starke Verschlimmerungen gab als nach einer niedrigen. Sollte etwa die heutige Generation deutscher Ärzte mehr von Materie halten als der große Hahnemann? Er war nicht zuletzt ein bedeutender Philosoph und Metaphysiker. Gerade in Deutschland hat es in der Vergangenheit viele bedeutende Philosophen gegeben. Es mutet sonderbar an, daß ausgerechnet unter den praktisch und materiell veranlagten Amerikanern eine Vielzahl von Hochpotenzlern zu finden ist, während die mehr idealistisch und philosophisch eingestellten Deutschen an den mehr materiellen Gaben festhalten.

Der Umgang mit höhere n Potenzen erfordert mehr Sorgfalt!

Hochpotenzen sind auch hochwirksam. Sie wirken schnell, aber man sollte sie mit Sorgfalt anwenden. Solange man sich noch nicht sehr gut in der Arzneimittellehre auskennt, sollte man vielleicht lieber bei den niedrigen Potenzen bleiben. Die Hochpotenzen müssen zudem mit äußerster Sorgfalt hergestellt und aufbewahrt werden. Ansonsten verlieren sie sehr schnell ihre Wirksamkeit. Aus diesem Grunde sollten Apotheker sie auch nicht zusammen mit stark riechenden Rohstoffen, wie z.B. Aloe, Kampher, Menthol, Pfefferminz, Asafoetida, Baldrian, Terpentin, Karbol usw., aufbewahren oder verkaufen. Sie sollten in besonders trockenen und abgedunkelten Schränken oder speziellen Räumen gelagert werden, wo sie nicht verderben können. Zum Schluß möchte ich noch einmal meine Warnung von vorhin wiederholen. Laien sollten nur niedrige Potenzen verwenden. Es sei denn, ein homöopathischer Arzt rät ihnen etwas Anderes.

Chronische Bronchitis

Kann man mit Homöopathie etwas bei chronischer Bronchitis ausrichten?

In so einem wechselhaften Klima, wie wir es haben, sind die für Bronchitis anfälligen Menschen wahrlich nicht zu beneiden. Ein gutsituierter Bronchialpatient wird von seinem Arzt für die Dauer der langen Nebel-, Regen- und Kalter-Wind-Periode fortgeschickt. Üblicherweise schlägt er während dieser Monate sein Exil in Ägypten oder auf den Kanarischen Inseln auf. Die schlechter gestellten Bevölkerungsschichten müssen es hier aushalten. Sie überschwemmen die Ambulanzen der verschiedenen Krankenhäuser. In der Hoffnung auf Erleichterung laufen sie von einer Tuberkuloseklinik zu einem Allgemeinen Krankenhaus und wieder umgekehrt. Ihr Auswurf wird untersucht und ihr Brustkorb wird geröntgt. Kommt es zu einem positiven Ergebnis, so werden sie in ein Sanatorium verfrachtet, um sich dort zu erholen. Im Anfangsstadium der Krankheit bewirken nahrhaftes Essen und frische Luft oft noch wahre Wunder. Wenn sich keine Tuberkuloseerreger finden, werden sie als chronisch Kranke eingestuft und müssen weiter unter Beobachtung bleiben. Sie bekommen eine der bewährten Mischungen der Arzneimittelkonzerne, die in den Pharmakopöen (= Verzeichnis der Arzneimittel) der Krankenhäuser aufgeführt sind. Dann werden sie den jungen Ärzten zur Behandlung überlassen. Den ganzen Tag über husten und spucken sie, oftmals auch während der Nacht. Der leichteste Nebel verschlimmert den Zustand so, daß es kaum noch auszuhalten ist. Schon durch die geringste Anstrengung sind sie ganz außer Atem. Es tut einem weh, wenn man sieht, wie sie durch die Straßen gehen und kriechen müssen. Wer klüger ist, bleibt natürlich lieber drinnen in der Wärme und verläßt das Haus nur, um sich mit Nachschub seiner bevorzugten Hustenmischung vom Hausarzt oder Krankenhaus versorgen zu lassen.

Der chronisch Kranke leidet und erhält nur schwachen Trost

Ich kann mich an so einen Fall erinnern. Es war ein klägliches, untergewichtiges Häuflein Mensch, das da im Juni 1931 zu mir kam. Die Patientin war 34 Jahre alt, im vierten Monat schwanger und kam wegen eines fast vollständigen Uterusprolaps (Gebärmuttervorfall) zur Behandlung. Der Uterus wurde wieder in die richtige Lage gebracht. Anschließend wurde ein mittelgroßes Pessar eingesetzt, um den schweren, schwangeren Uterus oben zu halten. Die Patientin erzählte, daß sie seit einer Masernerkrankung im Alter von drei Jahren immer „schwach auf der Brust“ gewesen sei. Wegen Verdachts auf Lungentuberkulose war sie bereits mehrere Monate lang im örtlichen Krankenhaus gewesen. Ihre Periode blieb wochenlang aus, was ebenfalls auf eine frühe Tuberkulose hindeutete. Dann wurde sie in die Tuberkuloseambulanz verlegt, wo sie unter ständiger Beobachtung stand. Wiederholt wurden Sputum- und Röntgenuntersuchungen durchgeführt. Es ließ sich aber nie etwas Eindeutiges feststellen. Zum angegebenen Termin kam dann das Baby zur Welt, es war natürlich ein ziemlich kümmerlicher Säugling. Anschließend trat wieder der Gebärmuttervorfall auf. Der Uterus hatte sich etwas zurückgebildet, und es wurde ein neues Pessar eingelegt. Dann sah ich sie zehn Monate lang nicht mehr.

In der Zwischenzeit wurden bei ihr in der Tuberkuloseambulanz und im nahegelegenen Universitätskrankenhaus weitere Tests und Röntgenuntersuchungen des Brustkorbs durchgeführt. Sie erschien dann wieder bei mir am 9. Februar 1933, um das Pessar auszuwechseln. Wieder klagte sie über ihre unregelmäßige Periode und fragte sich, ob sie eventuell schwanger sei. Der Uterus war sehr schwer und ausgedehnt. Der Muttermund sah ungesund, erodiert und entzündet aus. Sie selbst sah dünn und jämmerlich aus. Mir fiel ihre schmutzig-graue Hautfarbe, ihre schmutzige, ungepflegte und unordentliche Kleidung sowie ein allgemeiner Mangel an persönlicher Sauberkeit auf. Auf diese allgemeinen Symptome hin bekam sie SULFUR C 6, welches sie zwei Wochen lang morgens und abends einnehmen sollte. Es war das erste Mal, daß sie von mir ein Mittel verordnet bekam. Sie war natürlich eigentlich wegen ihres Prolapses gekommen und nicht wegen ihres allgemeinen Zustandes. Heutzutage läuft alles viel zu spezialisiert ab. Der Patient wandert von einer Abteilung zur nächsten. Am Ende tut ihm oder ihr eigentlich keiner mehr einen Gefallen damit. Meine Patientin sah ich dann wieder fünf Monate lang nicht. Zwischendurch berichtete sie lediglich einmal, daß ihre Periode seit dem 16. Februar regelmäßig verlaufe. Das arme Ding führte aus Angst, daß etwas passieren könne, immer sorgfältig Buch über ihre Monatsblutungen.

Eine Kur mit Sulfur

Am 20. Juli 1933 kam sie wieder zur Behandlung, und ich verordnete eine neuerliche Kur mit SULFUR C 6. Anschließend erzählte sie, daß sie, seit sie im Februar mit SULFUR behandelt worden war, keinerlei Bronchialbeschwerden mehr gehabt hätte. Tatsächlich hatte die Tuberkuloseambulanz sie nunmehr entlassen. Am 19. Februar 1934, also ein Jahr nachdem sie das erste Mal wegen allgemeiner Schwäche behandelt worden war, berichtete sie, daß sie bei nebligem Wetter wieder leichte Lungenprobleme bekam. Ihre Periode „hielt sie wieder zum Narren“, zusätzlich klagte sie über

Kopfschmerzen in der Scheitelgegend. Sie bekam TUBERCULINUM C 30 in wöchentlichen Gaben verordnet, da in der Vergangenheit diese etwas zweifelhafte tuberkulöse Infektion aufgetreten war. Eigentlich hatte sie SULFUR-Symptome, aber ich war der Meinung, daß jetzt TUBERCULINUM benötigt wurde. Wieder sah ich sie sieben Monate lang nicht. Ende September 1934 berichtete sie dann, daß es ihr gut ginge und sie nicht mehr diese Scheitel-Kopfschmerzen habe.

Die Kunst der Homöopathie ist erlernbar

Fünf Monate später (Ende Februar 1935): Sie hat seit dem 24. Oktober keine Periode mehr gehabt. Sie leidet unter Schmerzen auf dem Scheitel. Die Augen tränen und eitern. Nachts fühlt sie sich schwindlig. Sie leidet unter Hitzewallungen, wobei sie sich einer Ohnmacht nahe fühlt. SULFUR C 30 wird verordnet. Kurz darauf setzt am 3. März die Periode ein. Im Juni 1935 berichtet sie, daß die Kopfschmerzen nicht wieder aufgetreten sind, ebensowenig wie Anzeichen von Asthma oder Bronchitis. Ihre Brustbeschwerden waren nämlich manchmal als Asthma und manchmal als chronische Bronchitis bezeichnet worden. Seit März (SULFUR wurde Ende Februar gegeben) bekommt sie jeden Monat regelmäßig ihre Periode. Zu diesem Zeitpunkt, am 6. Juni 1935, erhält sie eine weitere Gabe SULFUR C 30.

9. Januar 1936. Es besteht weder Asthma, noch Bronchitis. Die Patientin klagt seit einigen Wochen über Schmerzen und Krämpfe im rechten Bein. Der Uterusprolaps, wegen dem sie ursprünglich zur Behandlung gekommen war, beeinträchtigt sie überhaupt nicht mehr. Ansonsten fühlt sie sich gut. Sie erhält wieder eine Gabe SULFUR.

14. Mai 1936. Sie fühlt sich sehr gut. Hat keine Beschwerden in der Brust.

Langsam aber sicher kommt es zur Heilung!

5. Oktober 1936. Sie ist inzwischen neununddreißig Jahre alt. Die Periode kommt wieder spärlicher. Sie leidet unter Schmerzen im unteren Teil des Rückens und unter heißen Schweißausbrüchen. SULFUR C 30 wird gegeben.

14. Dezember 1936. Es geht ihr ausgezeichnet. Der Prolaps ist kaum noch feststellbar. Die Patientin sieht gut aus und fühlt sich auch so. Seit Jahren schon hat sie keine Bronchitis mehr gehabt. Seit ihrer Entlassung im Juli 1933 ist sie nicht mal mehr in die Nähe des Krankenhauses gekommen. Dabei hatte sie es vorher fast wöchentlich aufgesucht, denn schon seit ihrer frühesten Jugend litt sie immer wieder am „Winterhusten".

Die Ergebnisse waren wirklich äußerst zufriedenstellend. In unserer Fachliteratur gibt es unzählige Fallbeispiele, in denen

Empyem (= Eiteransammlung), chronische Bronchitis und Emphysem durch die Gaben homöopathischer Heilmittel geheilt werden.

Sogar Asthma kann homöopathisch geheilt werden, obwohl Asthmafälle oftmals jahrelang in Behandlung bleiben müssen. Ich hoffe, daß ich dieses Thema einmal bei anderer Gelegenheit ausführlicher behandeln kann.

Es geht um die Qualität des Lebens

Bei einer Arbeit, wie meiner, muß man immer wieder mit Enttäuschungen und Fehlschlägen rechnen. Umsomehr, als man sich ständig wie ein Einzelkämpfer vorkommt, der gegen den Strom schwimmt. Einige Leute vermag man nur schwer davon zu überzeugen, daß man doch noch einiges auszurichten vermag. Wenn es auch manchmal keine Heilung sein kann, so doch zumindest eine so erhebliche Verbesserung eines als unheilbar festgelegten Zustands, daß das Leben anschließend wieder einen ganz anderen Stellenwert bekommt. Man hat den Patienten schon so weit vorangebracht und dann kommt irgendjemand daher, mischt sich ein und die Besserungen kommen zum Stillstand. Man selbst kann nur danebenstehen und zuschauen, wie ein fast geheilter, chronisch kranker Patient wieder zurück- und in seinen alten Lebenstrott verfällt. Vor drei oder vier Jahren begegnete mir ein solcher Fall.

Bronchiektasien (chronische Aushöhlung der Lunge)

Eine 34jährige, typische Markthändlerin, kam mit ihrem Kind vorbei, um mich um Rat zu fragen. Ich bemerkte, daß sie an einem quälenden, trockenen Husten litt. Sie selbst sah dünn und krank aus. Auf Nachfragen stellte sich heraus, daß sie an Bronchiektasien - einer chronischen Aushöhlung in der Lunge - litt, die nach einer interstitiellen Pneumonie vor etwa zwei oder drei Jahren aufgetreten war. Dieser Zustand war durch eingehende Untersuchungen, Röntgen usw. bei ihr festgestellt worden. Danach wurde sie stationär im örtlichen Krankenhaus behandelt. Man sagte ihr, daß man nicht viel bei ihr machen könne. Sie könne höchstens versuchen, jeden Morgen die Aushöhlung zu entleeren, indem sie sich über die Bettkante lehnte, um so die Schleimansammlung, unter Ausnutzung der Schwerkraft, herausfließen zu lassen. Ihre Nächte waren furchtbar. Durch den Husten konnte sie nicht schlafen. Auch ihren Ehemann hielt sie mit diesem ständigen Reizhusten, der zwichen 3 und 5 Uhr morgens schlimmer war, wach. Beim Aufstehen brachte sie dann große Mengen übelriechenden, dick-eitrigen Schleims aus den Lungen heraus. Den ganzen Tag über hatte sie einen trockenen Husten, der ihren Mann fast zur Verzweiflung trieb. Sie hatte schon etliche Pfund abgenommen. Mit ihrem Zustand hatte sie sich abgefunden, denn es konnte ja doch nichts für sie getan werden! Ich redete mit ihr und versuchte, sie mit vernünftigen Argumenten zu überzeugen. Am Ende willigte sie ein, es mit der von mir vorgeschlagenen Behandlung einmal zu versuchen. In der rechten Lungenbasis fand ich Spuren einer alten Lungenentzündung. Wegen dieses Symptoms und wegen des chronischen Hustens sowie wegen des allgemeinen körperlichen Erscheinungsbildes einer dünnen, mageren Frau mit Neigung zu Blähungen nach dem Essen gab ich ihr LYCOPODIUM C 6, welches morgens und abends einzunehmen war. Ich war in diesem Fall sehr darauf bedacht alles gut und richtig zu machen. Also schlug ich zu Hause noch einmal unter den Symptomen nach und kam zu dem Schluß, daß es sich auch gut um KALIUM CARBONICUM C 6 handeln könne.

In der folgenden Woche war ich also darauf eingestellt, KALI. CARB. zu verordnen. Zu meiner großen Überraschung erzählte mir die Patientin ganz erfreut, daß der Husten viel besser geworden sei. Die ersten beiden Tage hatte sie morgens noch drei Tassen voll Sputum herausgebracht. Seitdem kam nur noch sehr wenig Schleim. Die Nächte waren viel ruhiger geworden. Ihr Mann hatte tatsächlich die ganze Nacht schlafen können. Beim Aufwachen fragte er sich erst, ob seine Frau etwa tot wäre – so still lag sie da. Die ganze Sache schritt auch weiterhin gut voran. Der Patientin ging es von Woche zu Woche besser. Sie erhielt weiterhin LYC. C 6. Später LYCOPODIUM C 12 und dann LYC. C 30. Innerhalb von drei Monaten nahm sie 6,3 kg zu. Die Geräusche in der rechten Lunge hörten auf, und der nächtliche Husten gehörte der Vergangenheit an. Sie aß wieder richtig gern. Morgens kam nur noch sehr wenig Schleim. Ich konnte mir richtig vorstellen, wie sich die große Aushöhlung in den Lungen schloß und wollte sie gerne zur Bestätigung von einem Radiologen untersuchen lassen. Dann wurde sie plötzlich wieder schwanger. Zusammen mit der Schwangerschaft und der letzten Verordnung von LYC. C 30 entwickelte sie einen merkwürdigen, kupferfarbigen Hautausschlag am ganzen Körper und auf den Armen. Es handelte sich um einen glatten Ausschlag, der aussah, als wenn jemand Leitern und Schlangen aufgemalt hätte. Die Haut war nur leicht gereizt und schuppte sich nicht. Ich war sehr erfreut, denn nach den homöopathischen Grundsätzen ist ein Hautausschlag der Beweis dafür, daß Gift aus dem Körper ausgeschieden wird und der Patient auf dem Weg der Genesung ist. Dann ist es **das Beste, ihn in Ruhe zu lassen und keinerlei äußerliche Behandlung durchzuführen.**

Hautausschläge sind Heilreaktionen und sollen nicht gestört werden

Unglücklicherweise suchte die Patientin dann eine Entbindungsklinik auf, ohne mich darüber zu informieren. Dort wurde ihr erst einmal Angst gemacht. Sie schlugen ihr eine Behandlung mit Teerlösungen und Teersalben vor, womit die Hauterkrankung wieder nach innen getrieben wurde. Sechs Monate lang war sie anschließend damit beschäftigt, sich mit den verschiedensten, unheilvoll aussehenden Salben einzuschmieren, bis sie am Ende ihren Zweck erreichten. Die Haut war also geheilt. Der Husten kam dann natürlich, schlimmer als je zuvor, wieder zurück. Der übelriechende Schleim lief wieder aus der Lunge, und die Patientin war im status quo. Ich versuchte sie noch davon zu überzeugen, die Salben aufzugeben, aber es hatte keinen Zweck. Meine Stimme zählte nichts im Vergleich zu dem Krankenhausarzt, der bestimmt hatte, daß die Salbe aufgetragen werden müsse. Er hatte außerdem erklärt, daß ihr Lungenleiden nicht geheilt werden könne. Die offensichtlich einsetzende Besserung während meiner Behandlung sei lediglich ein Zufall gewesen.

Herrschende Lehrmeinungen nehmen dem Kranken die letzte Hoffnung

Ich hätte die Frau nehmen und schütteln können, aber die Homöopathie vermochte nichts gegen die Meinung ihrer Koryphäen auszurichten. Ich hörte aber auch, wie ihr Ehemann im Hintergrund murmelte, er wünschte, sie würde weiterhin die kleinen, weißen Pillen einnehmen. Sie schienen ihr wirklich gut geholfen zu haben, denn in den paar Monaten, in denen sie sie genommen hatte, hatte er nachts ungestört schlafen können!

Bei dieser Patientin hatte die homöopathische Behandlung schon solch wesentliche Verbesserungen erzielt, daß ein endgültiger Erfolg greifbar nah gewesen war. In drei weiteren Monaten wäre die Aushöhlung vollständig geheilt gewesen. Zu dem Zeitpunkt, als sie mit der Salbe begann, hatte sie in der Tat keinerlei Symptome mehr, weder Husten noch Schleim. Sie hatte einen tiefen, heilsamen Schlaf und einen gesunden Appetit. Die Austrocknung des septischen Hohlraums hatte bewirkt, daß diese Frau wieder regelrecht aufgeblüht war. Es brach mir fast das Herz, mitansehen zu müssen, wie diese ganze Arbeit zunichte gemacht wurde und die Patientin wieder in ihren alten Zustand zurückfiel. Während der nächsten zwei Jahre sah ich die Frau nur ab und zu. Daß sie sich gerade in der Ambulanz aufhielt, konnte man immer an dem trockenen, metallischen Husten erkennen. Da sie allerdings den Husten und den scheußlichen, eitrigen Schleim dem Hautausschlag, der ja nur ein vorübergehender Zustand gewesen wäre, vorzog, mußte ich sie damit sich selbst überlassen.

Keine Organtransplantationen! Tiefsitzende Erkrankungen wichtiger innerer Organe sind heilbar

Wenn sich die Leute nur davon überzeugen ließen, daß auch tiefsitzende Erkrankungen wichtiger, innerer Organe heilbar sind und geheilt werden können. Oftmals muß man dafür gewisse, zeitlich begrenzte, kosmetische Beschwerden in Kauf nehmen. Die Heilung kommt von innen, deshalb sollte das äußere Erscheinungsbild der Krankheit auch nicht beeinflußt werden. Außer natürlich durch Einnahme des passenden Mittels, das heißt des Mittels, welches durch die Symptome angezeigt ist und das nach den homöopathischen Grundsätzen – Ähnliches heilt Ähnliches – verabreicht wird. Die Haut ist ein wichtiges Ausscheidungsorgan, über die alle möglichen verbrauchten Stoffe entsorgt werden. Durch die Haut findet Atmung statt. Wenn wir also Fett und Salben auftragen, verstopfen wir damit die Hautporen und fügen Organen wie Lunge, Herz und Leber unabsehbaren Schaden zu. Dieser Schaden ist zwar für das Auge nicht sichtbar, aber dennoch existiert er. Es gibt allerdings nur sehr wenig Ärzte, die diesen Zusammenhang durchschauen. Diese Tatsachen werden auch nicht mehr gelehrt und zwar seitdem Erasmus Wilson entdeckte, daß man Hauterkrankungen durch äußere Anwendungen zum Verschwinden bringen konnte und man sie deshalb für geheilt erklärte. Später entwickelten sich dann aus diesen Hauterkrankungen chronische Herz- und Lungenkrankheiten. Damit fielen sie in den Zuständigkeitsbereich der Herz- oder Lungenspezialisten. Die Rolle, die der Hautarzt bei der Entwicklung dieser ernsthaften, inneren Krankheiten spielte, wurde dabei völlig übersehen. Ich hoffe, daß die Folgerichtigkeit dieses Ablaufes eines Tages wieder entdeckt wird. Erst dann werden wir richtige „Heilungen" sehen können, Heilungen, die von innen nach außen gehen. Ein weiterer, wichtiger homöopathischer Grundsatz besagt, daß Heilungen von innen nach außen stattfinden. Nachdem äußere Erscheinungen aufgetreten sind, verschwindet die innere Krankheit.

Ein homöopathisches Heilgesetz: Die Heilung geht von innen nach außen!

Nun komme ich zu einem anderen Fall von chronischer Bronchitis, bei dem die Behandlung aber zufriedenstellender verlief. Die Patientin war eine junge, verheiratete Frau mit folgender Krankengeschichte: im Alter von fünf Jahren war sie wegen eines linksseitigen Empyems operiert worden. Seitdem litt sie ständig unter quälendem Husten. Im Winter war es immer schlimmer. Im Winter 1933 war sie ernsthaft krank. Sie kam im Februar 1934 das erste Mal zu mir. Sie war schon oft behandelt worden, zuletzt unter anderem auch mit Kreosot. Beim Röntgen war nichts Eindeutiges festgestellt worden. Früh am Morgen weckte sie ihren Mann durch qualvolles, trockenes Husten auf, was von 2 Uhr nachts bis morgens 5 oder 6 Uhr anhielt. Der Hustenreiz saß hinter dem Brustbein. Beim Gehen bekommt sie Herzklopfen, welches morgens, während des Hustens und beim Treppensteigen schlimmer ist. Jedesmal, wenn sie raus geht, erkältet sie sich. Ihre Periode kommt den ganzen Winter über unregelmäßig, sehr wenig und ohne Klumpen; jede Woche oder jede zweite Woche kommt sie für zwei Tage. Zeitweise hustet die Patientin eine oder zwei Stunden lang ununterbrochen. Während der Befragung und Untersuchung hustete sie ständig. Ihr Mann sagt, „daß es genug sei, um ihn wahnsinnig zu machen". Die Patientin verabscheut Musik, ärgert sich schnell, fühlt sich allgemein schwach, leidet oft unter Verdauungsstörungen und ist sehr kälteempfindlich. Mit Kleidung wiegt sie 41,3 kg. In der rechten Lunge ist ein dumpfes Blubbern und Rasseln zu hören. Es wird KALIUM CARBONICUM C 6, morgens und abends einzunehmen, verschrieben.

Kalium carbonicum bei chronischem Husten

Am 19. April 1934 erschien sie wieder zur Behandlung. Seit zwei Monaten kommt die Periode regelmäßig jeden Monat und nicht wie vorher jede Woche. Seit ihrem Besuch im Februar hat sie keinen schlimmen Hustenanfall mehr gehabt. In der ersten Woche nach Einnahme des Mittels fühlte sie sich krank und elend. Jetzt hingegen sei es völlig anders, sie könne auch wieder gut schlafen. Sie erhält KALIUM CARBONICUM C 30.

31. Mai 1934. Vor zwei Wochen hat sie sich eine Erkältung zugezogen. Der Husten kam wieder zwischen 2 und 3 Uhr morgens. Es war ein lockerer Husten mit dickem Schleim. Sie wiegt jetzt 47,2 kg. In drei Monaten hat sie fast 6 kg zugenommen! Die Monatsblutung kommt regelmäßig jeden Monat. Sie erhält eine Woche lang abends KALIUM CARBONICUM C 30.

17. September 1934. Das Gewicht beträgt jetzt 48,1 kg. Die Symptome sind in leichter Form wieder aufgetaucht: Herzklopfen, aber keine Schmerzen in der Brust. Erkältete sich letzte Woche. Bei der Untersuchung stellte ich zum ersten Mal seit Februar wieder ein leicht blubberndes Geräusch in der rechten Lunge fest. Wegen des akuten Zustands verschrieb ich DULCAMARA C 12, abends einzunehmen, gefolgt von KALIUM CARBONICUM C 6.

28. November 1934. Bis zu einer Erkältung, die sie sich letzte Woche durch nebliges Wetter zugezogen hat, ging es der Patientin sehr gut. Nun hat sie einen lockeren Husten, der sie nachts wachhält und der zusammen mit einem Kitzeln hinter dem Brustbein auftritt. Sie reagiert sehr empfindlich auf trockene Kälte. Wegen des akuten Zustands erhält sie RUMEX CRISPUS C 6, dreimal täglich sowie KALIUM CARBONICUM 1M. Ich habe sie seitdem nicht mehr wieder gesehen. Durch eine Schwester erfuhr ich aber, daß es ihr nach wie vor gut geht. Der Husten ist nicht wieder aufgetreten, obwohl sie sich schon noch ab und zu erkältet. Besonders ihr

Homöopathie rettet die Ehe!

Ehemann ist äußerst erfreut darüber, denn nun kann auch er nachts wieder ruhig schlafen. Er hatte schon im Spaß damit gedroht, sich von ihr scheiden zu lassen, wenn dieser Husten nicht aufhören würde.

Durch die homöopathischen Heilmittel wurde also ein chronischer, schon mehrere Jahre bestehender Husten, geheilt, ohne daß irgendwelche Hilfsmittel wie Luftveränderung, Lebertran oder Malz benötigt wurden. Die Patientin konnte in ihrer gewohnten Umgebung bleiben und auch ihre Ernährung mußte nicht umgestellt werden. Außer daß sie homöopathische Mittel erhielt, wurde nichts geändert. Weinsteinsalz oder KALIUM CARBONICUM beinhaltet die speziellen Symptome, die sich bei der Patientin fanden. Dieses Mittel, in verschiedenen Potenzen verabreicht, befreite sie von ihren quälenden Beschwerden. Ihr gesamter Stoffwechsel verbesserte sich, so daß sie in wenigen Monaten 6,3 kg zunahm.

Wenn Sie dazu bereit sind, die Homöopathie gründlich zu erlernen und zu studieren, so wird sie Sie nicht im Stich lassen. Es gibt eine Vielzahl von Heilmitteln, die chronische Bronchitis zu heilen vermögen und dies auch tatsächlich tun. Jedes Heilmittel umfaßt seine eigenen, ganz speziellen und charakteristischen Symptome. Die einzige Schwierigkeit besteht darin, das richtige Mittel zu finden. Das bedeutet, daß man sich in einem ständigen Lernprozeß befindet: man muß bereit sein, das Wissen Hahnemanns und seiner Anhänger anzunehmen. Und man muß bereit sein, aus dem großen Wissensschatz der Arzneimittellehren zu lernen. Fangen Sie an, indem sie Allens „**Keynotes**", später Kents „**Materia Medica**" und Clarkes „**Handbuch der Matera Medica**" lesen und studieren.

Es ist ein äußerst faszinierendes Studium. Seinen wahren Wert werden Sie dann erkennen, wenn Sie mit akuten Krankheiten konfrontiert werden und wenn Sie den Verlauf dieser Erkrankungen, sei es nun Lungenentzündung, Masern, Keuchhusten oder Grippe, erheblich verkürzen können. Typhus, Cholera, Diphtherie oder schwere, septische Erkrankungen verlieren ihre Schrecken. Mit homöopathischen Mitteln treten nach akuten Krankheiten keine Komplikationen ein. Je mehr Sie sich in sie vertiefen, desto mehr hat Ihnen die Homöopathie zu bieten. Sie werden in der Lage sein, viele bis dahin als unheilbar geltende Krankheiten zu heilen, wodurch Sie zu einem wirklichen Heiler werden.

Schwere septische Erkrankungen verlieren mit der Homöopathie ihre Schrecken

Homöopathische Heilungserfolge bei Tieren

Als ich vor etlichen Jahren einmal nach einem langen und anstrengenden Tag abends nach Hause kam, empfing man mich dort mit der Neuigkeit, daß mein kleiner Hund plötzlich krank geworden sei. Was ich dann in dem Hundekörbchen sah, beunruhigte mich sehr: das arme, kleine Tierchen lag praktisch bewußtlos da, atmete kaum noch, Speichel tropfte aus seinem Maul. Obwohl er in einem warmen Raum lag, fühlte er sich nahezu eiskalt an. Die Haut war trocken und rauh, die Nase kalt, trocken und ganz blaß. Der Puls war nur noch schwach fühlbar.

Als ich versuchte, ihn zuzudecken, teilte man mir mit, daß er immer von der Wärmflasche wegkroch und sich weigerte, unter einer Decke zu liegen. Ich überlegte, was ich tun sollte. Über Tierkrankheiten wußte ich so gut wie gar nicht Bescheid. Ich hatte zwar schon mal etwas von Staupe gehört, aber welche Symptome damit verbunden waren oder wie sie behandelt werden mußte, wußte ich beim besten Willen nicht. Aber ich setzte Vertrauen in die „kleinen, süßen Kügelchen" und sagte mir: „Wenn ich bei einem Menschen diese Symptome – plötzliche, heftige Erkrankung, große Kälte zusammen mit einer Abneigung gegen Zudecken sowie große Schwäche und Blässe – finden würde, und alle diese Symptome weisen auf CAMPHORA hin, warum soll ich dann nicht auch in diesem Fall CAMPHORA geben?"

Ich hatte das Mittel nur in einer hohen Potenz, der 2000., vorrätig. Würde es auch bei einem Hund wirken? Es ihm zu geben, war ziemlich leicht: ganz vorsichtig wurde ein wenig von dem süßen Pulver auf seine Zunge gegeben. Dann warteten wir voller Sorge auf eine Reaktion. Schon nach erstaunlich kurzer Zeit öffnete er seine Augen und versuchte schwach an meinen Fingern, die ich in warme Milch mit einigen Tropfen Cognac getaucht hatte, zu lecken. Darüber erfreut, fütterte ich ihn mit etwas mehr Milch mit Cognac. Das war seit Stunden die erste Nahrung, die er zu sich nehmen mochte. Am nächsten Morgen bot sich mir dann schon ein ganz anderes Bild. Er war aus seinem Korb gekrochen, lag nun vor dem Feuer und wedelte, wie er es jeden Morgen tat, freudig mit dem Schwanz.

Die Kälte des Körper war verschwunden, es gab keinen Durchfall und keinerlei Anzeichen für einen Kollaps mehr. Hatte es sich nun um Staupe gehandelt? Ich weiß es wirklich nicht. Seine Krankheit war nach einer Nacht überstanden. Nach einer Gabe CAMPHORA erholte er sich genauso schnell wie er zusammengebrochen war.

Freudiger Nebeneffekt – endlich stubenrein

Es gab auch noch einen bemerkenswerten Nebeneffekt. Wir konnten dem kleinen Tier vorher nicht beibringen, stubenrein zu werden. Weder gutes Zureden, noch Schelten oder Strafen bewirkten irgendetwas. Nach seiner Krankheit und der schnellen Genesung hingegen war er in dieser Beziehung wie ausgewechselt. Er wurde stubenrein und entwickelte sich zu einem mustergültigen Hund.

Ob das seine Art war, seine Dankbarkeit für die Befreiung von der Krankheit auszudrücken?

„Unser Tim“ ist ein hübscher, gescheckter Perserkater. Er ist Herrscher über alles, was in seinem Blickfeld ist und regiert „seine“ Menschen mit einer Art wohlwollender Tyrannei.

Vor einigen Wochen bekam „Unser Tim“ eine Erkältung. Die ersten Anzeichen waren Erbrechen und leichter Durchfall. Er wurde mit RHUS TOXICODENDRON behandelt, besonders deshalb,weil er es liebte, auf kalten Steinstufen und im Garten im feuchten Gras zu sitzen. Normalerweise können fieberhafte Anfälle mit diesem Mittel wesentlich verkürzt werden, aber diesmal bewirkte es gar nichts. Die Krankheit war schon zu weit vorangeschritten. Innerhalb von vierundzwanzig Stunden war auch die Blase in Mitleidenschaft gezogen. Er drängte ständig danach, nach draußen gelassen zu werden. Der ständige Drang wurde immer schlimmer und schlimmer, so daß „Mein Gebieter“ schließlich sogar gezwungen war, sein Kistchen im Keller zu benutzen. Er schaute sein Frauchen ganz entschuldigend an, „er könne wirklich nichts dafür“. Später ging es ihm dann schon zu schlecht, er konnte sein Kistchen gar nicht mehr verlassen. Ständig stand er auf, um wieder ein paar Tropfen herauszupressen.

Ein homöopathisches Katzenbuch empfahl bei solchen Beschwerden CANTHARIS zu geben. Nachdem ich es vierundzwanzig Stunden lang damit probiert hatte, aber nicht die leiseste Besserung erzielt wurde, zog ich doch das **Repertorium** zu Rate, indem ich die verschiedenen Symptome nachschlug. Als erstes hielt ich fest, daß die normalerweise sehr wärmeliebende Katze es jetzt vorzog, auf den kalten Fliesen oder in einem kalten, ungeheizten Raum, weit weg von seinem Frauchen, zu liegen. So ein Verhalten war zuvor noch nie aufgetreten. Es schien, als ob er die Hitze des

Feuers nicht ertragen könne. Selbst heiße Tücher in der Blasengegend – ein Ratschlag des Tierarztes – mochte er nicht haben. Er strengte sich ständig an, Wasser zu lassen, ein paar Tropfen herauszupressen. Der Urin war sehr konzentriert und übelriechend.

Apis heilt Blasenentzündung des Katers

All dies wies auf APIS hin. Also bekam er APIS, welches eine Viertelstunde lang eine eindeutige Verschlimmerung hervorrief. Dann beruhigte sich das Tier und schlief zusammengekugelt anstatt ausgestreckt, was er seit Beginn der Krankheit vor zwei Tagen nicht mehr getan hatte, fünf bis sechs Stunden lang. APIS wurde dann noch einige Male wiederholt. Immer wenn der Drang wieder häufiger wurde, was ungefähr alle vier bis fünf Stunden vorkam, wurde das Mittel gegeben. Innerhalb von achtundvierzig Stunden waren der häufige Drang und der üble Geruch verschwunden. Außer APIS, das er drei Tage lang erhielt, war kein weiteres Mittel erforderlich. Inzwischen ist der Kater wieder so gesund und munter wie eh und je.

Rhus tox bewahrte die Katze vorm Einschläfern

Vor zwei bis drei Jahren hatte ich einen anderen Fall von Dysurie (= schmerzhafte Störung der Harnentleerung) und Strangurie (= Harnzwang) bei einer Katze. Dieser Kater wurde häufig von Schmerzen beim Wasserlassen geplagt. Dann preßte und preßte er, aber es kam nichts heraus. Er litt unter heftigen Schmerzen. Der zuständige Tierarzt konnte lediglich heiße Tücher für den Bauch empfehlen. Er diagnostizierte Blasensteine. Nach zwei oder drei von diesen Anfällen konnte er nur noch ratlos mit den Schultern zucken. Er gab den Ratschlag, die Katze einschläfern zu lassen. Dann wurde mir davon berichtet. Ich fand heraus, daß der Kater es liebte, bei feuchtem Wetter stundenlang auf dem kalten Steinfußboden zu sitzen. Anschließend traten dann immer die schmerzhaften Anfälle auf. Daraufhin verordnete ich RHUS TOXICODENDRON in der 6. Centesimalpotenz. Es half sofort. Von da an hatte sein Frauchen RHUS-TOX. stets griffbereit im Haus. Bei dem leisesten Anzeichen irgenwelcher Blasenprobleme bekommt er eine Gabe und wird von keinen weiteren Beschwerden mehr gequält. Der Erfolg dieser Behandlung drang bis nach Paris durch. Dort wurde die Katze einer befreundeten, amerikanischen Katzenliebhaberin ebenfalls von diesen heftigen Beschwerden gequält. Auch hier konnte der Tierarzt nur noch zum Einschläfern raten. Sie aber gab der Katze RHUS TOX., und – siehe da – sie konnte sofort geheilt werden.

Nun komme ich zu einem weiteren Fall, der von der Behandlung eines Hundes berichtet. Der kleine, schwarze Promenadenmischling lebte in einer kleinen Straße der Elendsviertel und war der allerbeste Spielkamerad einiger meiner kleinen Freunde. Wenn er mich sah, begrüßte er mich mit einem fröhlichen Bellen und freudigem Schwanzwedeln. Eines Morgens vermißte ich seine überschwengliche Begrüßung. „Wo ist denn eigentlich 'Pat'?" fragte ich also, nachdem ich mit meinen kleinen Masernpatienten fertig war. „OH! Der hat Bronchitis. Ihm geht es nicht so gut", antwortete mir die Mutter. Als ich zu seiner Hundehütte ging, bot sich mir dort folgendes Bild: mein kleiner Hundefreund lag zusammengerollt zwischen Wolldecken in seiner Hütte. „Ihm war so kalt, daß ich ihn mit einer zusätzlichen Wolldecke zudecken mußte", erklärte sein Frauchen. Die Tür zu seiner Hütte war verschlossen und mit einer Decke zugehängt. „Warum haben Sie denn die Tür abgeschlossen?" fragte ich. „Er ist so schlechtgelaunt, ganz anders als sonst, daß er uns sogar zu beißen drohte". Als ich zu ihm ging, stand er frierend und zitternd vor Kälte auf, knurrte mich an und bleckte seine Zähne. Das war ein wirklich ungewöhnliches Benehmen für diesen freundlichen, kleinen Hund. Weiterhin bemerkte ich seine sehr rasche Atmung. Untersuchen konnte ich ihn nicht, da er so schlecht gelaunt war, daß er niemand an sich heranließ. Ich gab aber seinem Frauchen etwas NUX VOMICA-Pulver mit den entsprechenden Anweisungen. Als ich ihn zwei Tage später sah, war er wieder ganz der Alte. Alle Anzeichen von Bronchitis waren verschwunden. Wieder ein Erfolg, den die Homöopathie errungen hatte.

Eine Bronchitis bei einem verfressenen, bissigen Hund mit Nux geheilt

Beruhten diese Heilungen nun nur auf dem Glauben daran, wie die Gegner der Homöopathie oft behaupten? Der Glaube versetzt zwar Berge, aber als „Unser Tim" wegen seiner Zystitis CANTHARIS bekam, reichte mein alleiniger Glaube nicht aus, um ihn wieder gesund zu machen. Für die Erzielung irgendwelcher Auswirkungen auf die Krankheit war das richtig angezeigte Mittel erforderlich, also das Mittel, welches nach den homöopathischen Prinzipien das Richtige war. Bei der Bronchitis des Hundes war es genau das Gleiche. Nicht jeder Fall von Bronchitis bei Hunden wird von NUX VOMICA geheilt. Die Bronchitis dieses Hundes wurde nur deshalb geheilt, weil die Symptome – also das starke Kältegefühl, die große Reizbarkeit – er wandte sich ja sogar gegen sein Frauchen und biß sie – auf NUX VOMICA hindeuteten. Das Mittel wird nach den gleichen Kriterien verordnet wie bei einem Menschen. Ein Mittel, welches nach dem homöopathischen Gesetz ausgewählt wird, wird die Heilung bewirken. Es wird sogar rasch heilen können, vorausgesetzt, es handelt sich um das richtige Mittel.

Das richtige Mittel versetzt Berge!

Einer Katze zu gehören ist fast ein genauso verantwortungsvoller Job, wie der, einem Kind zu gehören und von ihm tyrannisiert zu werden. Zudem ist es äußerst schwierig, eine Katze zu behandeln, wenn sie krank ist. Das liegt natürlich zum Teil daran, daß Katzen einem nichts sagen können. Es liegt aber auch daran, daß sie dann sehr teilnahmslos werden und der Krankheit keinen Widerstand entgegensetzen. Eher würden sie sterben, als dagegen anzukämpfen, so wie man es bei Hunden beobachten kann. Katzen müssen sehr sorgfältig beobachtet werden, sowohl wenn sie gesund sind als auch bei Krankheit. Anderenfalls werden sie sich ohne viel Aufhebens ganz leise aus Ihrem Leben schleichen. Ich denke mir, daß es daran liegt, weil sie ein verschlossenes Wesen haben und stets ihre eigenen Wege gehen. Sie können es daher unter Umständen schaffen, schon fast tot zu sein, bevor Sie richtig mitbekommen, daß sie überhaupt krank sind. Mit „Unserem Tim" hatten wir eine Menge Ausreißereien und Aufregungen duchzustehen. Im letzten Winter ist er nur noch mit knapper Not dem Tode entronnen. Zu der Zeit hatte bei uns des öfteren das Hauspersonal gewechselt. Das letzte Hausmädchen, das damals bei uns angestellt war, war ein besonders unerfreuliches Exemplar der Marke „Hausdrachen". Die arme Katze wurde von ihr gänzlich vernachlässigt und selbst bei scheußlichstem Wetter vor die Tür gejagt. So wurde auch niemandem mitgeteilt, daß das Tier sich weigerte, sein Futter anzurühren. Bis es schließlich auch dem unbedarftesten Laien offensichtlich wurde, daß sich eine wirklich ernstzunehmende Sache entwickelt hatte: Tim weigerte sich, sich aus seinem Lehnstuhl fortzubewegen. Tagelang lag er nur schläfrig und lang ausgestreckt da. Wir boten ihm alle möglichen Leckerbissen an, aber er rührte sie nicht an. Selbst zarte Häppchen aus bestem englischen Steak und Leber, denen er normalerweise nicht widerstehen konnte, interessierten ihn nicht. Über frische, sahnige Milch rümpfte er nur die Nase und wollte eigentlich nur in Ruhe gelassen werden. All seine normalen Körperfunktionen schienen auf ein Minimum beschränkt zu sein. Innerhalb weniger Tage magerte er ab, bis er nur noch Haut und Knochen war. Er war so schwach, daß er kaum noch die Augen und den Mund öffnen oder Futter herunterschlucken konnte. Er mußte daher zweimal pro Tag mit der Hand und mit sanfter Gewalt gefüttert werden.

60 g Fleisch wurden in winzige Stückchen geschnitten und dann ganz nach hinten in seinen Schlund gestopft, anderenfalls wäre es ihm wieder aus dem Maul gerutscht. Außerdem bekam er teelöffelweise warme Milch mit einem Schuß Weinbrand.

Die wenigen brauchbaren Symptome waren seine völlige Teilnahmslosigkeit, die Weigerung, sich zu bewegen, dieser Verfall ins absolute Nichtstun und die Ablehnung von Wärme, obwohl seine

Lieblingsplätze normalerweise warm sein müssen. Aufgrund dieser paar Symptome bekam er morgens und abends SULFUR C 30, anschließend fast vierzehn Tage lang täglich SULFUR M. Als es ihm am schlechtesten ging, wog er weniger als 3 kg, sein normales Gewicht betrug 4,6 kg. Nach vierzehn Tagen voller Angst und Sorgen, beschloß er, es hätte keinen Zweck mehr, sich zu widersetzen und fing wieder an zu fressen. Sobald er sich wieder an sein Futter gewöhnt hatte, wurde er richtig gefräßig und machte seinen Gewichtsverlust mehr als wett. In der Zeitung las ich, daß zu der Zeit eine allgemeine Epidemie von Katzengrippe in unserer Gegend ausgebrochen war und fast 100 % der erkrankten Katzen daran gestorben waren. Wieder einmal konnte mit Hilfe der Homöopathie, zusammen mit sorgsamer Krankenpflege und Füttern per Hand, ein Leben gerettet werden, auch wenn es sich nur um das Leben eines hilflosen Tieres handelte.

Sulfur bei epidemisch auftretender Katzengrippe

Kurze Zeit darauf gab es wieder eine neue Aufregung. Das arme Tier war bei einem Tierarzt in Pension gewesen, während sein Frauchen sich in ihrem langverdienten Urlaub befand. Als er zurückkam, sah er irgendwie matt und mitgenommen aus und hatte ein halbes Pfund an Gewicht eingebüßt.

Es kam aber noch schlimmer: einen Tag nach seiner Rückkehr, entdeckte ich eine große, kahle Stelle auf seinem Rücken, ein runder, kreisförmiger Fleck. Er war so groß wie ein Fünfschillingstück – und ringsherum war die unheilvolle, rote, sich schuppende Linie zu sehen. Es handelte sich leider tatsächlich um die gefürchtete Ringelflechte des Haares. Was sollte man jetzt bloß tun? Sollte ich ihn wieder zum Tierarzt zurückbringen oder ihn lieber zu Hause selbst behandeln? Ich entschied mich dafür, es erneut mit Homöopathie zu versuchen. Ich schlug in Jahrs **„Vierzig Jahre Praxis“** welches ein äußerst nützliches, altes, homöopathisches Werk mit vielen wertvollen, praktischen Hinweisen ist, nach. Hier fand ich die Empfehlung, die von Ringelflechte befallene Stelle mit Lavendelöl einzupinseln sowie das angezeigte homöopathische Mittel zu geben.

Unglücklicherweise mußten wir feststellen, daß sich die Ringelflechte schon ein beträchtliches Stück über die große, kahle Stelle hinaus ausgebreitet hatte. Aber auch das konnte mich nicht davon abhalten, mit der Behandlung zu beginnen. Das gewählte Mittel war eines, welches der verstorbene Dr. Burnett mit Vorliebe bei Ringelflechte einsetzte, nämlich BACILLINUM C 30. Es wurde zuerst zweimal in der Woche gegeben, später dann einmal wöchentlich. Der Kater sprach sehr gut auf das Mittel an, weshalb ich hier-

Bacillinum bei Ringelflechte

mit dem alten Jahr und Burnett meinen speziellen Dank für ihre gesammelten Weisheiten aussprechen möchte.

Dank an die alten Homöopathen

Die weitere Ausbreitung der Hautkrankheit konnte damit sofort gestoppt werden. Dennoch dauerte es ungefähr sechs Wochen, bis die kahle Stelle wieder vollkommen von Haar bedeckt war. Wenn Ringelflechte mit Röntgenstrahlen behandelt wird, dauert es anschließend sechs Monate, bis der dadurch völlig kahlgewordene Kopf wieder ganz und gar behaart ist.

Dies erinnert mich an einen Fall von Ringelflechte der Kopfhaut, den ich vor über zehn Jahren bei einem siebenjährigen Kind beobachten konnte. Monatelang wurde es mit den neuesten Methoden behandelt, ohne daß sich irgendwelchen Anzeichen für eine Heilung ergaben. Das Haar war ganz und gar ausgefallen und dennoch war der Parasit immer noch da. Er war sogar noch so aktiv, daß sich die Autorin selbst ansteckte und sich innerhalb weniger Tage bei ihr eine Ringelflechte am Hals entwickelte. Das Kind bekam BACILLINUM C30, später dann BACILLINUM M. Schon innerhalb einer Woche nach der ersten Gabe, fing das Haar wieder an zu sprießen. Die Schuppen verschwanden und selbst bei einer mikroskopischen Untersuchung konnten keinerlei Anzeichen von Parasitenbefall mehr festgestellt werden.

Aber ich möchte noch einmal auf die Katzen zurückkommen. Wie Sie ja bereits erfahren haben, kann Katzen sehr rasch mit einer homöopathischen Behandlung geholfen werden. Man muß sie lediglich sehr genau beobachten und dann das angezeigte Mittel finden. Hautkrankheiten kommen bei Katzen leider ziemlich häufig vor. Sie sind eben richtige Herumtreiber und man kann sie nicht, wie z.B. Hunde, ganz von ihren Artgenossen fern halten.

Sulfur bei Katzenräude

Ich erinnere mich an eine wunderhübsche, schwarze Perserkatze, deren ganzer Körper von Räude befallen war. Der Tierarzt konnte nur noch empfehlen, sie einschläfern zu lassen. Schlagen sie eigentlich jemals etwas Anderes vor, wenn eine Katze ernsthaft erkrankt? Der Besitzer der Perserkatze wollte es jedenfalls mit einer homöopathischen Behandlung versuchen. So wurde also, voller Zuversicht, einige Wochen lang morgens und abends SULFUR C6 gegeben. Die Katze konnte vollständig geheilt werden. Ich möchte noch von einer weiteren Begegnung mit einer Katze, einem alten, gescheckten Kater, berichten. An seinem Ohr hatte sich ein häßliches Geschwür gebildet. Es sah aus wie ein schwarzes, gebogenes Horn und war etwa fünf Zentimeter lang. Der Kater bekam eine Woche lang täglich THUJA C30. Sehr rasch löste sich das Horn ab und war auch sechs Monate später noch nicht wieder nachgewachsen.

Ich wünschte* nur, es gäbe homöopathische Tierärzte, denn dann könnten unsere Haustiere geheilt werden und man könnte ihnen das Los, vorzeitig eingeschläfert zu werden, ersparen.

TIERE

** Frau Dr. Shepherds Wünsche sind erfüllt worden: Homöopathische Tierärzte und Tierheilpraktiker sind heute nicht mehr unauffindbar. (Anmerkung der Verleger)*

Behandlung von Erkältungskrankheiten

Für den ärztlichen Berufsstand stellt eine gewöhnliche Erkältung eigentlich nur einen ständigen Vorwurf dar, der an die eigene Unfähigkeit mahnt. Bis jetzt waren alle Versuche der Ärzte, sie zu besiegen, zum Scheitern verurteilt. Unter einer gewöhnlichen Erkältung verstehe ich alle Formen, vom leichten Nasenkatarrh bis hin zu einer mehr oder weniger schwerwiegenden Reaktion des Organismus mit Fieber, allgemeinem Unwohlsein, also einem Temperaturanstieg und einem Krankheitsempfinden. Normalerweise werden bei den ersten Anzeichen einer Erkältung einige Tage Bettruhe, zusammen mit einer leichten Diät, empfohlen, vor allem, um den Patienten von Nichtkranken fernzuhalten. Das ist insoweit vernünftig, als damit einer allgemeinen Ausbreitung der Infektion vorgebeugt wird. Eigentlich handelt es sich aber hierbei nur um ein Überbleibsel der „Überlaßt-es-der-Natur-und-greift-nicht-ein-Lehre". Dennoch ist es bestimmt besser, als die drastischen Methoden der Anhänger Pasteurs. Ihre Jagd mit Spritzen und Seren auf Bazillen stellt eine Gefahr für die Gesundheit einer ganzen zukünftigen Generation dar. Tatsächlich gibt es Methoden, die sicherer und schneller die allgegenwärtige Erkältung bekämpfen und besiegen können, als die verschiedenen, in den Versuchsküchen moderner Alchimisten zusammengebrauten Mixturen. Immerfort erhoffen sie sich als Nebenprodukt bei der Umbildung gesunder Zellen und verschiedener, degenerierter Bakterien-, Kokken-, Schimmelpilz- und sonstiger Arten, das Elexier des Lebens zu finden.

Gesunder englischer Humor

Als erste Abwehrmaßnahme sollte man versuchen, sich mit allen zur Verfügung stehenden Mittel fit zu halten. Langsam zu steigernde Übungen sollten täglich in frischer Luft durchgeführt werden. Einmal in der Woche ganz hart zu trainieren reicht nicht aus. Man sollte sich, so oft es möglich ist, im Freien aufhalten. Die normalen Funktionen der Haut können durch Luftbäder, mit möglichst wenig Bekleidung, unterstützt und gefördert werden. Machen Sie aber nicht den Fehler, Ihren Mitmenschen auf die Nerven zu fallen, indem Sie bei kaltem Wind oder dickem Nebel selbstsüchtig darauf bestehen, alle Fenster im Bus oder Eisenbahnabteil zu öffnen.

Frischluftkur ist empfehlenswert!

Langsames Auskühlen durch stundenlanges Sitzen in Kälte und Zug führt nämlich oftmals zu Neuralgien, Erkältungen oder sogar zu Lungenentzündung. Es reicht vollkomen aus, wenn man das Fenster eines Abteils alle halbe Stunde für einige Minuten weit zum Lüften öffnet. Zu erkältungsanfälligen Zeiten sollte man sich möglichst selten in schlecht belüfteten Räumen mit vielen Menschen, wie Kinos, Theatern und Tanzbars, aufhalten. Man sollte maßvoll essen und trinken. Man sollte nicht zu viele stärkehaltige Nahrungsmittel zu sich nehmen, selten Fleisch und so oft wie möglich alkalische Nahrung, wie z.B. frisches Obst, essen. Die Mahlzeiten werden mit frischen Salaten angereichert. Täglich sollten Gemüsebrühen, wie z.B. Spinatbrühe, Kohlbrühe o.ä. getrunken werden. Eine Ernährung mit stärkehaltigen Nahrungsmitteln, wie Rosinenbrötchen, Kuchen, Gebäck, sowie Dosenfleisch, Fleischpasteten und Wurst bewirkt eine Übersäuerung des Blutes, was wiederum der ideale Nährboden für eine Vielzahl von Erkrankungen ist.

Wie man Erkältungen vorbeugt

Eine gute homöopathische Behandlung stellt eine weitere Abwehrmaßnahme dar. Deshalb sollte man sich das ganze Jahr über von einem homöopathischen Arzt konstitutionell behandeln lassen, wodurch die Abwehrkräfte gegenüber Erkältungen und anderen akuten Infektionskrankheiten gestärkt werden.

Jedoch die kleinen Kügelchen weiterhin würdigen

Die letzte Abwehrmaßnahme gegenüber einer akuten Erkältung besteht in der Verordnung des richtigen Heilmittels bei jeder einsetzenden Erkrankung.

Es gibt allerdings kein spezifisches Erkältungsmittel. Jedes Mal beruht die Heilung der Erkältung durch ein bestimmtes Mittel auf einer Reihe der verschiedenartigsten Begleitumstände. Ein Heilmittel, das beim letzten Mal die Erkältung kuriert hatte, kann bei der nächsten Attacke völlig versagen. Deshalb muß man vor allem die Umstände betrachten, die festlegen, welches Mittel für welche Erkältung zuständig ist. Zuallererst hängt es von den meteorologischen Bedingungen, das heißt, von dem am Tage der Erkältung vorherrschenden Wetter ab. Im folgenden führe ich verschiedene Heilmittel an, die bei Erkältung helfen können.

Erkältung oder Koryza,
(= Schnupfen, Entzündung der Nasenschleimhaut)

nach Zugluft :	Acon., Calc.-c., Ferr., Hepar., Merc.
Zugluft, nach Überhitzung:	Acon., Carb-v., Sil.
Zugluft, beim Schwitzen:	Bry.

Erkältungen	Naßwerden, durch Regen:	Ars., Bell., Calc., Dulc., Ferr., Nat-s., Rhus-t.
	Schlafen in feuchten Räumen oder Betten:	Ars., Calc., Carb-v., Nat-s., Rhus-t.
	am Meer:	Nat-m., Nat-s.
	Stehen, im Wasser:	Rhus-t.
	Durchnässung:	Acon., Bell., Bry., Calc., Nat-s., Rhus-t.
	nasse Füße:	Merc., Nat-c., Nat-m., Phos., Puls., Rhus-t., Sep., Sil.
	Naßwerden, nach Überhitzung:	Acon., Calc., Rhus-t.
	Plötzliche Erkältung durch Baden in kaltem Wasser nach Erhitztsein oder durch kaltes Duschen nach Erhitztsein vom Sport:	Bell-p.
	Arbeiten in Lehm oder in Wasser:	Calc., Rhus-t.
	Kalter, feuchter Wind:	All-c.
	Heißes Sommerwetter:	Bapt., Bell., Bry.
	Erkältung, im Frühling :	Ars., Carb-v., Gels., Lach., Psor., Sep., Sulf.
	Erkältung, im Herbst:	Ars., Bapt., Bry., Nat-m., Nuv-v., Rhus-t., Sep.
	Herbst und Frühjahr:	Ars., Lach., Psor., Sep.
	Durch Sorgen, akutes Stadium:	Acon. (entwickelt sich plötzl. am selben Tag); Ars., Gels. (bei mildem, freundlichem Wetter); Tub. (für wiederkehrende Erkältungen)
	durch Aufregung:	Calc., Gels., Ign.
	durch Erschrecken:	Acon., Ars., Bry., Gels., Ign., Lyc., Merc., Nux-v., Op., Puls., Sil.

durch Kummer:	Gels., Ign.
nach Ärger:	Acon., Ars., Bry., Gels., Merc., Nux-v., Rhus-t.
durch kaltes, trockenes Wetter und kalte Winde:	Acon. (gleicher Tag), Asar. (dünne, neurotische Personen), Caust., Hepar., Kali-c., Nux-v. (bei allen 2 bis 3 Tage danach).
Schnee:	Puls., Rhus-t.
Bewölkter Himmel:	Bry., Cham., Chin., Dulc., Puls., Rhus-t., Sulf.
Kaltes, feuchtes Wetter:	Ars., Calc., Dulc., Rhus-t., Sulf.

Wer steckt wen an?

Die körperliche Verfassung und die Widerstandskraft gegen Erkältungen kann durch die psychischen Auswirkungen bestimmter Gefühle negativ beeinflußt werden. Allgemein herrscht die Auffassung, daß man Erkältungen bekommt, indem man sich bei anderen Menschen ansteckt. Was ist aber mit demjenigen, der die Erkältung als allererster hatte? Und wie soll man sich erklären, daß einige Leute ständig Erkältungen bekommen, während ihre nächsten Mitmenschen verschont bleiben? Der unbekannte Faktor X ist natürlich der einzelne Mensch selbst und sein Gesundheitszustand.

„Eile mit Weile" hilft bei der Mittelsuche

Wenn feststeht, daß die jeweilige Erkältung durch bestimmte Wetterbedingungen ausgelöst wurde, dann muß man dasjenige unter dem guten halben Dutzend oder mehr Wettermitteln herausfinden, welches dieser bestimmten Art von Erkältung am ähnlichsten ist. Einige Leute greifen jedesmal, wenn sich ein Schnupfen oder eine fieberhafte Erkältung entwickelt, zu ACONIT. In England gibt es aber sehr selten Erkältungen, die wirklich ACONIT entsprechen. Wenn ACONIT zutreffend ist, dann ist die Erkältung nach kaltem, trockenem Wind aufgetreten und beginnt am Abend. Der Patient ist ruhelos, ängstlich, schreckhaft, mit einem hochroten, glühendem Gesicht und wirft sich vor Schmerzen hin und her. Die Haut ist trocken und heiß, ohne verschwitzt zu sein. Der Patient hat Angst zu sterben, es sind aber keine Anzeichen für Delirium vorhanden.

ERKÄLTUNGEN

Wenn diese Symptome bei einer fieberhaften Erkältung anzutreffen sind, dann kann sie innerhalb weniger Stunden durch ACONIT geheilt werden.

In England kommt im Anfangsstadium von Erkältungen wesentlich häufiger ARSEN in Frage. ARSEN erkältet sich ständig und leidet unter Zugluft. Bei kaltem, feuchtem Wetter wird es schlimmer. Bei jedem Wetterwechsel fängt er an zu niesen. Die Erkältung fängt in der Nase an und wandert dann zum Hals und in die Brust. Es besteht ein harter, trockener, kitzelnder Husten und Durst auf kleine Schlucke warmes Wasser, die erleichtern. Der Patient ist ruhelos, schwach und erschöpft.

BAPTISIA ist ein akutes, schnell wirkendes Mittel. Der Patient ist plötzlich erkrankt. Er ist erschöpft, benommen, unruhig und wälzt sich herum. Er macht einen verwirrten Eindruck, so als ob er betrunken wäre. Er wacht ganz aufgeschreckt und verängstigt auf. Im Delirium denkt er, daß er zwei oder mehr Personen sei. Es ist ein toxischer Fall, ein intensivierter GELSEMIUM-Zustand, der später zum Vergleich ebenfalls beschrieben wird. Man sollte sich aber merken, daß es sich um eine andere Unruhe, als die von ARSEN handelt. Bei BAPTISIA ist weniger Angst und mehr Delirium vorhanden.

BELLADONNA-Erkältungen fangen an, nachdem die Haare geschnitten oder gewaschen wurden. Sie entstehen nach dem Aufenthalt in kaltem Wind, bei pausbäckigen Kindern und kräftigen, vollblütigen Erwachsenen. Die Erkältung fängt äußerst plötzlich an, schreitet rasch voran und ist genauso plötzlich wieder beendet. Der Infekt ist mit großer Hitze verbunden, Gesicht und Hals sind leuchtend rot. Es ist eine intensive Röte zusammen mit einem brennenden, pochenden Gefühl. Angstzustände wie bei ACONIT gibt es nicht, stattdessen aber heftiges Delirium und Furcht vor eingebildeten Dingen.

Lieber Repertorisieren statt vorschnell Rezepote zu verschreiben

Einige Leute geben ACONIT und BELLADONNA abwechselnd. Das ist aber eigentlich nie notwendig, denn in ihrer Wirkungsweise unterscheiden sie sich völlig voneinander. Bei dem hier herrschenden feuchtem Seeklima ist oftmals BRYONIA angezeigt. Diese Erkältung tritt nach jedem Wetterwechsel auf. Sie entwickelt sich langsam, braucht mehrere Tage dazu. Der Patient fühlt sich erst unwohl und dann allmählich immer schlechter. Der Unterschied zu ACONIT, BELLADONNA und BAPTISIA, die ganz plötzlich auftreten, ist offensichtlich. Die BRYONIA-Erkältung beginnt mit einem Schnupfen. Die Nase läuft, Augen und Kopf schmerzen. Allmählich wandert sie in den Hals. Möglicherweise können

Bronchitis und sogar Lungenentzündung daraus entstehen. Der Patient fiebert und hat, in größeren, zeitlichen Abständen, heftigen Durst auf große Mengen kalten Wassers. Er sieht benommen aus, schläft viel und ist verwirrt. Das Blut ist ihm ins Gesicht gestiegen, welches fleckig und purpurrot aussieht. Der Kranke mag sich nicht bewegen, denn dadurch verschlimmert sich alles. Das Husten bereitet ihm Schmerzen, er muß dabei seine Hände auf die Brust und den Bauch drücken. Man sollte sich merken, daß BRYONIA sich durch Bewegung verschlimmert und durch Druck besser wird.

GELSEMIUM-Schnupfen und Erkältungen entwickeln sich langsam und allmählich innnerhalb mehrerer Tage. Sie entstehen nach Überhitzung in warmen, milden Wintern oder durch Verkühlen im Sommer. Oftmal werden sie durch Gefühlsaufwallungen, wie Furcht, Kummer, Nervenkrisen oder unheilvolle Vorahnungen, ausgelöst. Das Gesicht leidet unter Blutandrang, sieht fleckig und purpurrot aus. Von der Wirbelsäule aus laufen kalte Schauer bis zum Hinterkopf hoch. Der Kranke niest, mit heißem Gesicht und roten Augen. Er liegt ganz ruhig, mag sich, wegen des schweren Gefühls von Körper und Gliedmaßen, überhaupt nicht bewegen. Er möchte in Ruhe gelassen werden und auch nicht reden. Er ist nicht durstig, das Gesicht ist heiß, während Arme und Beine kalt sind. GELSEMIUM ist nicht so toxisch wie BAPTISIA und nicht so intensiv rot oder in heftigem Delirium wie BELLADONNA.

HEPAR SULFURIS droht sich jedes Mal, wenn er bei kaltem Nordostwind rausgeht, einen Schnupfen oder Krupphusten zuzuziehen. Die Stimme bleibt ihm weg, und er bekommt einen trockenen, bellenden Husten mit Heiserkeit. Sobald er die Hände oder Füße aus dem Bett streckt, wird der Husten schlimmer. Es kann auch sein, daß der Patient häufig niesen muß, wobei ein klares, wässriges Sekret, das schließlich dick, gelb und übelriechend wird, abgesondert wird. Die Erkältung entwickelt sich langsam, innerhalb von vierundzwanzig Stunden nach der Verkühlung. Häufig wird zuerst ACONIT verschrieben. Wenn die Wirkung nicht mehr vorhält, kommt als nächstes SPONGIA und dann HEPAR.

Wenn jemand auf ein Mittel schwört, dann die Ursache suchen!

Nach einem Aufenthalt in beißend-kaltem, feuchtem Wind – in England sind dies meist West-, Südwest- oder Nordwestwinde – entsteht oftmals eine ALLIUM CEPA-Erkältung. ALLIUM CEPA ist ein spezifisches Mittel für Erkältungen mit ganz speziellen, eigenartigen Symptomen. Ich erinnere mich an eine alte, aristokratische Dame, die schon weit über achtzig war und bei Erkältungen auf ALLIUM CEPA schwörte. Sie verteilte es großzügig bei Freunden und Bekannten, denen sie auf ihren Spaziergängen begegnet war: den Budenbesitzern auf den Märkten, den Blumenverkäuferinnen vom Hyde Park und von Marble Arch, den Straßenfegern, Polizisten und Briefträgern. Sie schwor Stein und Bein, daß sie damit bei allen sehr schnell Husten und Erkältungen geheilt hätte. Damit hatte sie sicherlich recht, denn bei diesen Leuten handelte es sich ausnahmslos um Menschen, die sitzend oder stehend an zugigen Straßenecken arbeiteten. Dabei waren sie den Wechselfällen des Wetters, den kalt-feuchten Westwinden, die über Straßen und Plätze pfiffen, ausgesetzt. Menschen, die beim Warten auf den Bus lange draußen Schlange stehen müssen, können leicht eine ALLIUM CEPA-Erkältung bekommen. Die Nase wird wund, vor allem an der linken Seite. Das wässrige Sekret fließt reichlich und verursacht durch ständiges Tropfen wunde Stellen an Nase und Lippen. Aus dem linken Auge kommt reichlich schmerzloser und milder Tränenfluß. Später werden Hals und Kehlkopf rauh und entzündet. Bei jedem Husten entsteht ein reißender Schmerz im Kehlkopf. Der Patient fühlt sich heiß und durstig. Wie bei PULSATILLA wird die Erkältung abends und drinnen schlimmer.

Bei Mercur aufpassen!

MERCURIUS ist geeignet für wiederholte Katarrhe im Winter bei Menschen, die sich ständig erkälten und heilt sie auch sofort. Wenn MERCURIUS allerdings zu häufig genommen wird, wird der Patient anfälliger gegenüber Erkältungen. Deshalb sollte das Mittel nicht öfter als zweimal während eines Winters genommen werden. Dann muß ein tiefer wirkendes, konstitutionelles Mittel anstelle von MERC. gegeben werden. Die Symptome sind: Brennen im Gesicht, Fließschnupfen, eigenartiges, hochkriechendes Frösteln, gefolgt von starkem Schwitzen, was aber den Katarrh nicht verbessert. Die Bettwärme verschlimmert. Eine MERC.-Erkältung beginnt im Kopf und wandert dann über den Hals und den Kehlkopf hinunter in die Bronchien.

NUX VOMICA bekommt immer dann eine Erkältung, wenn er gereizt ist und wenn etwas mit seiner Verdauung nicht stimmt. Solche Menschen sollten auf ihre Ernährung achten. Sie sollten schwerverdauliches Essen meiden, nur einfache Nahrungsmittel zu sich nehmen und keinen Kaffee, Wein oder Alkohol trinken. Dann würde auch ihre Erkältungsneigung verschwinden. Dummerweise gehen ihnen leibliche Genüsse aber über alles, und man kann sie daher nur selten dazu überreden, den Tafelfreuden etwas abzuschwören. NUX VOMICA bekommt eine Erkältung, nachdem er trockenen Ost- und Nordostwinden ausgesetzt war. Schon der leiseste Luftstrom löst einen Katarrh aus, der in einem stickigen, warmen Raum schlimmer wird. Im Haus ist die Nase nachts verstopft, wohingegen sie draußen im Freien kräftig läuft.* Der Patient leidet unter Splitterkopfschmerzen und einem starken Wundheitsgefühl in der Brust. Er friert so stark, daß er über das Feuer gebeugt sitzen muß und sich zusätzliche Bettdecken auflegt. Schon bei der kleinsten Bewegung im Bett beginnt er zu frösteln; dabei ist er äußerst reizbar und schroff.

PULSATILLA neigt zu häufigen Erkältungen mit Niesen und einer morgens, durch dickes, gelb-grünes Sekret, verstopften Nase. Abends werden große Mengen wässrigen Sekrets unter Niesen abgesondert. Der Patient hat Schmerzen im Gesicht und in der Nase, die im geschlossenen Raum schlimmer und draußen besser werden. Im Hals sammelt sich klarer, dicker Schleim, oftmals vermindern sich der Geruchs- und Geschmackssinn. Durst besteht nicht, selbst wenn das Fieber hoch ist.

RHUS-TOX.-Erkältungen entstehen, wenn jemand naß oder völlig durchnäßt wurde, in einem feuchten Haus lebt oder in einem feuchten Bett schläft. Die Augen schmerzen, die Nase ist verstopft, die Zunge ist wund, rauh und rot. Es besteht heftiger Durst. Die Halsdrüsen sind geschwollen und der Nacken ist steif. Die Erkältung kann sich bis in den Kehlkopf mit gleichzeitiger Heiserkeit ausbreiten. Der Husten ist trocken und kitzelnd, es besteht große Unruhe. Alle Symptome verschlimmern sich bei der ersten Bewegung.

Camphora sollte gezielt eingesetzt werden

CAMPHORA wird in niedriger Potenz von einigen Ärzten routinemäßig bei einer beginnenden Erkältung verschrieben, wenn es durch große Kälte der äußeren Körperoberfläche und einem Gefühl, als ob der Wind darauf blase, indiziert erscheint. Die Gaben werden dann alle halbe Stunde wiederholt. Das Mittel kann eine Erkältung beenden, wenn es sofort nach Auftauchen der ersten Symptome gegeben wird. Ich persönlich machte die Erfahrung, daß andere Mittel wie ARSEN, BRYONIA, NUX VOMICA oder PULSATILLA, die entsprechend der Symptome der beginnenden Erkältung gegeben wurden, eine wesentlich bessere Wirkung erzielten.

NATRIUM MUR., das Salzmittel, hilft bei bestimmten Erkältungen sehr gut. Vor allem dann, wenn eine Neigung zu Fieberbläschen, zu Herpes an der Oberlippe besteht und bei Menschen, denen es am Meer immer schlechter geht. Das Mittel

* Anm. d. Verleger: Häufig läuft die Nase am Tag (besonders morgens) im warmen Raum mit viel Niesen. Draußen im Freien wird alles erleichtert. Der sonst reizbare NUX-V. kann im akuten Fall gedämpft sein.

beseitigt die Erkältungsneigung. Es trifft für Patienten zu, die äußerst empfindlich auf einen Wetterwechsel reagieren und denen es bei einem Wechsel von kalt auf warm schlechter geht. Bei diesem Katarrh ist das Sekret wie Eiweiß. Der Patient friert morgens gegen 10 Uhr und erkältet sich besonders leicht, nachdem er geschwitzt hat. Es müssen die konstitutionellen NAT. MUR.-Symptome vorhanden sein: Weinen vor Ärger, schlimmer durch Trost; grübelt über unangenehme Ereignisse nach; sowohl Hitze als auch Kälte bewirken eine Verschlechterung; starkes Verlangen nach Salz und Abneigung gegen Fett.

KALIUM BICHROMICUM beommt eine Erkältung, nachdem er feuchter Kälte ausgesetzt war. Bei Tauwetter ist die Erkältung schlimmer. Das Nasensekret ist reichlich, dick-gelb und fast zu zäh, um es auszuschneuzen. Der Patient leidet unter starken Schmerzen an der Nasenwurzel, die bis zum äußeren Augenwinkel ausstrahlen.

Konstitutionelle Mittel wie SULFUR, CALCAREA, PSORINUM oder TUBERCULINUM können in Frage kommen, um eine Folge ständig wiederkehrender Erkältungen zu beenden. Das Mittel wird dann entsprechend der Symptome des jeweiligen Patienten gwählt.

Pulsatilla ist besser als Aspirin

Anhand eines Beispieles möchte ich verdeutlichen, wie schnell das richtig angezeigte Mittel seine Wirkung entfaltet. An einem Freitagmorgen im Herbst 1938 untersuchte ich ein Flüchtlingsmädchen, das Schülerin in einem Internat war. Sie litt an einer fieberhaften Erkältung mit verstopfter Nase, trockenem Mund und leicht entzündetem Hals. Die Temperatur betrug lediglich 37,4 °C. Sie erzählte, daß sie häufig eitrige Halsentzündungen gehabt hätte. Die Hausmutter hatte sie bereits auf konventionelle Weise mit vierstündlichen Gaben von Aspirin behandelt. Ich verordnete der Patientin heißen Zitronensaft, Gerstenwasser sowie einen feuchten Halswickel und Gurgeln mit Salzwasser. Da es nur ein leichter Infekt zu sein schien, störte ich mich erst einmal nicht an dem vierstündlich verabreichten Aspirin. Ich war sogar etwas neugierig darauf, was passieren würde, falls das Aspirin die Erkältung tatsächlich stoppen würde. Am nächsten Morgen ging es dem Mädchen wesentlich schlechter. Das Fieber war am Abend zuvor bereits auf 40 °C gestiegen und betrug um 9 Uhr morgens immer noch 39,4 °C. Sie war benommen, teilnahmslos und, trotz des hohen Fiebers, durstlos. Sie hatte eine schlaflose Nacht verbracht, der Hals war stark entzündet und rot und zeigte das typische Bild einer septischen Halsentzündung. Ich ordnete an, PULSATILLA C30, in Wasser aufgelöst, alle zwei Stunden zu geben. Am gleichen Abend fiel die

Temperatur auf 37,2 °C. Am Sonntag morgen war die Temperatur wieder normal und von der Halsentzündung war nichts mehr zu sehen. Die Patientin war hungrig und machte, nachdem sie nachts gut geschlafen hatte, einen munteren und geistig regen Eindruck. Sie nahm an diesem Tag wieder richtige Mahlzeiten zu sich und wollte am liebsten auch aufstehen. Wegen der vorangegangenen, häufigen septischen Halsentzündungen mußte sie aber noch zwei Tage im Bett bleiben. Anschließend wurde sie für den Rest der Woche zu Freunden aufs Land geschickt. Den ganzen Winter über trat keine septische Halsentzündung mehr auf. Sowohl die Hausmutter als auch das Mädchen selbst waren äußerst beeindruckt von der schnellen Heilung und von dem Gefühl des Wohlbefindens, welches gleichzeitig mit der Wirkung des Mittels eintrat. Im ganzen Internat erregte diese rasche Heilung großes Aufsehen und sorgte mit dafür, daß man sich zukünftig nur noch auf hömopathische Behandlungsmethoden verließ.

Wichtige Ratschläge für Laien

Sofern sich Laien mit den Mitteln vertraut gemacht haben, können auch von zuhause aus Erkältungen und fieberhafte Infekte rasch homöopathisch geheilt werden. Die Entstehung ernsthafter Krankheitszustände könnte dadurch ebenfalls verhindert werden. Einige dieser Mittel wurden ausführlich in diesem Kapitel behandelt. Man sollte das Mittel aber nicht zu oft wechseln. Die Symptome müssen sorgfältig beobachtet werden und dann mit den Symptomen der Heilmittel verglichen werden. Wenn man das Mittel gefunden hat, welches insgesamt den vielfältigen Symptomen der vorhandenen Erkältung am ähnlichsten ist, so wird es in einem halben Glas Wasser aufgelöst. Man nimmt alle zwei Stunden einen Teelöffel voll davon, solange bis Besserung einsetzt. Dann werden die Abstände auf vier Stunden verlängert. Sobald die Erkältung aufgehört hat, wird das Mittel abgesetzt. Falls sich innerhalb von vierundzwanzig Stunden keine Besserung ergibt, oder wenn sich das Krankheitsbild am folgenden Tag völlig anders darstellt, so muß man noch einmal die verschiedenen Heilmittel nachschlagen. Dann muß das entsprechende Mittel verordnet werden. Die richtige Vorgehensweise bei der Behandlung einer Erkältung besteht eigentlich nur darin, den Patienten genauestens zu beobachten und eine gute Kenntnis der homöopathischen Heilmittel zu besitzen. Dann kann Sie nichts mehr aufhalten, Sie werden gute Ergebnisse erzielen und bald in Ihrem Freundeskreis für Ihre Heilungserfolge bei Erkältungen bekannt sein.

WISSENSWERTES ÜBER HOMÖOPATHISCHE POTENZEN

Vor kurzem mußte ich während einer Diskussion feststellen, daß die Frage der Potenzen und der Potenzierung offensichtlich nicht leicht zu verstehen ist. Selbst der forschende Verstand normaler, intelligenter Menschen sieht darin eine ständige Quelle der Verwirrung.

Bei den ersten Prüfungen homöopathischer Mittel, die einzeln an einer Gruppe gesunder Menschen – zu Hahnemanns Zeiten handelte es sich dabei meistens um Ärzte – durchgeführt wurden, fand man heraus, daß jedes Mittel eine bestimmte Anzahl von Reaktionen oder Symptomen auslöste, die ausschließlich diesem Mittel zuzurechnen waren. Kein anderes Mittel, mochte es dem oberflächlichen Betrachter auch noch so ähnlich erscheinen, rief die gleiche Anzahl oder Vielfalt der Symptome hervor. Die Symptome waren also für dieses besondere Mittel spezifisch*.

Als Vergleich nehmen wir einmal das Beispiel eines Weißen, der auf eine Insel im südlichen Teil der Erdkugel kommt. Zuerst sehen für ihn alle Eingeborenen gleich aus. Aber nachdem er eine kurze oder etwas längere Zeit dort verbracht hat, fallen ihm mit Hilfe seiner Beobachtungsgabe Unterschiede in den Gesichtszügen, bei Nase, Ohren, Mund und in der Haltung auf. Bis er schließlich feststellt, daß jeder Einzelne ein individueller Mensch ist und sich von allen anderen unterscheidet. Genauso verhält es sich mit den Hunderten von homöopathischen Mitteln, die alle geprüft, ausgearbeitet und in ein System gebracht worden sind.

Durch Versuche an gesunden Männern und Frauen wurden die Unterschiede und Ähnlichkeiten der Mittel verglichen und einander gegenübergestellt. So hat man indvidualisierte Arzneien erhalten. Sie sind für kranke Menschen geeignet – wobei Krankheit als die Abweichung vom Normalen betrachtet wird –, die im Verlauf ihrer Krankheit ganz bestimmte Symptome und Reaktionen aufzeigen, die aber bei jedem einzelnen Menschen anders ausfallen können. Anders ausgedrückt: es wird nicht die Lungenentzündung von Mr.

* Anm. d. Verleger: es handelt sich hier um die Zusammensetzung der Symptome, das sogenannte Arzneimittelbild.

oder Mrs. Smith behandelt, sondern es wird Mr. oder Mrs. Smith, der oder die gerade eine Lungenentzündung hat, behandelt. Darin liegt der wesentliche Unterschied.

Die konventionell behandelnde Medizin dagegen kennt diese individuellen, grundlegenden Reaktionen der verschiedenen Mittel nicht. Sie kennt und benutzt lediglich die chemischen, mechanischen und physiologischen Wirkungen jedes Arzneimittels. Wenn zum Beispiel im Magen zuviel Salzsäure ist, so muß ein chemisches Antidot in Form einer alkalischen Arznei gegeben werden. Oder der Darm funktioniert nicht richtig, der Stuhl ist hart und läßt sich schwer ausscheiden. Dann wird wegen seiner mechanischen Wirkung flüssiges Paraffin verschrieben, um den Stuhl weich zu machen. Oder aber der Uterus blutet. In diesem Fall wird eine Arznei gegeben, die physiologisch wirkt, indem sie eine Konstriktion (= Zusammenziehung) der erweiterten Blutgefäße des betroffenen Organs sowie eine Kontraktion der Muskulatur auslöst. „Ergot“ ist ein Arzneimittel, welches genau das in physiologischen Dosen bewirkt und wird daher, wegen dieser physiologischen Wirkung, bei allen Arten von uterinen Blutungen verschrieben.

Die allerwichtigste Wirkung medizinischer Substanzen oder Arzneien wird von der herrschenden, medizinischen Lehre überhaupt nicht wahrgenommen. Es handelt sich um die dynamische Wirkung, die durch den Vorgang der Potenzierung – was soviel heißt wie kraftvoller machen oder Macht verleihen – freigesetzt wird. Indem Hahnemann alle Mittel an gesunden Individuen prüfte, fand er die lebendigen und wesentlichen Reaktionen heraus. Er untersuchte Menschen, die akut erkrankt waren und bestimmte, auf die jeweilige Person bezogene, Symptome aufwiesen. Dann verglich er den Kranken, der geheilt werden wollte, mit dem Mittel, das, entsprechend der Symptome, welche es bei einem Gesunden hervorrief, die Fähigkeit zur Heilung in sich trug. Wenn er das der Krankheit ähnelnde Mittel erkannt hatte, so gab er dies ähnliche oder ähnlichste Mittel zuerst in stofflichen Gaben, in der Regel tropfenweise. Er stellte bald fest, daß auf das ähnliche Mittel eine mehr oder weniger heftige Verschlechterung der Symptome folgte. Fortschrittliche Pathologen nennen dies eine negative Phase. Um diese negative Phase, die vorübergehende Verschlechterung oder Verschlimmerung der Krankheit, abzukürzen, fing er an, die einzelnen Gaben kleiner zu machen. Er war Wissenschaftler und daher als Mathematiker und analytischer Chemiker mit exakten, wissenschaftlichen Methoden vertraut. Wie ich bereits erläutert habe, ging er so vor, daß er nach mathematischen Prinzipien jede Gabe auf einer Skala von 1 bis 100 unterteilte. Bei jedem Schritt schüttelte, verrührte oder versetzte er das Mittel und das Verdünnungsmittel gründlich in Schwingungen. Er fuhr fort zu experimentieren, indem er jedes Mittel erneut auf der Skala von 1 bis 100 teilte und unterteilte. Dabei stellte er fest, daß das Mittel eine umso stärkere Wirkung entfaltete, je mehr er die einzelne Gabe zerteilte.

Je geringer, umso mächtiger

Tatsächlich fand er heraus, daß das Geringere das Mächtigere wurde. Eine Wahrheit von grundlegender und überaus wichtiger Bedeutung. Auf diese Weise entdeckte er die Dynamis, die metaphysische Wirkung jedes Mittels. Sie werden sich sicher fragen, wie das möglich sein soll. Ein Materialist wird dies alles als Unsinn bezeichnen, denn das Geringere kann nicht das Mächtigere sein. Derselbe Mensch oder derselbe Arzt, der eben noch über die Möglichkeit einer Heilung durch Gaben von 1 Millionstel Gran oder sogar von noch geringerer Menge lachen konnte, zittert vor Angst beim Gedanken an Pocken und überträgt seine Ängste auf die restliche, leichtgläubige Menschheit.

Schon bei der bloßen Erwähnung des Wortes 'Pocken' laufen alle los, um sich vorbeugend impfen zu lassen, selbst wenn die Pocken kilometerweit entfernt am anderen Ende des Landes aufgetreten sind. Dabei ist der Pockenerreger ein Virus, ein so kleines Agens (= medizinisch wirksamer Stoff, krankmachender Faktor), daß es selbst durch die stärksten und leistungsfähigsten mikroskopischen Linsen nicht zu sehen ist. Es handelt sich also um eine nicht sichtbare, ultramikroskopische, organische Zelle. Was bedeutet das nun? Ein Bazillus, den man noch einigermaßen deutlich unter dem Mikroskop erkennen kann, ist so klein, daß man davon 400 Millionen, dicht an dicht liegend, benötigen würde, um die Fläche einer normalen Briefmarke auszufüllen. Und ein Virus ist noch unendlich viel kleiner als ein Bazillus. Die Pocken werden von den Ärzten und jedem vernunftbegabten Menschen zu Recht gefürchtet. Ein schwer an Pocken Erkrankter ist ein wirklich schrecklicher Anblick und zumeist dem Tode geweiht. Genauso hat jedermann Angst vor Diphtherie und vor dem winzigen Bazillus, der die Krankheit hervorruft. Die Krankheit ist noch weit verbreitet und endet für Kinder meist tödlich. Die Beamten der Gesundheitsbehörde sind eifrig damit beschäftigt, dafür zu sorgen, daß jeder gegen diese Krankheit geschützt wird. Keiner würde auf die Idee kommen, über die Winzigkeit dieses Organismus zu lachen oder zu spotten, denn die Macht dieser winzigen Erreger haben sie sehr wohl zu spüren bekommen. Alle wissen über diese Krankheiten Bescheid, sie fürchten sich vor ihnen und vor ihren Verursachern, den allerkleinsten Zellen. Aber die logische Schlußfolgerung daraus können sie nicht nachvollziehen. Wenn nämlich ein unendlich kleiner Organismus soviel Kraft in sich trägt, die Schlechtes bewirken kann, warum sollte dann nicht die unendlich kleine Menge eines Heilmittels mit genausoviel Kraft Gutes bewirken können.

Es gibt alle möglichen Virusarten. Darunter Viren, die bei Menschen Krankheiten wie Masern, Mumps, Pocken etc. auslösen sowie Viren, die Krankheiten bei Tieren auslösen und andere bei Pflanzen. Wir wissen zwar nicht genau, auf welche Weise sie wirken, akzeptieren aber die Tatsache, daß sie wirken und ernsthaften Schaden anrichten können. Die gleichen Leute, die widerspruchslos die in diesen allerkleinsten Lebensformen, den Viren, innewohnende Kraft anerkennen, wollen nichts wissen von der radioaktiven* Macht, der dynamischen Kraft, welche die potenzierten Mittel durch ihre spezielle Herstellungsmethode enthalten. Und darüber wissen wir wesentlich mehr als über Viren. Wir wissen, wie die Potenzen hergestellt werden. Wir kennen die Wirkungsweise jedes einzelnen Mittels. Sie wurden geprüft und es hat sich gezeigt, daß sie in der Lage sind, eindeutige Reaktionen hervorzurufen. Sie wurden nicht nur am gesunden Menschen geprüft, sondern auch bei Krankheiten erprobt. Das potenzierte, ähnliche Mittel, dessen Heilkräfte durch das Herstellungsverfahren der Trituration oder Verschüttelung gemäß festgelegter, mathematischer Regeln freigesetzt werden, heilt den an der ähnlichen Krankheit Leidenden vollständig, rasch und sanft. Eine große, materielle Gabe eines Arzneimittels wirkt nur in drei Dimensionen. Die vitalisierte, dynamisierte Arznei hingegen wirkt in der vierten Dimension. Da sie wesentliche kleiner ist, sind die vorher in der Zelle verschlossenen Kräfte befreit.worden Millionen und Abermillionen von Schwingungen werden durch die Potenzierung freigesetzt und sind damit zur größten, positiv wirkenden Kraft bei Krankheit und angeschlagener Gesundheit geworden. Das mengenmäßig Geringere wird also zum qualitativ Stärkeren.

Die potenzierte Arznei wirkt bis in die 4. Dimension

Das Simillimum, also das Mittel, welches der zu heilenden Krankheit am ähnlichsten ist, hat seine Wirkung schon seit vielen Jahren immer wieder bewiesen. An der Wirkung hat sich auch heute noch nichts geändert und solange unsere Erde existiert, wird es auch in Zukunft so sein. Wir haben es hier nämlich mit einem Naturgesetz zu tun und nicht mit irgendeinem Hirngespinst. Es ist auch nicht ver-

* Anm. d. Lektors: Hier geht es um die ursprüngliche Bedeutung, die heute verlorengegangen ist: vom Zentrum ausstrahlend!

gänglich, außer wenn es durch materialistisch eingestellte Ärzte in Vergessenheit gerät oder nicht beachtet wird.

In einem noch gesunden Deutschland vor Hitler erfreute sich eine bestimmte, philosophische Richtung in der Medizin großer Beliebtheit, in der sich eine Anzahl von Forschern mit der Kraft der geringsten Mengen beschäftigten. Sie stellten Versuche über die Wirkung von kleinen, kleineren und allerkleinsten Mengen von Metall auf wachsende Pflanzen an. Dabei wurde all das bestätigt, was ich gerade ausgeführt habe. Sie stellten fest, daß die Pflanzen durch vergleichsweise hohe Gaben der Metalle vernichtet oder aber in erheblichem Maße in ihrem Wachstum beeinträchtigt wurden. Kleinere oder mittlere Dosen blieben mehr oder weniger ohne Wirkung auf die Pflanzen, wohingegen die kleinsten und allerkleinsten Gaben das Wachstum anregten. Je kleiner die Dosis war, desto stärker wurde das Wachstum angeregt. Einige Metalle wirkten auf das Wachstum der Blätter ein, andere beeinflußten das Wachstum der Blüten und wieder andere förderten die Bildung von Früchten und Samen. Immer aber waren es die kleinsten Gaben, die die Pflanze am wirkungsvollsten stimulierten.

Pflanzenversuche in Deutschland bewiesen die Wirksamkeit der Homöopathie

Durch diese Pflanzenversuche konnte Hahnemanns Behauptung als richtig bewiesen werden. Hahnemann hatte die Tatsache, daß kleine Gaben anregen, große Gaben dagegen vernichten oder hemmen, zu einem Gesetz der Natur erklärt. Leider sind diese eindrucksvollen Versuche und wichtigen Forschungsergebnisse bis heute nicht veröffentlicht worden. Ich hoffe, daß dies in absehbarer Zukunft irgendwann einmal möglich sein wird.

Das von Umfang und Menge her Geringere hat also wieder einmal unter Beweis gestellt, daß es die größere Kraft und Qualität besitzt.

Ich sehe natürlich ein, daß einem Menschen, der sich normalerweise an sichtbaren, fühlbaren und greifbaren Dingen orientiert, solche Potenzen verblüffend und verwirrend erscheinen müssen. Ein begrenzter Geist kann die rein mathematischen Bruchteile eines potenzierten Mittels nicht nachvollziehen. Dazu ein Beispiel: die 6. Potenz, welche üblicherweise nur mit der Ziffer 6 oder mit 6c bezeichnet wird, bedeutet mathematisch eine 1 mit 12 Nullen oder eine 1 mit 6 Doppelnullen oder 100 hoch 6, wie es in älteren Arithmiebüchern auch heißt. Die 12. Potenz bedeutet in mathematischer Schreibweise eine 1 mit 12 Doppelnullen und wird in zwölf verschiedenen Teilschritten hergestellt. Jede Verdünnungsstufe entsteht aus der Vorhergehenden, indem ein Tropfen mit hundert Tropfen verdünnt und auf jeder Stufe kräftig ge- oder verschüttelt wird. Die 30. Potenz bedeutet eine 1 mit 30 Doppelnullen. Das ist nun eine Zahl, die der eingeengte Verstand eines normalen Menschen nicht mehr aufnehmen kann. Wenn man allerdings Arzt ist und mit kranken Menschen zu tun hat, so wird man in der Praxis feststellen, daß bei chronischen Fällen alle Potenzen benötigt werden können. So wirkt die 3. Centesimalpotenz z.B. eine ganze Zeit lang, hört dann aber auf zu wirken. Nun wird die 6. Potenz gegeben, die den Patienten auf dem Weg der Genesung weiter voranbringt. Nach einiger Zeit wird die 6. Potenz nichts mehr bewirken und man greift zu einer höheren Potenz, woraufhin noch einmal Besserung erzielt werden kann. Dann kommt es erneut zu einem Stillstand. Man geht höher, sagen wir zur 30. Potenz. Wieder gibt es eine stetige Besserung. Man gibt die 30. Potenz also noch eine Zeitlang weiter, bis die Wirkung nachläßt. Wenn der Patient immer noch die gleichen Symptome hat – in jeder Stufe der Behandlung muß man natürlich die Symptome des Patienten erneut mit den Symptomen des Mittel vergleichen – so gibt man jetzt die 200. Potenz. Auf diese Weise fährt man fort. Man erhöht allmählich die Potenz, was bedeutet, man verringert die Menge des Mittels. Gleichzeitig werden die radioaktiven Schwingungen erhöht. Mit jeder Erhöhung der Potenz verbessern sich die Qualität des Mittels und der Zustand des Patienten immer mehr. Bei chronischen Krankheiten müssen Sie diese Leiter eventuell immer höher und höher hinaufsteigen, bis das angestrebte Ziel, nämlich die Gesundheit des Patienten, erreicht ist. Wenn man gleich mit einer hohen Potenz beginnt, so muß man mit oftmals heftigen Reaktionen rechnen. Es würden dann zu viele und zu starke Schwingungen wirken, so daß ein regelrechter dynamischer Schock ausgelöst werden könnte, den der Patient nicht verkraften würde. Wenn man dagegen mit den niedrigeren Potenzen beginnt und dann nach und nach höher hinaufgeht, so können Schock und heftige Reaktionen vermieden werden. Dies ist ein angenehmer, akzeptabler Weg der Heilung. Hohe Potenzen sind nicht ungefährlich und sollten daher mit aller Vorsicht angewandt werden. Wenn Sie sich etwas mit Astronomie befaßt haben, werden Sie die metaphysische Wirkungsweise von Hochpotenzen eher verstehen und erfassen. Die Wissenschaft von den Sternen, vom Lauf der Sterne beruht auf äußerst schwer verständlichen, wissenschaftlich-mathematischen Berechnungen. Ein Stern, den wir am Himmel leuchten sehen, ist zuvor oftmals tausende von Jahren durch das Weltall gezogen, bevor er für unsere Augen sichtbar wurde. Das kann man sich zwar schwer vorstellen, aber es entspricht der Wahrheit.

Die Stufen der Potenzen

Ein Astronom kann Ihnen selbst dic unglaublichsten mathematischen Problemstellungen beweisen. Den wissenschaftlichen Instrumenten, die benötigt würden, um seine Behauptung „Je kleiner die Arzneimittel, desto größer ist ihre Kraft“ zu beweisen, ist der homöopathische Arzt heute noch voraus. Die Beweisführung, daß nämlich sowohl die Ähnlichkeitsregel als auch die Gesetze der Potenzierung ihre Richtigkeit haben, wird sicherlich nicht mehr lange auf sich warten lassen. Früher oder später wird jeder wissen und erkennen, daß der Grundsatz „In der Medizin ist das Geringere das Wirkungsvollere“ richtig und zutreffend ist.

Damit will ich es jetzt erst einmal belassen. Anhand von Erläuterungen und mit Hilfe etlicher Beispiele habe ich versucht darzustellen, wie die praktische Anwendung homöopathischer Behandlungsmethoden aussieht und was unter Homöopathie zu verstehen ist. Homöopathie ist eine individuelle Medizin, eine Therapie und Behandlung mit Arzneien, die aus dem Tier-, Pflanzen- und Mineralreich gewonnen werden. Sie behandelt den ganzen Menschen, was soviel heißt, daß der physische Körper über den ätherischen Körper behandelt wird. Mit Hilfe der höheren Potenzen erreicht man den Astralleib und man geht sogar bis zum Egoprinzip, dem höheren Selbst. Ein vorbildlicher Heiler, der sich von seinen Erkenntnissen leiten läßt, kann so, indem er allmählich Stufe um Stufe höher geht, zu den durch das Karma vorgegebenen Sünden vordringen und sie korrigieren. Bei der Vertreibung festsitzender, negativer Einflüsse können Beten, Fasten sowie das echte Wollen und die Mitarbeit des Patienten eine Hilfe sein. Diesem hohen Anspruch gerecht zu werden, ist allerdings nicht ganz leicht.

Der physische Körper führt über die feinstofflichen Körper behandelt

Die Auflösung von Karma

Ein Psychologe benötigt viel Zeit, um jeden einzelnen Patienten richtig kennenzulernen und um seine Reaktionen und Antworten bei verschiedenen Tests auszuwerten. Dies ist allgemein bekannt und als notwendig anerkannt. Ein homöopathischer Arzt ist sowohl Psychologe als auch Psychiater. Er beobachtet nämlich nicht nur einfach die Reaktionen des Patienten auf seine Umwelt, sondern befaßt sich auch mit den Unwägbarkeiten des Charakters, den Antipathien, den Abneigungen, den Vorlieben und den Wünschen. Um seinen Patienten mit Hilfe des Heilmittels, welches die gleichen Veränderungen und Reaktionen bei vorher durchgeführten Tests an gesunden Menschen hervorrief, zu behandeln und zu heilen, muß ihm natürlich das Recht und die Möglichkeit dazu eingeräumt werden. So stellt sich die Homöopathie als eine individuelle, geistige und energievolle Behandlungsweise im weiten Feld der Medizin dar.

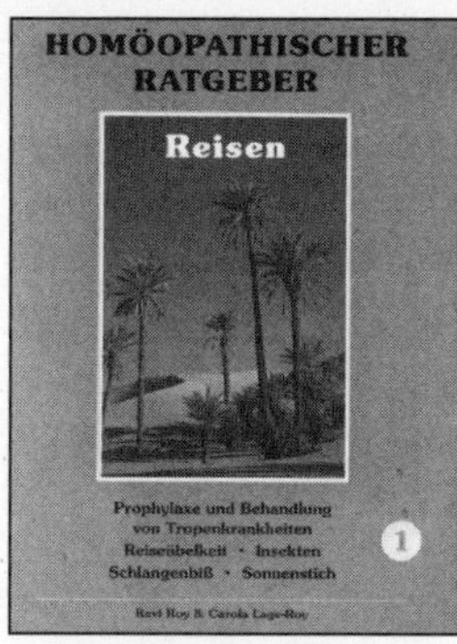
HOMÖOPATHISCHER
RATGEBER
Reisen
Prophylaxe und Behandlung
von Tropenkrankheiten
Reiseübelkeit · Insekten
Schlangenbiß · Sonnenstich
1
Ravi Roy & Carola Lage-Roy

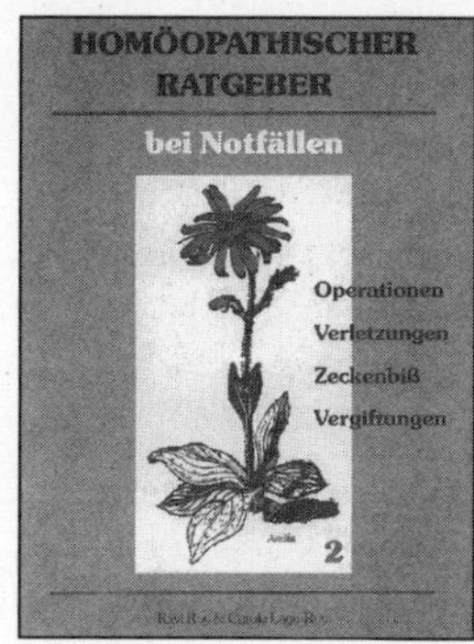
HOMÖOPATHISCHER
RATGEBER
bei Notfällen
Operationen
Verletzungen
Zeckenbiß
Vergiftungen
2
Ravi Roy & Carola Lage-Roy

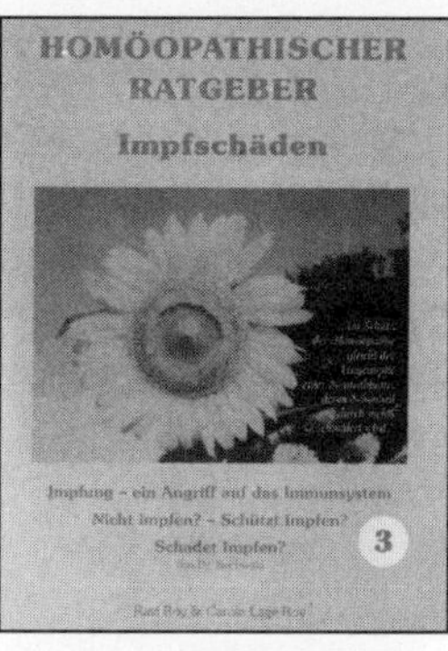
HOMÖOPATHISCHER
RATGEBER
Impfschäden
Impfung – ein Angriff auf das Immunsystem
Nicht impfen? – Schützt impfen?
Schadet Impfen?
3
Ravi Roy & Carola Lage-Roy

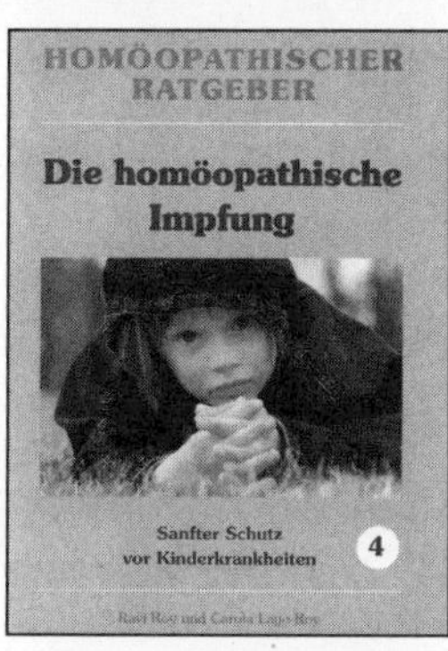
HOMÖOPATHISCHER
RATGEBER
Die homöopathische
Impfung
Sanfter Schutz
vor Kinderkrankheiten
4
Ravi Roy und Carola Lage-Roy

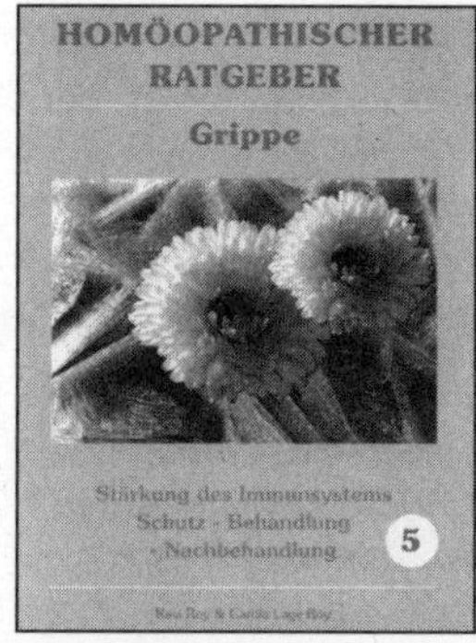
HOMÖOPATHISCHER
RATGEBER
Grippe
Stärkung des Immunsystems
Schutz · Behandlung
· Nachbehandlung
5
Ravi Roy & Carola Lage-Roy

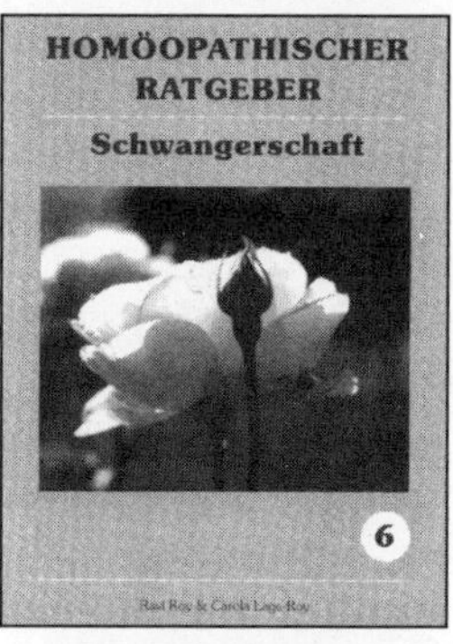
HOMÖOPATHISCHER
RATGEBER
Schwangerschaft
6
Ravi Roy & Carola Lage-Roy

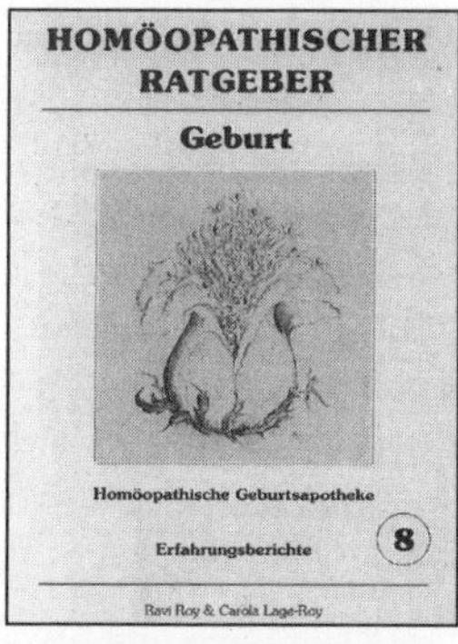
HOMÖOPATHISCHER
RATGEBER
Geburt
Homöopathische Geburtsapotheke
Erfahrungsberichte
8
Ravi Roy & Carola Lage-Roy

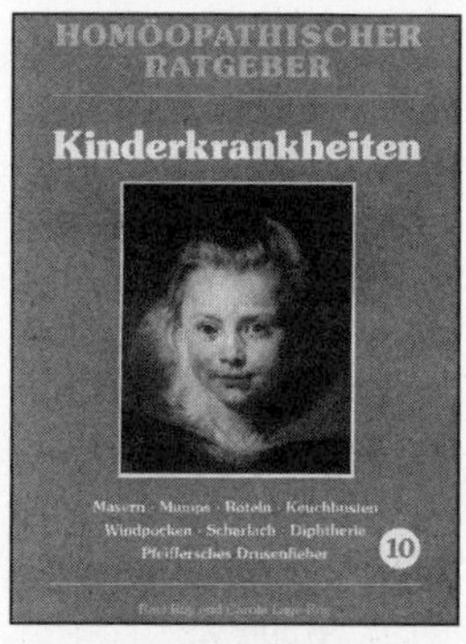
HOMÖOPATHISCHER
RATGEBER
Kinderkrankheiten
Masern · Mumps · Röteln · Keuchhusten
Windpocken · Scharlach · Diphtherie
Pfeiffersches Drüsenfieber
10

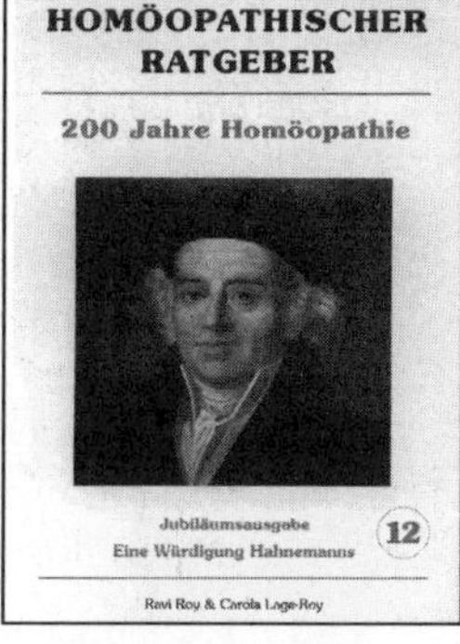
HOMÖOPATHISCHER
RATGEBER
200 Jahre Homöopathie
Jubiläumsausgabe
Eine Würdigung Hahnemanns
12
Ravi Roy & Carola Lage-Roy

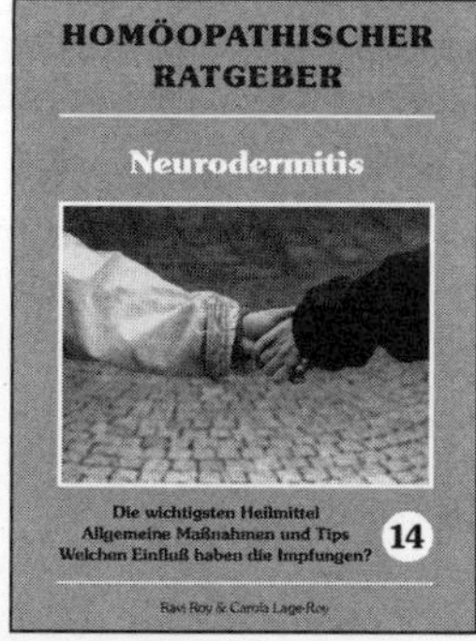
HOMÖOPATHISCHER
RATGEBER
Neurodermitis
Die wichtigsten Heilmittel
Allgemeine Maßnahmen und Tips
Welchen Einfluß haben die Impfungen?
14
Ravi Roy & Carola Lage-Roy

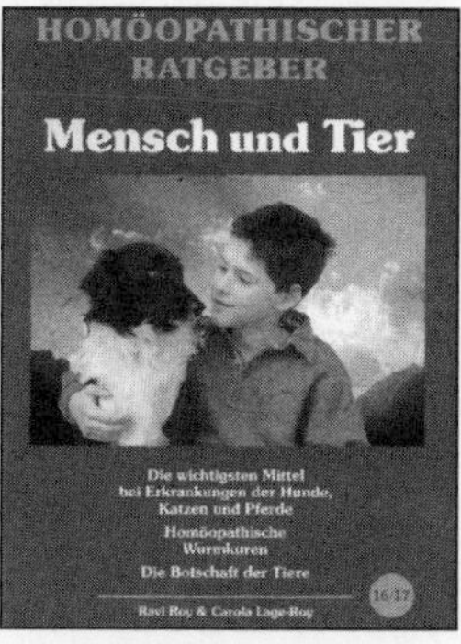
HOMÖOPATHISCHER
RATGEBER
Mensch und Tier
Die wichtigsten Mittel
bei Erkrankungen der Hunde,
Katzen und Pferde
Homöopathische
Wurmkuren
Die Botschaft der Tiere
16/17
Ravi Roy & Carola Lage-Roy

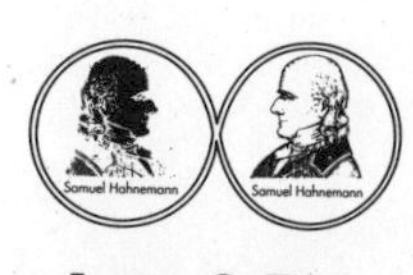
Samuel Hahnemann
Samuel Hahnemann
Lage & Roy

Nr. 1 REISEN, AUCH TROPENREISEN *ISBN-3-929108-01*

Dieser handliche Ratgeber für „Reisen, auch Tropenreisen“ gibt Tips bei vielen gesundheitlichen Problemen, die während einer Reise auftreten können. Der Bereich „Tropenreisen“ wird besonders ausführlich behandelt. Angefangen von Vorbereitungsmaßnahmen für Ihre Reise, die Zusammenstellung Ihrer homöopathischen Reiseapotheke, homöopathische Impfungen z.B. Gelbfieber, Typhus, Polio, Cholera, besonders die wichtige Malaria-Prophylaxe, die Behandlung von Tropenkrankheiten bis hin zu Ernährungsratschlägen für tropische Länder sind alle Themen kurz und bündig geschildert. Die homöopathische Prophylaxe bietet einen sicheren und sanften Schutz, frei von Nebenwirkungen und gesundheitlichen Beeinträchtigungen. (30 Seiten)

Weiteres aus dem Inhalt:

Reiseübelkeit, Jetlag, Flieger- und Seekrankheit, Vergiftungen, Durchfall durch verdorbenes Wasser, Höhenkrankheit, giftige Pflanzen, Schlangenbisse, Sonnenstich, Schutz vor Gehirnhautentzündung und Borreliose nach Zeckenbiß

Nr. 2 NOTFÄLLE *ISBN-3-929108-02-X*

Die homöopathischen Möglichkeiten für eine schnelle und sanfte Hilfe sind in dieser Broschüre geschildert. Auf vielfachen Wunsch wurde auch das Thema „Operationsbegleitung” bei der Neuauflage dieses Ratgebers behandelt. Ferner wird eine sehr effektive Behandlung von Verbrennungen 3. Grades als eine sanfte Alternative zu Hautverpflanzungen vorgestellt. Das Heft wurde dem Buch „Selbstheilung durch Homöopathie“ entnommen und eignet sich durch seinen umfassenden Inhalt und sein handliches Format auch als empfehlenswerter Begleiter zum Ratgeber „Reisen, auch Tropenreisen“. (71 Seiten)

Weiteres aus dem Inhalt:

Wunden, Sportverletzungen, elektrischer Schlag, Atmungsnotfälle, Erfrierungen, Vergiftungen, Folge von Sonne und Hitze, Insektenstiche, Zecken, Angina pectoris, Prophylaxe vor Zeckenbißfieberenzephalitis und Borreliose

Nr. 3 IMPFSCHÄDEN *ISBN-3-929108-03-8*

Impfung stellt immer einen Anschlag auf das menschliche Immunsystem dar und kann zu schweren gesundheitlichen Schäden führen. Diese möglichen Impffolgen werden ausführlich u.a. von Dr. Buchwald geschildert und statistisch erfaßt. Aus homöopathische Sicht wird aufgezeigt, wie sich die herkömmliche Impfung auf unseren Organismus auswirkt. Wir möchten vor allem Eltern darüber aufklären, was sie über die Impfung und ihre Kontraindikationen wissen sollten. Auch werden bereits Impfgeschädigte über rechtliche Möglichkeiten informiert. (72 Seiten)

Weiteres aus dem Inhalt:

Impfungen können die homöopathische Behandlung blockieren, Impfblockaden, schwere Impfschäden (Dr. Buchwald), Risiken des Tine-Test, Impfstoffzusätze und Impffolgen, Rechtshilfe

Nr. 4 DIE HOMÖOPATHISCHE IMPFUNG *ISBN-3-929108-04-6*

Das Thema Impfen und die oft schlimmen Folgen werden uns immer bewußter. Viele Eltern möchten ihre Kinder nicht mehr dem hohen Risiko von Nebenwirkungen und dauerhaften Schädigungen durch die Impfungen aussetzen. Andererseits wollen sie ihre Kinder auch nicht ungeschützt lassen. Die Homöopathie bietet eine bewährte Alternative für einen sanften Schutz vor Kinderkrankheiten (Scharlach, Keuchhusten, Polio, Röteln, Masern, Mumps) durch Nosoden, Hauptmittel und spezielle Epidemiemittel. Es wird genau erläutert, wie die homöopathische Impfung durchzuführen ist. (36 Seiten)

Weiteres aus dem Inhalt:

Schutz vor Tetanus, Hintergründe zur Hib-Impfung, Appelle gegen die Impfpflicht, Impffragebogen, Folgen einer MMR-Impfung, Bildung von Diphtherie-Antitoxinen nach homöopathischer Impfung

Nr. 5 GRIPPE *ISBN-3-929108-05-4*

Hier geht es um die Behandlung der echten Grippe (Influenza), die einen wesentlich schwereren Krankheitsverlauf hat als eine normale Erkältung. Eine wichtige Voraussetzung liegt in der Stärkung des Immunsystems. Der homöopathische Grippeschutz, Ernährungs- und Verhaltensratschläge, die Rolle des heilsamen Fiebers, die sanfte und nebenwirkungsfreie Grippe-Behandlung sowie die Nachbehandlung werden in diesem Ratgeber erläutert. (39 Seiten)

Weiteres aus dem Inhalt:

Zungendiagnostik zur Mittelwahl; Wesen des tuberculinischen Miasma; Risiken der Grippe-Schutzimpfung

Nr. 6 SCHWANGERSCHAFT *ISBN-3-929108-06-2*

Durch die heutige Medizin fühlen sich schwangere Frauen in zunehmendem Maß verunsichert. Gerade in der sanften und nebenwirkungsfreien Schwangerschaftsbehandlung liegt eine Domäne der Homöopathie. Es können eigene Schwächen bearbeitet werden, um dem Kind eine gesunde Basis für das Leben zu bieten. Auch befaßt sich die Broschüre mit den am häufigsten von schwangeren Frauen gestellten Fragen. Medikamente und ihre möglichen Folgen, z.B. Schädigung des Embryos, werden übersichtlich aufgeführt. (33 Seiten)

Weiteres aus dem Inhalt:

Häufige Schwangerschaftsbeschwerden wie Zahnschmerzen und Durchfall; Risiken von Routineuntersuchungen, Ultraschall, Mikrowelle und Bildschirmarbeit Ernährung; Fallbeschreibungen: Placenta praevia und Unterversorgung des Foetus

Nr. 8 GEBURT *ISBN-3-929108-08-9*

Der Wunsch nach einer natürlichen Geburt setzt sich immer mehr durch. Dieser Ratgeber möchte werdenden Müttern, sowie auch Hebammen und Geburtshelfern die nötigen Informationen geben, um diese Vorstellungen Wirklichkeit werden zu lassen. Die Homöopathie steht hier hilfreich zur Seite. Besonders ausführlich wurde die Behandlung der „Eklampsie" geschildert. (40 Seiten)

Weiteres aus dem Inhalt:

Ernährung, Geburtsphasen, Hausgeburt, Gefahren der Routinemaßnahmen, Dammschutz, Kaiserschnitt, Steißlage, Wehenschwäche, Ultraschall, Toxoplasmoseschutz, Erfahrungsbericht

Nr. 9 SÄUGLING - WOCHENBETT *ISBN-3-929108-09-7*

Dieser Ratgeber wendet sich vor allem an junge Mütter und Väter sowie Hebammen und Geburtshelfer, die der jungen Familie zur Seite stehen möchten. Alle wichtigen Phasen, Probleme und Krankheitszustände des Neugeborenen und der Wöchnerin sind umfassend beschrieben. Die Themen „Blähungen" und „Stillen" und die damit verbundenen Probleme werden ausführlich behandelt. Die „Indische Wochenbettmassage" wird hier erstmals beschrieben. Sie stellt eine wertvolle Hilfe für die Wöchnerin nach der Geburt dar. (160 Seiten)

Weiteres aus dem Inhalt:

Nachwehen, Wochenbettfluß, Gebärmutterrückbildung, Wochenbettdepression, Brustentzündung, Ernährung, Durchfall, Verstopfung, Urinverhalten, geburtsbedingte Verletzungen, der Nabel, Blähungen und Schlafstörungen des Säuglings, Gelbsucht, Erbrechen, Krämpfe, Schnupfen, Wundsein, Routineuntersuchungen, die „Öleinreibung für das Baby"

Nr. 10 KINDERKRANKHEITEN *ISBN-3-929108-10-0*

Kinderkrankheiten dienen dazu, das Leben besser zu meistern und stärken das Selbstvertrauen. Dieser Ratgeber möchte Eltern und Therapeuten helfen, Kinderkrankheiten richtig zu verstehen und sie befähigen, den Heilungsprozeß mit homöopathischer Hilfe zu unterstützen. Empfehlenswert zu diesem Ratgeber ist die Broschüre „Homöopathische Impfung". (32 Seiten)

Weiteres aus dem Inhalt:

Scharlach, Masern, Windpocken, Röteln, Mumps, Diphtherie, Keuchhusten, Pfeiffer'sches Drüsenfieber

Nr. 12 200 JAHRE HOMÖOPATHIE *ISBN-3-929108-12-7*

„Similia similibus curantur" - Ähnliches wird mit Ähnlichem geheilt! In dieser Jubiläumsausgabe zum 200jährigen Bestehen der Homöopathie wird das Lebenswerk von Samuel Hahnemann gewürdigt. Sein schwerer und fruchtbarer Weg vom Arzt zum Begründer der Homöopathie wird hier dargestellt. Hahnemann hatte es sich zur Lebensaufgabe gemacht hatte, eine Heilmethode zu entwickeln, die in der Lage ist, kranke Menschen schnell, sicher, sanft und dauerhaft zu heilen. (48 Seiten)

Weiteres aus dem Inhalt:

Lebensstationen, seine Ehe mit Melanie, berühmte Schüler Hahnemanns, homöopathische Anekdoten, Psychotherapie und Ähnlichkeitsgesetz

Nr. 14 NEURODERMITIS *ISBN-3-929108-14-3*

Die Neurodermitis hat sich in den letzten Jahren in einem erschreckenden Ausmaß verbreitet. Vor allem Kinder leiden oft sehr stark daran. Die Homöopathie bietet Möglichkeiten, dieses als schwer heilbar geltende Leiden zu lindern und zu heilen. Auf den Einfluß von Impfungen, besonders der Polioimpfung, wird ausführlich eingegangen. (32 Seiten)

Weiteres aus dem Inhalt:

Allgemeine Maßnahmen und Tips, wichtigste Mittel bei Neurodermitis, Zusätze in Lebensmitteln als Allergieauslöser, Interview: Homöopathie und klinische Ökologie; Erfahrungsberichte

Nr. 15 IMPFFOLGEN UND IHRE BEHANDLUNG

ISBN-3-929108-15-1

Eine hochinteressante Lektüre für alle Menschen, welche die Polio- und Tetanusimpfung bekommen haben. Zum ersten Mal wird beschrieben, wie man mit Hilfe der homöopathischen Nosoden-Therapie Rückschlüsse auf die Auswirkungen der Impfungen, und zwar auf den seelischen Bereich, ziehen kann. Viele Impfschäden werden als „leicht" bezeichnet und sind daher kaum zu beweisen. Dieses Heft möchte nun über die Möglichkeiten der Behandlung von Impfschäden mit Hilfe der Homöopathie informieren. Die Rolle der Impfnosoden als wichtige Konstitutionsmittel wird besonders ausführlich behandelt. (56 Seiten)

Weiteres aus dem Inhalt:

Neue Arzneimittelprüfungen: Polio- und Tetanusnosode; Impfschäden wie z.B. Allergien, Neurodermitis, Autismus; BCG-Impfung; Neues über Pasteur

Nr. 16 MENSCH UND TIER

ISBN-3-929108-16-X

Dieser Ratgeber wird alle Tierfreunde erfreuen. Es geht hier um die homöopathische Behandlung von Hunden, Katzen und Pferden. Nicht nur die wichtigsten Katzen- und Hundekonstitutionstypen werden herausgearbeitet, sondern auch die Möglichkeit einer tiereiweißarmen Ernährung erläutert, die Impffrage und Wurmtherapie aus anderem Blickwinkel gesehen, über eine Begleittherapie bei Kastration und Sterilisation und das Vermeiden von Verhaltensstörungen berichtet. Das Buch möchte Anregungen geben für einen tiergemäßen und respektvolleren Umgang mit unseren kleinen Freunden. (116 Seiten)

Weiteres aus dem Inhalt:

Miasmatische Grundlagen des Fleischverzehrs. Warum essen die Menschen so gerne Fleisch? Was uns die Tiere dazu mitteilen. Qualzüchtung; Insekten- und Ungezieferbefall; Fallbeschreibungen; gesunde Ernährung für Tiere; LM-Potenzen in der Konstitutionsbehandlung der Pferde.

SELBSTHEILUNG DURCH HOMÖOPATHIE

Ravi Roy und Carola Lage-Roy beschreiben hier Möglichkeiten medizinischer Selbsthilfe, die für jeden anwendbar sind. Durch die übersichtliche Anordnung und die jedem Kapitel zugeordneten Symptomenverzeichnisse ermöglicht „Selbstheilung durch Homöopathie" das schnelle Erkennen des richtigen Mittels. Zur Veranschaulichung des breiten Anwendungsspektrums einige Stichworte aus dem Inhalt:

Erste-Hilfe-Maßnahmen
Angina pectoris
Erkältungskrankheiten
Zahn- und Ohrenschmerzen
Neuralgien, Koliken, Ischias
Schwangerschaftsbeschwerden
Geburt und Wochenbett
Kinderkrankheiten und Prophylaxe
Betreuung von Sportlern

416 Seiten zuzüglich 32 Seiten mit farbigen Abbildungen
gebunden DM 36,00 ISBN-3-426-26368-8
Taschenbuch DM 14,90 ISBN-3-426-76011-8
erschienen im Droemer Knaur Verlag, München

Alle Bücher sind zu beziehen über jede Buchhandlung oder direkt bei:

LAGE & ROY
Verlag und Buchvertrieb für homöopathische Literatur
Hörnleweg 36, 82418 Murnau